"十四五"职业教育国家规划教材

护理专业双元育人教材

健康评估

编委名单

主　编　史润益　罗　丹　吕建中
副主编　刘寒森　何云海　田　奕
编　委（按姓氏拼音排序）

陈仪婷	常州卫生高等职业技术学校
顾志刚	常州卫生高等职业技术学校
韩永丽	常州卫生高等职业技术学校
何云海	湖北职业技术学院
李爱丽	陕西能源职业技术学院
李晓婷	乐山职业技术学院
刘寒森	陕西能源职业技术学院
罗　丹	成都职业技术学院
吕建中	常州卫生高等职业技术学校
吕　霞	四川护理职业学院
史润益	常州卫生高等职业技术学校
田　奕	四川护理职业学院
吴晓芳	清远职业技术学院
徐爱秋	四川护理职业学院
张林香	常州卫生高等职业技术学校
赵　婷	陕西能源职业技术学院

复旦大学出版社

内容提要

本教材是护理专业双元育人活页教材之一,全书共分为4个模块14个项目若干个任务。模块一为健康评估基本方法与记录,主要内容为健康评估方法、护理病历书写规范;模块二为健康史评估,主要内容为临床常见症状、功能性健康型态评估;模块三为身体评估,主要内容为皮肤、浅表淋巴结、头面部、颈部、心脏等的评估;模块四为辅助检查,主要内容为常用实验室检查评估、心电图检查方法与评估等。本教材遵循学生认知规律,循序渐进、系统地呈现了护理场景健康评估真实工作,增加了教材的实用性,为学生后续学习专科护理课程打下基础。本教材适合职业院校护理、涉外护理、助产等相关专业师生使用。

本套系列教材配有相关课件、视频等,欢迎教师完整填写学校信息来函免费获取:xdxtzfudan@163.com。

序 Preface

　　党的二十大要求统筹职业教育、高等教育、继续教育协同创新,推进职普融通、产教融合、科教融汇,优化职业教育类型定位。新修订的《中华人民共和国职业教育法》(简称"新职教法")于2022年5月1日起施行,首次以法律形式确定了职业教育是与普通教育具有同等重要地位的教育类型。从"层次"到"类型"的重大突破,为职业教育的发展指明了道路和方向,标志着职业教育进入新的发展阶段。

　　近年来,我国职业教育一直致力于完善职业教育和培训体系,深化产教融合、校企合作,党中央、国务院先后出台了《国家职业教育改革实施方案》(简称"职教20条")、《中国教育现代化2035》《关于加快推进教育现代化实施方案(2018—2022年)》等引领职业教育发展的纲领性文件,持续推进基于产教深度融合、校企合作人才培养模式下的教师、教材、教法"三教"改革,这是贯彻落实党和政府职业教育方针的重要举措,是进一步推动职业教育发展、全面提升人才培养质量的基础。

　　随着智能制造技术的快速发展,大数据、云计算、物联网的应用越来越广泛,原来的知识体系需要变革。如何实现职业教育教材内容和形式的创新,以适应职业教育转型升级的需要,是一个值得研究的重要问题。"职教20条"提出校企双元开发国家规划教材,倡导使用新型活页式、工作手册式教材并配套开发信息化资源。"新职教法"第三十一条规定:"国家鼓励行业组织、企业等参与职业教育专业教材开发,将新技术、新工艺、新理念纳入职业学校教材,并可以通过活页式教材等多种方式进行动态更新。"

　　校企合作编写教材,坚持立德树人为根本任务,以校企双元育人、基于工作的学习为基本思路,培养德技双馨、知行合一,具有工匠精神的技术技能人才为目标。将课程思政的教育理念与岗位职业道德规范要求相结合,专业工作岗位(群)的岗位标准与国家职业标准相结合,发挥校企"双元"合作优势,将真实工作任务的关键技能点及工匠精神,以"工程经验""易错点"等形式在教材中再现。

　　校企合作开发的教材与传统教材相比,具有以下三个特征。

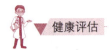

1. 对接标准。基于课程标准合作编写和开发符合生产实际和行业最新趋势的教材,而这些课程标准有机对接了岗位标准。岗位标准是基于专业岗位群的职业能力分析,从专业能力和职业素养两个维度,分析岗位能力应具备的知识、素质、技能、态度及方法,形成的职业能力点,从而构成专业的岗位标准。再将工作领域的岗位标准与教育标准融合,转化为教材编写使用的课程标准,教材内容结构突破了传统教材的篇章结构,突出了学生能力培养。

2. 任务驱动。教材以专业(群)主要岗位的工作过程为主线,以典型工作任务驱动知识和技能的学习,让学生在"做中学",在"会做"的同时,用心领悟"为什么做",应具备"哪些职业素养",教材结构和内容符合技术技能人才培养的基本要求,也体现了基于工作的学习。

3. 多元受众。不断改革创新,促进岗位成才。教材由企业有丰富实践经验的技术专家和职业院校具备双师素质、教学经验丰富的一线专业教师共同编写。教材内容体现理论知识与实际应用相结合,衔接各专业"1+X"证书内容,引入职业资格技能等级考核标准、岗位评价标准及综合职业能力评价标准,形成立体多元的教学评价标准。既能满足学历教育需求,也能满足职业培训需求。教材可供职业院校教师教学、行业企业员工培训、岗位技能认证培训等多元使用。

校企双元育人系列教材的开发对于当前职业教育"三教"改革具有重要意义。它不仅是校企双元育人人才培养模式改革成果的重要形式之一,更是对职业教育现实需求的重要回应。作为校企双元育人探索所形成的这些教材,其开发路径与方法能为相关专业提供借鉴,起到抛砖引玉的作用。

博士,教授

2022 年 11 月

前言 Foreword

2019年1月,国务院颁发《国家职业教育改革实施方案》,国家高度重视职业教育改革,推进教师、教材、教法"三教"改革成为当前职业院校提升办学质量和人才培养质量的重要切入点。其中,教材是教学改革的重要载体和体现形式,是三教改革的基础也是"双高计划"建设中"打造技术技能人才培养高地"的首要任务。

在全国现代学徒制工作专家指导委员会的悉心指导和严格把关下,联合全国多所职业院校和医院参与,共同开发了护理专业双元育人教材系列,《健康评估》是本套教材之一。

本教材编写采用《国家职业教育改革实施方案》倡导的新型活页式教材。在编写过程中,编者认真总结了多年的教学经验及课程改革经验,本教材打破了传统教材的编写模式,为更加贴近行业、岗位实际,使教材内容与行业、职业标准、岗位规范统一,本教材以任务为驱动,案例问题为导向,基于岗位能力要求设计教学内容,建立了以学习者为中心、岗位需求为导向的编写思路,积极适应"互联网+职业教育"发展需求,以信息技术为依托,引入现代职业教育理念,立足能力培养,并适当融入思政元素深化教材的价值引领,充分发挥教师的主导作用与学生的主体作用。教材内容突出技能的培养和职业习惯的养成,配有大量高清图片及操作视频,并配套开发信息化资源,为学生的学习和技能实践提供立体化的学习资源。把不易或不能在教材中展示的延展阅读内容、视频操作步骤,使用二维码的方式放在相应位置,可以让学生在相关的教学时段随时预习,提高了学生学习的能动性,使得教学更加具有针对性和直观性。每个学习任务以"走进病房"这一工作场景拉开序幕,将真实的临床病例植入课程的学习任务中,课堂教学与职业岗位工作尽可能零距离,使课堂教学与病房带教紧密结合。通过教学查房提问及病例分析,增进临床氛围感受,做到"学思并重、知行合一",体现基于工作的学习。在学习任务最后配有大量习题及病例分析案例,便于学生知识、技能的巩固及职业技能证书考试的复习。

本教材共分4个模块,每一模块下分为若干学习项目和学习任务。模

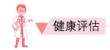

块一主要介绍健康评估基本方法与记录;模块二主要介绍健康史评估;模块三主要介绍身体评估;模块四主要介绍辅助检查。本教材遵循学生认知规律,循序渐进、系统地呈现了护理场景健康评估真实工作,增加了教材的实用性,为学生后续学习专科护理课程打下基础。本教材适合职业院校护理、涉外护理、助产等相关专业师生使用。

  本教材的编写得到了全国相关职业院校和医院的大力支持与帮助,特此表示诚挚的感谢!

  由于编写时间紧迫,编者水平有限,书中难免存在错漏之处,恳请读者不吝赐教,以便今后再版时修正。

编　者

2021 年 5 月

目 录

模块一　健康评估基本方法与记录

项目一　健康评估方法 ……………………………………………………… 1-1
　　任务一　问诊 …………………………………………………………… 1-2
　　任务二　体格检查 ……………………………………………………… 1-8
　　任务三　常用实验室检查标本的采集与处理 ………………………… 1-15
　　任务四　护理诊断 ……………………………………………………… 1-18

项目二　护理病历书写规范 …………………………………………………… 2-1
　　任务一　护理病历书写要求 …………………………………………… 2-2
　　任务二　护理病历文件书写 …………………………………………… 2-4

模块二　健康史评估

项目三　临床常见症状观察与分析 …………………………………………… 3-1
　　任务一　发热分析与评估 ……………………………………………… 3-2
　　任务二　疼痛分析与评估 ……………………………………………… 3-8
　　任务三　水肿分析与评估 ……………………………………………… 3-12
　　任务四　呼吸困难分析与评估 ………………………………………… 3-17
　　任务五　咳嗽与咳痰分析与评估 ……………………………………… 3-22
　　任务六　咯血分析与评估 ……………………………………………… 3-27
　　任务七　发绀分析与评估 ……………………………………………… 3-33
　　任务八　呕血与便血分析与评估 ……………………………………… 3-37
　　任务九　黄疸分析与评估 ……………………………………………… 3-44
　　任务十　意识障碍分析与评估 ………………………………………… 3-49

项目四　心理评估与社会评估 ………………………………………………… 4-1
　　任务一　心理评估 ……………………………………………………… 4-2

  任务二 社会评估 ———————————————————————— 4-6

项目五 功能性健康型态评估 ———————————————————— 5-1
  任务一 健康感知与健康管理型态评估 ————————————————— 5-2
  任务二 营养与代谢型态评估 —————————————————————— 5-6
  任务三 排泄型态评估 ———————————————————————— 5-9
  任务四 活动与运动型态评估 —————————————————————— 5-11
  任务五 睡眠与休息型态评估 —————————————————————— 5-14
  任务六 认知与感知型态评估 —————————————————————— 5-17
  任务七 自我概念型态评估 ——————————————————————— 5-20
  任务八 角色与关系型态评估 —————————————————————— 5-24
  任务九 性与生殖型态评估 ——————————————————————— 5-26
  任务十 压力与应对型态评估 —————————————————————— 5-29
  任务十一 价值与信念型态评估 ————————————————————— 5-31

模块三 身体评估

项目六 一般状态与皮肤、浅表淋巴结评估 ———————————————— 6-1
  任务一 一般状态评估 ———————————————————————— 6-2
  任务二 皮肤评估 —————————————————————————— 6-9
  任务三 全身浅表淋巴结检查 —————————————————————— 6-13

项目七 头面部与颈部评估 ———————————————————————— 7-1
  任务一 头颅及头部器官评估 —————————————————————— 7-2
  任务二 颈部评估 —————————————————————————— 7-13

项目八 胸廓与胸膜肺评估 ———————————————————————— 8-1
  任务一 胸廓评估 —————————————————————————— 8-2
  任务二 肺与胸膜评估 ———————————————————————— 8-7

项目九 心脏与血管评估 ————————————————————————— 9-1
  任务一 心脏评估 —————————————————————————— 9-2
  任务二 血管评估 —————————————————————————— 9-14

项目十 腹部评估 ———————————————————————————— 10-1
  任务一 腹部视诊 —————————————————————————— 10-2

	任务二　腹部听诊	10-6
	任务三　腹部触诊	10-10
	任务四　腹部叩诊	10-17

项目十一　脊柱、四肢与神经系统评估 … 11-1
　　任务一　脊柱与四肢评估 … 11-2
　　任务二　神经系统评估 … 11-10

模块四　辅助检查

项目十二　常用实验室检查评估 … 12-1
　　任务一　血液检验指标分析 … 12-2
　　任务二　尿液检验指标分析 … 12-6
　　任务三　粪便检验指标分析 … 12-11
　　任务四　肝功能检验指标分析 … 12-14
　　任务五　肾功能检验指标分析 … 12-18
　　任务六　临床常用血生化检验指标分析 … 12-23

项目十三　心电图检查方法与评估 … 13-1
　　任务一　心电图机的使用 … 13-2
　　任务二　正常心电图的判读 … 13-8
　　任务三　异常心电图的判读与分析 … 13-12

项目十四　影像检查评估 … 14-1
　　任务一　X线检查的护理配合与基本判读 … 14-2
　　任务二　CT检查的护理配合与基本判读 … 14-8
　　任务三　MRI检查的护理配合与基本判读 … 14-11
　　任务四　核医学检查的护理配合与基本判读 … 14-13
　　任务五　超声检查的护理配合与基本判读 … 14-20

参考文献 … 001

课程标准 … 002

◆ 模块一　健康评估基本方法与记录

项目一　健康评估方法

项目介绍

健康评估是研究护理对象现存或潜在的健康状态及对其反应的基本理论、基本技能和思维方法的临床学科。健康评估的内容包括了护理病史采集（即问诊）、体格检查、协助相关辅助检查的实施、阅读检查报告内容及综合分析患者的健康资料，最终提出护理问题或护理诊断，并以文件的形式记录下来（即护理病历的书写）。

为了能收集到第一手准确、全面而客观的健康资料，评估者必须掌握相关健康评估的方法与技巧。本项目则主要介绍健康评估的基本方法及注意事项，包括问诊、体格检查、实验室检查的标本采集与处理、护理诊断，全面还原了健康资料的获取过程。

本项目重点介绍问诊的方法、体格检查的方法、实验室检查标本的采集与处理以及护理诊断，其余内容将在后续模块中重点学习。

学习导航

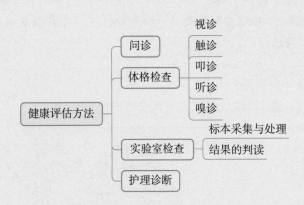

项目一　健康评估方法

任务一　问　诊

学习目标

1. 能针对不同的场合、问诊对象应用恰当的问诊方法与技巧开展问诊。
2. 能通过问诊获取正确有效的主观资料。
3. 能应用适当的技巧开展问诊。
4. 问诊过程细致、周到,患者无不适感,并积极配合。
5. 学会用适当、恰当的方式开展问诊,掌握问诊的交往礼仪。

走进病房　病例1-1-1

患者李某,男性,70岁,因"反复胸痛1年余,加重1月余"入院。1年来反复于爬楼、步行、劳累、情绪激动后出现胸骨后压榨样疼痛,范围约手掌大小,每次疼痛持续1~2分钟,休息后缓解;疼痛向颈肩背放射,不伴随出汗、头昏、一过性黑蒙等。近1个月来患者自觉胸痛发作次数增加,程度加重,并伴有冷汗。曾于社区门诊查心电图未见异常,化验心肌相关血清酶等亦正常。今晨因胸痛再次发作,由其家属用轮椅送入病区,现由护士小张接收该患者。

问题:
1. 小张应该如何开展问诊,获取健康资料?
2. 对待患者李某,问诊过程中需要注意哪些问题?

学习内容

一、问诊内容

一份完整的健康史应包括一般资料、主诉、现病史、既往史、个人史、婚姻史、月经史、生育史、家族健康史和系统回顾。

(一)一般资料

一般资料包括姓名、性别、年龄、籍贯、民族、婚姻、职业、工作单位、家庭住址、手机号码、入院日期、记录日期、病史陈述者及可靠程度等。若病史陈述者是患者亲属或其他人,则应注明其与患者的关系。记录年龄时应填写实际年龄。

(二)主诉

主诉(chief complaint)是患者感受最主要的痛苦或最明显的症状与体征,也是本次就诊最主要的原因,包括1个或2~3个主要症状与体征的发生及经过的时间等。如"腹痛、腹泻2天"。确切的主诉常常反映疾病的轻重缓急,是诊断哪个系统疾病的主要线索。主诉可以用一两句话加以概括,并注明主诉自发生到就诊的时间,如"畏寒、发热、右胸痛、咳嗽2天""活动后心悸气短1年,下肢水肿2周余"。若主诉包括前后不同时间出现的几个症状,则应按其发生的先后顺序排列,如"反复发作上腹痛2年,柏油样便2天"。记录主诉要简明,字数不超过20个字,不要记录诊断用语,如"糖尿病1年"或"心脏病2年",而应记录"多饮、多食、多尿、消瘦1年"或"心悸、气短2年"等。对病程长、病情比较复杂的病例,由于症状、体征变化较多,就诊时的主诉可能并不是现症的主要表现。因此,还需要结合病史分析以选择出更确切的主诉,后者常可提供对某系统疾患的诊断线索。

(三)现病史

现病史(history of present illness)是病史中的主体部分,它记述患者患病后,疾病发生、发展、演变和诊治的全过程。在询问现病史时,实际上是围绕主诉进行详细询问的,必须具有扎实的理论基础知识,才能表达出条理清晰的提问。当患者的陈述离病情太远时,可以恰当地进行引导,注意不要生硬地打断患者的思路,更不能按自己的主观去推测。只有患者的亲身感受和陈述才是诊断的客观依据。一般应按以下内容进行询问。

1. **起病情况** 包括起病时的环境、时间及发病急缓等。每种疾病的起病和发作都有各自的特点,详细询问起病情况,对病因的探索具有重要的临床鉴别作用。

2. **主要症状特点** 包括主要症状出现的部位、性质、持续时间和程度、缓解或加剧的因素等。了解这些特点对探索疾病所在的系统或器官以及病变的部位、范围和性质等很有帮助。

3. **病因与诱因** 应尽可能地了解与本次发病有关的病因(如感染、中毒、外伤、过敏)和诱因(如气候变化、劳动或情绪、环境改变、饮食不当)。以上因素有助于明确诊断和拟定治疗措施。病因和诱因并不是每个患者都能觉察出来的。患者对近期病因容易表述,病程长或病因比较复杂时,患者往往难以言明。因此,护理人员在沟通交流时,应注意分析和鉴别。

4. **病情发展与演变** 包括患病过程中主要症状的变化或新症状的出现,都可视为病情的发展与演变,按序描述。如食管癌时,吞咽困难为持续性存在,并进行性加重;而食管贲门失弛缓症时,咽下困难多呈间歇性发作,病程较长。如肺结核合并肺气肿的患者,在衰弱、乏力、轻度呼吸困难的基础上,突然感到剧烈的胸痛和严重的呼吸困难,则考虑自发性气胸的可能。

5. **伴随症状** 在主要症状的基础上又同时出现了一系列其他症状,这些伴随症状常为鉴别诊断提供依据。

6. **诊治经过** 当患者这次就诊前曾接受过其他医疗单位的诊治时,则应询问采取过什么诊断措施,结果怎样;若进行过治疗,则应注明使用过的药物名称、用法、剂量和疗效等,为本次制定治疗方案时参考。

7. 疾病的一般情况 包括患病后的精神状态、食欲与食量的改变、睡眠与大小便的情况和体重改变等,这部分内容对全面评估患者病情的轻重和预后、采取什么辅助治疗措施十分重要,因此,应详细询问并做记录。

(四)既往史

既往史(past health history)包括患者既往的健康状况和过去的疾病,特别是与现病有密切关系的疾病。如各种传染病、外科手术、预防接种、过敏等。

(五)个人史

个人史包括以下内容:社会经历,包括出生地、居住地和居留时间(特别是疫源地和地方病流行区);学历、经济生活、业余爱好等;职业及工作条件,包括劳动环境、工种、与工业毒物的接触情况及时间;习惯与嗜好,包括个人起居与卫生习惯、饮食的规律与质量、烟酒嗜好时间及其摄入量以及其他异嗜物和麻醉药品、毒品等;性病史,包括有无不洁性交,是否患过淋病性尿道炎、下疳、尖锐湿疣等;吸毒史,包括有无吸毒史及毒物的种类、用量和时间,是否成瘾等。

(六)婚姻史

记述未/已婚、结婚年龄、配偶健康状况、性生活情况等。如丧偶,应询问其死亡的时间和原因。

(七)月经史和生育史

月经初潮年龄、月经周期和行经期天数、经血的量和颜色、有无痛经、末次月经日期(LMP)、闭经日期、绝经年龄。记录格式如下:

$$初潮年龄\frac{行经期(天)}{月经周期(天)}LMP 或绝经年龄$$

例如:$13\frac{3\sim6天}{28\sim30天}2011年9月8日(或50岁)$。

妊娠与生育次数和年龄,人工或自然流产的次数,有无死产、手术产、产褥感染及计划生育状况等。对男性患者也应询问是否患过影响生育的疾病。

(八)家族史

询问双亲与兄弟、姐妹及子女的健康与疾病情况,特别应询问是否有与患者同样的疾病,有无与遗传有关的疾病,如血友病、白化病、遗传性球形细胞增多症、遗传性出血性毛细血管扩张、家族性甲状腺功能减退症、糖尿病、精神病等。某些遗传性疾病还涉及父母双方亲属,也须问清楚。

(九)心理社会资料

1. 心理状态 询问患者是否有恐惧、紧张、焦虑、沮丧、悲哀、愤怒等情绪反应,是否有负罪感、无用感、孤独、无助感、羞涩等心理感受。

2. 家庭背景 了解患者疾患的发生、发展与其家庭之间的联系;近期有无发生重大的生活事件;个人和家庭的应对、适应与调节的能力。

3. 社会情境 每个患者都有自己特定的社会地位、社会角色和社会关系(即情境),有与其情境相关的压力因素;这些情境和压力都可能影响其患病的原因、症状乃至患病与康复过程。压力可以造成某些心理疾病,这已经为人所共识;而患病也将会使患者原有的情境发生一定的变化。对某些患者来说,这种变化可能有利。如一个因学习成绩不好而备受社会歧视的孩子,患病可能使其得到比平时更多的关怀;而对另一些患者来说,患病将使其丧失原有角色的优势(如金钱、升迁、升学机会、社会关系网等)并对角色的改变不能适应,由此而来的压力可能加重病情。

(十) 功能性健康型态回顾

戈登(Marjory Gordon)人体功能性健康型态回顾,共有 11 个功能型态,包括健康感知与健康管理型态、营养与代谢型态、排泄型态、活动与运动型态、睡眠与休息型态、认知与感知型态、自我概念型态、角色与关系型态、性与生殖型态、压力与应对型态、价值与信念型态。作为护士问诊的实践依据,其内容规定了整体护理评估所涉及的人的生理健康、身体功能状况、心理健康和社会适应等各方面的具体内容,有其独特的专业意义,更能体现护理实践"以人为本"的特色;同时也具有明显的护理特征,体现出系统化、标准化的资料收集和分析,每一组功能型态具有相互关联的临床表现及相对应的护理诊断,对于资料的收集、整理、分析和判断具有重要意义(详见模块二项目五)。

二、问诊方法

问诊是每个护理人员必须掌握的基本功,问诊方法与技巧掌握娴熟对获得真实可靠的病史资料有密切的关系。

1. **问诊前序** 首先应树立以人的健康为中心的理念,要体现生物-心理-社会医学思维模式,表现出和蔼可亲的态度,消除与患者之间的障碍。创造良好的沟通交流环境,应注意避免受到他人的干扰,影响沟通交流的正常进行。良好的沟通交流环境可以消除患者对身体和交谈内容的隐私性顾虑,使获得的健康资料真实而全面。语言与非语言配合,要尽量根据对方不同个性特点,使语言个体化且通俗易懂,同时适宜地使用微笑点头、"嗯"等非语言,以使患者感到倾听与鼓励。

以病例 1-1-1 为例的问诊演示

2. **问诊一般由主诉开始** 逐步深入进行有目的、有层次、有顺序的询问。如先问"您哪儿不舒服?"仔细听并记录好每一个细节,然后有针对性地提出关键性的问题,如"你腹痛多久了?""以前有过类似的腹痛吗?""你腹痛时是阵发性的还是持续性的?"要注意不要用明显责怪患者的提问,如"你为什么不早一点来就诊呢?""你为什么饮那么多酒呢?"这些常常使患者难以回答,而且可能让患者产生抵抗心理。

3. **应用合适的提问方式** 提问方式主要有 2 种。开放式提问,这种提问方式比较笼统,能诱发患者说出自己的感觉、认识、态度,一般常用于交谈开始,让患者像讲故事一样叙述其病情,如"你这次住院有哪些不舒服?""请告诉我你过去的健康状况?"等。封闭式提问(直接提问),这种提问方式比较具体,只需要用简单的一两句话就能够说明具体的问题。如"你何时开始腹痛的呢?""你腹痛有多久了?""腹痛前是否食用过不洁食物?"

为了让患者自由地叙述其感觉,护理人员在询问病情时,不宜马上采用让患者回答"是"或"不是"的封闭式问话;而开放式提问如"您感到怎么样?""那是怎么回事?"一类的问话,则有利于引出患者用自己的语言所做的描述,获得更多的信息。当然,在已充分掌握患者情况后,也可以直接使用封闭式提问。

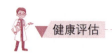

4. 避免暗示性提问和逼问 当患者回答的问题与提问者的想法有距离时,不应采取暗示或逼问的方式,以免患者为满足你而随声应答。暗示性提问,即一种能为患者提供带倾向性的特定答案的提问方式,如"你的胸痛放射到左手吗?""你头痛发作时伴有恶心呕吐吗?"等等。这样的暗示往往会影响健康资料的准确性,轻则误诊,重则延误疾病的治疗时间。正确的提问方式是"除胸痛外还有什么地方痛吗?"

5. 适时的表扬和引导 适时正确的表扬和鼓励可以增加患者表达自己意愿的信心和勇气。当然,表扬必须建立在理解和尊重的基础上,不可使患者产生过分或滥用的感觉。在沟通交流中,护理人员不应轻易打断患者的思路;但因诊病时间有限,应该有目的地控制谈话的方向、涉及的问题、有关的因素及时间。如果患者的话太多且不着边际,护理人员可采用直接发问的方式巧妙地打断其谈锋,进而将话题婉转地引导到需要的中心问题上来。如果患者确有需要向护理人员长时间倾诉,则可另约单独谈话的时间。

6. 使用支持性语言 当患者流露出焦虑或紧张情绪时,要使用支持性语言,设法消除其顾虑,帮助他们顺利度过情绪波动期。需要注意的是,护理人员的支持性语言应该有事实上的根据,对存在严重问题的患者告之"无事",反而可能引起更大的疑虑。但无论病情如何严重,切不可令患者骤然感到绝望或无助;将"无法医治"说成"较难医治",是可取的。

7. 避免重复提问 提问时要注意系统性、目的性和必要性,应全神贯注地倾听患者的回答,不要问了再问,以免让患者感到你的医术不高,可能产生不信任或失望。

8. 不要使用有特定意义的医学术语 如隐血、心绞痛、铁锈色痰、里急后重等。提问时一般用地方语言,患者易懂,同时避免做一些不必要的解释。

9. 注意及时核实患者陈述中不确切或有疑问的情况 如病情与时间之间的相关联系、某些症状、检查结果、过去诊断的名称、用药名称与剂量等,以免含糊地记录于病历之中,降低健康资料的真实性。

三、特殊情景问诊技巧

> 交往礼仪的核心是尊重。交往礼仪的特征之一是对象性,在面对各种不同的交往对象,或在不同领域内进行不同类型的人际交往时,往往需要讲究不同类型的礼仪。

问诊没有一成不变的方法与技巧,想要准确高效地采集到患者可靠的病史资料,需要因人而异,譬如老人、儿童、危重患者、认知障碍、情绪激动或是抑郁,甚至是精神疾病患者等,我们都应运用不同的问诊方法与技巧,以突破问诊障碍的难题,达到问诊的最终目的。

(一)老人

(1)从简单易懂的问题开始问,避免老人因认知、思维障碍而出现问诊困难。

(2)减慢问诊的速度,避免老人因视力、听力减退,出现问诊障碍,留有足够的时间给老人思考或回忆,并且对于回答不明确的问题可以适当重复提问。

(3)应当根据老人的身体状况选择在床边问诊,面对面问诊,以便关照到老人的体力,让老人能辨别护士的表情与口型,方便护士观察老人的反应与表情,判断其有无听懂,或回答是否准确。

病例 1-1-1 问诊注意事项

(4) 当老人记忆不清或认知有障碍时,必要时可向家属或监护人收集资料、补充病史。

(二) 儿童

(1) 多数小儿不能完整清楚地自述病史,应当由其家长或监护人代为描述病情。

(2) 家长代为描述时,尤其是初为人父人母者,常常因担心子女病情而出现焦躁、无耐心或表述过度等情况,因此询问病史时应注意态度和蔼,认真听取家长提供的每个与病情有关的信息,并适时安抚。

(3) 对于 5 岁以上的儿童,可根据儿童的认知,让其适当补充叙述相关细节,并要能对其准确性有所判断。

(三) 危重患者

(1) 对于危重患者,应当通过简要的询问及重点检查后立即实施抢救。待初步处理结束,患者病情稳定后,再进行详细的问诊。

(2) 对于有意识障碍的患者可通过家属或监护人等获取相关病史资料。

(3) 对于情绪低落、对治疗没有信心的重症晚期患者,应先安抚情绪,给予特别的关心与照顾,再行适当的、循序渐进的问诊。

(4) 在问诊过程中,若患者提出有关诊断或预后的问题,护士应结合实际情况及患者的接受程度,给予恰当的回应,以免对患者造成刺激与伤害而影响病情。

(四) 情绪低落、缄默不语的患者

(1) 对于情绪低落,不愿主动配合沟通的患者,护士可以通过观察患者的表情、反应、姿势以及其与家属之间的交流来获得一手病史资料或相关护理问题的线索。

(2) 可以先通过真诚的关心、恰当的肢体语言获得患者的信任,再鼓励其客观表述病史。

(3) 在患者表述病史的过程中,应当有充分的尊重及同理心,耐心听取,适时抚慰;情绪过分低落或出现哭泣等表现时,应当适当等待,放缓问诊速度,待其情绪稳定后再继续。

(4) 要能及时给予患者肯定与鼓励,避免太过于直白地提问或直切要害地提问而伤害到患者的感情,影响问诊的进度。

(五) 情绪过于激动或暴躁的患者

(1) 对于情绪过于激动或暴躁的患者,不适宜直接开展问诊,应当根据其在就诊过程中的情况,辨别其情绪激动或暴躁的原因,适度宽慰、恰当解释,待情绪好转再进行问诊。

(2) 不要过多地评判构成患者情绪激动的事情原委,不要将责任归咎于患者本身,对于就诊过程中因院方、同事等对患者造成的不便与不悦表示歉意,并及时安抚。

(3) 对于患者合理的要求应当给予满足,但切忌给予不切实际的承诺。

(六) 认知障碍的患者

(1) 对于因文化程度低导致认知障碍的患者,应减缓问诊的语速,并尽量使用简单易懂的语言进行问诊,适当的时候可以通过画图、肢体语言等提高患者对于问题的理解,不确定的地方应当适度地重复。

(2) 对于语言表达或交流障碍(譬如因不会普通话、母语不同或听说看残障)的患者,除了减缓语速,加以肢体语言外,还可以请翻译、手语人士或其家属、监护人配合问诊,但一定要反复核实问诊资料的准确性。尤其对于残障人士,应当给予更多的关心、耐心及细心,消

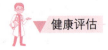

除其心理负担,减轻其恐惧并获取其信任。

(七)话多的患者

(1)话多的患者往往对于护理的某个问题会衍生很多不着边际的表述,此时护士应巧妙地打断,并将沟通重点引回到主要问题上来。

(2)不可对话多的患者表现出不耐烦,以免失去患者的信任。

(3)礼貌地告知患者问诊的时间及内容限制,或者让患者适当休息后再行问诊。

(4)对于问诊过程中发现患者可能有精神科相关的问题时,应当及时与主诊医生沟通,邀请精神科会诊或按精神科指导建议进行问诊。

(八)精神疾病患者

(1)对于意识状态清晰、有自知力的精神疾病患者,可以直接对患者进行问诊。

(2)对于不具备自知力的患者,应当由其家属或监护人提供病史资料。但应结合临床经验及其他辅助手段对病史资料进行核实、分析、归纳、总结,再行准确地记录。

临床上可能出现的问诊特殊情况还有很多,但是基本的态度、方法和技巧是确定的,护理人员需要在临床上通过长时间的锻炼、学习与经验总结,获得真正属于自己的护患沟通宝典。

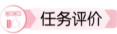

一、单选题

请扫描二维码练习。

二、任务训练

病例 1-1-2　患者,女性,5 岁,因高热 5 天,咳嗽咳痰,偶尔胸闷收住入院。

问题:

1. 作为管床护士,请你对该病例进行问诊。
2. 如果患者高热 5 天,咳嗽咳痰 10 天,偶见胸闷,你应当如何归纳描述患者主诉?
3. 针对病例中患者是女童的特殊性,在问诊过程中需要注意哪些问题?

(史润益　韩永丽)

任务二　体格检查

学习目标

1. 能够正确选择进行护理体检的检查器具。
2. 能对患者进行全面恰当的护理体格检查。
3. 能理解护理体检操作结果的临床意义。
4. 具有严谨求实体现人文关怀的工作态度。

> **走进病房** 病例 1-2-1
>
> 患者王某,男性,66岁。自述两周前无明显诱因出现皮肤、巩膜黄染,伴有皮肤瘙痒,食欲不振,厌油腻,无明显恶心呕吐、腹痛腹泻等症状。自行前往当地医院就诊,诊断不详,予以"利胆片""茵栀黄口服液"等治疗,具体用药情况不详,用药效果不明显,遂于今日转入我院门诊,门诊拟"黄疸待查"收住入院。患病以来患者精神不佳,食欲欠佳,寐不安,小便颜色加深,大便黄,体重无明显变化。
>
> 体格检查:T 36.5℃,P 70次/分,R 22次/分,BP 100/66 mmHg。发育正常、营养中等,慢性病容,神志清楚,自动体位,步态正常。全身皮肤、巩膜黄染,腹部平坦,混合式呼吸,以腹式呼吸为主,无腹壁静脉曲张,未见胃肠型及蠕动波,腹软,无压痛及反跳痛,墨菲(Murphy)征(-),腹部未及包块,肝脾肋下未触及,肝区无叩击痛,双肾无叩击痛,移动性浊音阴性,肠鸣音正常。
>
> 问题:
> 1. 结合病例情况,上述体格检查需要准备哪些检查器械?
> 2. 上述体格检查中包含了哪些体格检查方法,涉及哪些体格检查内容?
> 3. 进行相关体格检查时有哪些注意事项?

学习内容

体格检查(physical examination)即身体评估,是指护士应用自己的感官(如眼、耳、鼻、手)或借助简单的工具(如体温计、血压计、听诊器、叩诊锤等)对被评估者的身体进行细致观察和系统检查,以了解机体健康状况的一组最基本的评估方法。体格检查旨在验证病史采集过程中获取的主观资料即症状,并进一步明确诊断、提供客观依据即体征。当然,明确诊断还需要相关的实验室检查和辅助检查的结果给予支撑,以便与其他疾病相区别。现以病例1-2-1为例,学会选择并准备恰当的体格检查器械,并能正确开展体格检查。本任务主要介绍基本的检查方法,具体各系统检查操作及临床意义详见"模块三身体评估"。

一、基本检查方法

护理体格检查的基本方法包括视诊、触诊、叩诊、听诊和嗅诊。

(一)视诊

视诊(inspection)指用视觉来观察患者全身或局部表现的检查方法。

1. **视诊的方法** 视诊分为直接观察和间接观察2种方法。

(1)直接观察:能观察全身一般状态,如年龄、发育、营养、体型、意识、面容、体位、步态及外表整洁和精神状况等;局部特征,如皮肤黏膜颜色、瞳孔大小、胸廓、腹部、脊柱、四肢外形、呼吸运动、心尖搏动、颈部血管等。直接观察法简单易行,是护士观察病情的一种基本的方法,可获得重要的病情资料。

(2)间接观察:是借助工具(如耳镜、检眼镜、内镜等)对特殊部位(如外耳道和鼓膜、眼底、消化道、泌尿道等)进行的视诊,仅在特殊情况下使用,健康评估时一般较少使用。

2. 注意事项 视诊应在适宜的自然光线下进行,灯光下不易辨别黄疸、轻度发绀和皮疹。

(二)触诊

触诊(palpation)指通过手的触觉来判断患者器官或组织物理特征的检查方法。触诊适用于全身各部,尤以腹部检查更为重要。触诊能查及视诊不能发现的体征,如温度、湿度、震颤、摩擦感及包块的位置、大小、表面性质、硬度、压痛、移动度等。

1. 触诊的方法 触诊时宜用指腹和掌指关节面的皮肤,此两处皮肤最为敏感。根据施加压力的轻重,触诊分浅部触诊和深部触诊两种。

(1)浅部触诊:将右手轻放于患者被检查的部位,利用掌指关节和腕关节的协调动作,轻柔地进行滑动触摸,适用于体表浅在病变,如腹部压痛、腹肌紧张、皮肤温度、脉搏、浅表淋巴结、震颤、心尖搏动等检查。

(2)深部触诊:用单手或双手重叠,由浅入深,逐渐加压以达深部,触摸深部脏器或病变。适用于腹腔脏器、包块的检查。根据检查目的和手法的不同,又可分为以下4种。

1)深部滑行触诊法:嘱患者张口平静呼吸或与患者谈话转移其注意力,尽量使腹肌放松,以并拢的二、三、四指尖端平放在腹壁上,以手指末端逐渐触向腹腔脏器或包块,在其表面做滑动触摸。用于腹腔脏器和深部包块的检查。

2)双手触诊法:右手置于被检部位,左手置于被检查脏器或包块背后部,向右手方向托起,有利于右手触诊。适用于肝、脾、肾和包块的检查。

3)深压触诊法:用一个或两个手指垂直于腹壁,逐渐用力加压,以探测深部病变和压痛点,如阑尾压痛点、胆囊压痛点、输尿管压痛点等。在深压基础上迅速将手抬起,询问患者是否疼痛加剧或观察其面部是否出现痛苦表情,可检查腹部反跳痛。

4)冲击触诊法:以三或四指并拢,指端与腹壁呈70°~90°角,做急速而有力的冲击,适用于大量腹水时肝脾或包块的检查。

2. 注意事项

(1)手要温暖,动作轻柔,由轻到重,由"健康"处过渡到"病变"处,以免引起患者精神和肌肉紧张,密切观察患者的表情。

(2)检查腹部时,嘱患者取两腿屈膝仰卧位,检查肝、脾时也可取侧卧位。

(3)检查下腹部时应嘱患者先排尿或排便,以免将充盈的膀胱或肠腔粪块误认为包块。

(三)叩诊

叩诊(percussion)指用手指叩击被检部位使之震动而产生音响,根据震动产生的声响特点判断被检部位脏器有无异常的一种检查方法。

1. 叩诊的方法

(1)间接叩诊法(图1-2-1):以左手中指第二指节紧贴于被检部位,其他手指稍微抬起,勿与体表接触;右手各指自然弯曲,以中指指端垂直地叩击左手中指第二指骨的前端;叩击时应以腕关节与指掌关节的活动为主,避免肘、肩关节参与运动,叩击动作要灵活、短促、富有弹性,叩击后右手应立即抬起;叩击力量与间隔时间要均匀适中,一个叩诊部位,每次只

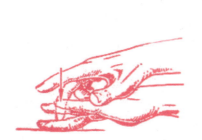
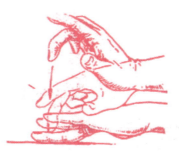

图 1-2-1 间接叩诊法

需连续叩击 2~3 次,不断地连续叩击不利于对叩诊音的分辨;应注意与对称部位的比较。主要适用于胸、腹部检查。

(2) 直接叩诊法:用右手中间三指的掌面直接拍击被检查的部位,根据拍击的音响和指下的震动感来判断病变情况。适用于胸、腹部大面积病变,如大量胸水、腹水等检查。

2. 叩诊音 叩击人体时产生的音响称叩诊音。因被叩击的组织或脏器的密度、弹性、含气量及与体表间距不同,在叩击时可产生不同的音响。根据音调高低、音响强弱等特点,将叩诊音分为 5 种(表 1-2-1)。

(1) 清音:一种音调较低(频率 100~120 次/秒)、音响较强、振动持续时间较长的叩诊音。系正常肺部的叩诊音。

(2) 浊音:一种音调较高、音响较弱、振动持续时间较短的叩诊音。系叩击被少量含气组织覆盖的实质性脏器,如心或肝被肺遮盖的部分产生的音响;病理情况下见于肺组织含气量减少,如肺炎等。

(3) 实音:一种音调较浊音更高、音响更弱、振动持续时间更短的叩诊音,系叩击实质性脏器(如心或肝)产生的音响,病理状态下见于大量胸水或肺实变等。

(4) 鼓音:一种和谐的低音,如击鼓声,音响较清音强,振动持续时间较清音长,系叩击含有大量气体的空腔器官,如左下胸的胃泡区及腹部产生的音响;病理情况下见于气胸、肺内大空洞等。

(5) 过清音:介于鼓音与清音之间,音调较清音低、音响较清音强、极易闻及的一种叩诊音。主要见于肺组织含气量增多、弹性减弱的病变,如肺气肿。

表 1-2-1 叩诊音特点、分布区域及临床意义

叩诊音	音响强度	音调	持续时间	正常分布区域	临床意义
清音	中等	低	长	肺部	
浊音	较弱	较高	较短	心肺、肝肺交界处	肺炎
实音	更弱	更高	更短	实质脏器	大量胸水,大面积肺实变
鼓音	强	和谐低音	较清音长	胃泡区和腹部	肺空洞,气胸
过清音	较强	较低	介于清音和鼓音之间		肺气肿

3. 注意事项

(1) 环境安静,适宜的温度,以免噪声干扰。

(2) 适宜的体位,检查胸部宜取坐位或仰卧位,检查腹部宜取仰卧位。

(3) 应充分暴露被检部位,注意对称部位的声音对比。

(四) 听诊

听诊(ausculation)指直接用耳或借助听诊器听取患者体内器官或组织发出的声音,以判断正常与否的检查方法。在诊断心、肺疾病中尤其重要。

1. 听诊的方法

(1) 直接听诊法:指用耳廓直接贴附在患者体表听体内发出的声音,仅用于特殊或紧急情况下。

(2) 间接听诊法:借助听诊器进行听诊的方法。此法方便,可在任何体位时采用,且对脏器发出的声音还可放大,应用范围很广,除心、肺、腹部外,还可听血管音、骨折断面的摩擦音等。

听诊器的使用(图1-2-2,图1-2-3):听诊器由耳件、体件和软管3个部分组成。体件有钟型和膜型2种,前者适用于听低调的声音,后者适用于听高调的声音,以后者常用。听诊时应注意耳件方向是否正确,体件应紧贴被检处皮肤。

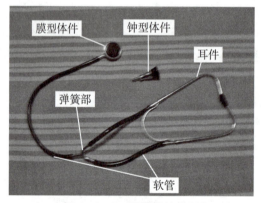

图1-2-2 听诊器结构图

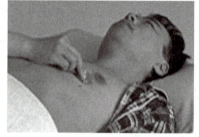

图1-2-3 听诊示意图

2. 注意事项

(1) 听诊时环境要安静、温暖,患者肌肉放松。

(2) 听诊器耳件方向要正确,管腔要通畅,体件应紧贴被检查部位,避免与皮肤摩擦而产生附加音。

(3) 注意两侧对比,以免误诊。

(五) 嗅诊

嗅诊(smelling)指以嗅觉感受患者体表、呼气、尿、粪、痰等发出的异常气味,以判断其与疾病关系的检查方法。嗅诊能为护理诊断提供重要线索。

1. 嗅诊方法　用手将患者散发的气味扇向自己的鼻部,仔细判断气味的特点和性质。

2. 常见的异常气味

(1) 口臭:见于齿龈炎、龋病、牙周炎。

（2）呼气味：刺激性蒜味常见于有机磷中毒，烂苹果味为糖尿病酮症酸中毒，氨味见于尿毒症，腥臭味见于肝性脑病。

（3）呕吐物：胃内容物呈酸臭味见于幽门梗阻，呈粪臭味见于低位肠梗阻。

（4）粪便味：呈腐败性臭味见于消化不良或胰腺功能不良。

（5）尿液味：浓烈的氨味见于膀胱炎。

（6）痰液味：恶臭味的脓痰提示厌氧菌感染，见于支气管扩张或肺脓肿。

（7）脓液味：恶臭的脓液见于气性坏疽。

病例 1-2-1　病例分析

1. 分析病例 1-2-1 的体格检查内容，选择合适的检查器械。
   (1) 体温测量——体温计（水银体温计、耳温枪等）。
   (2) 血压测量——血压计、听诊器。
   (3) 听诊肠鸣音——听诊器。

2. 分析病例 1-2-1 的体格检查内容，病例中涉及的体格检查方法如下。
   (1) 视诊：体格检查中护士观察了患者一般状态的发育情况、营养状态、面容、意识状态、体位、步态；观察了患者的皮肤黏膜颜色、巩膜的颜色、腹部外形、呼吸方式、腹壁血管情况、有无胃肠型及蠕动波等。
   (2) 触诊：体格检查中护士触诊的项目有腹壁、腹内脏器、腹内是否有包块等。
   (3) 叩诊：体格检查中包含的叩诊项目有肝区、肾区叩诊，移动性浊音检查等。
   (4) 听诊：体格检查中包含的听诊项目有肠鸣音等。
   (5) 嗅诊：本病例体格检查中未涉及。

二、体格检查注意事项

（一）环境准备

体格检查的环境应有充足的光线、适宜的温度和湿度，环境应安静，为保护患者隐私，有条件时可在专门的检查室进行，对病情严重的患者可在病房进行，但应注意用屏风或床帘遮挡。男护士检查女患者时要有第三者陪伴在场。

（二）用物准备

身体评估常用的器械和物品包括：治疗盘、血压计、已消毒的体温计、听诊器、电筒、叩诊锤、消毒压舌板、消毒棉签、清洁玻璃片、大头针、卷尺、直尺、近视力表、秒表、置有热水及冰水的试管、弯盘、记录纸、笔等。此外，尚需准备体重秤、身高测量仪。必要的时候，可提前对相关用物清洁消毒。

（三）患者的准备

1. **心理准备**　进行体格检查的护士应前往患者床边，礼貌亲切地向患者做自我介绍，说明将对其进行体格检查的目的、方法、要求及注意事项，以取得患者及家属的配合。防止患者对体格检查产生不必要的误解和恐慌。

2. **身体准备**　嘱患者被评估前穿着前开襟的病号服，排空大小便，适当遮盖，平卧于检

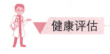

查床,对轻症患者亦可坐于靠背椅上检查。

(四)护士的准备

1. **知识准备** 对住院患者首次进行体格检查前除询问健康史外,还需熟悉其病史资料,对其病情有大致了解,使评估时更有针对性。

2. **心理准备** 在对患者进行体格检查前,护士对自己的知识、技能应充满自信,应以患者为中心,怀着对患者尊敬、关怀、体贴、同情之心,以高度的责任感和良好的医德修养,对患者进行评估。

> 护患之间的沟通,其实是人与人之间的心理沟通过程,做好心里准备是做好护理工作的重要环节。

3. **仪表与卫生** 按照职业礼仪规范,护士应正规着装,衣帽、鞋袜整洁,修剪指甲,外表举止端庄大方,态度诚恳和蔼,面带微笑,并于患者面前再次洗手,保持手部温暖、清洁,防止交叉感染。

(五)注意事项

(1) 检查卧位患者时护士应站立于患者的右侧。

(2) 触诊前应向患者说明检查目的和配合动作。

(3) 检查时依次暴露被检部位,一般应按规范的顺序进行,通常按生命体征、一般状况、头、颈、胸、腹、脊柱、四肢和神经系统的顺序进行检查,以免不必要的重复和遗漏。根据病情轻重及避免影响检查结果的原则,可适当调整检查顺序,以利于及时抢救和处理患者。

(4) 应注意左右及相邻部位的对照检查。

(5) 注意保暖,动作应轻柔、规范,尽量减少患者的痛苦。

(6) 检查时应把重点放在与护理诊断有关的内容上。

(7) 如遇危重患者应重点检查后立即配合抢救,待病情好转后再做补充检查。

(8) 住院期间,应根据病情变化随时复查,及时发现新的体征,以利于修正或补充护理诊断及护理计划。

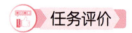

一、选择题

请扫描二维码练习。

二、任务训练

病例1-2-2 患者,男性,26岁,右侧胸痛、发热10天,胸闷、气急2天就诊。患者10天前感右侧胸痛,深呼吸时加重,屏气时疼痛消失,发热38℃,咳嗽不明显、无咳痰,2天前起感胸闷、气急,并渐加重。2年前曾有肺结核病史已治愈。

问题:

1. 结合病例情况,上述体格检查需要准备哪些检查器械?
2. 上述体格检查中包含了哪些体格检查方法,涉及哪些体格检查内容?
3. 进行相关体格检查时有哪些注意事项?

(史润益　韩永丽)

项目一 健康评估方法

任务三 常用实验室检查标本的采集与处理

学习目标

1. 能根据医嘱,正确地采集血液、尿液、粪便及特殊项目的检查检验标本,符合检验要求并及时送检。
2. 能正确地对患者开展标本采集前的相关宣教。
3. 严格执行双人核对制度,避免错采集、漏采集、张冠李戴等差错。
4. 能与患者有效沟通,患者不紧张且无强烈不适感。

走进病房 病例1-3-1

某日,76岁的患者老李因病入院,主治医生给其开了血常规、尿常规、粪常规、肝肾功能、血清电解质等实验室检查项目。

问题:
1. 结合病例中所开具的临时医嘱内容,作为管床护士应该如何对患者进行标本采集前的宣教?
2. 如何正确地采集上述检查项目标本,有哪些注意事项?

学习内容

实验室检验是对取自人体的血液、体液、排泄物、分泌物、组织细胞等标本进行化学、生物学、微生物学、免疫学、血液学、细胞学、生理学、病理学等检验学的分析,获取与疾病相关的病因、病理变化及脏器功能状态等方面的客观资料。实验室检验与临床护理工作联系紧密,大部分实验室检验的标本由护士采集,其检验结果也是健康评估时的重要客观资料之一,对协助确定护理诊断、观察和判断病情、配合治疗、指导健康教育等都十分重要。本任务主要介绍常见标本的采集与处理,具体检验结果的判读详见模块四项目十二。

一、血液标本的采集和处理

(一) 血液标本的种类及标本容器的选用

临床检验采用的血液标本有全血、血浆和血清。

1. **全血** 保留血液的全部成分,由血细胞和血浆组成,主要用于对血细胞成分的检查,须选用抗凝试管。
2. **血清** 血液离体后自然凝固后析出的液体部分,除纤维蛋白原等凝血因子在凝血时

病例1-3-1 标本采集前准备及健康宣教

被消耗外,其他成分与血浆基本相同,用于大部分临床生化检查和免疫学检查。须选用干燥注射器、针头和干燥试管。

3. **血浆** 全血抗凝之后经离心除去血细胞成分,除钙离子外,含有其他全部凝血因子,适用于部分临床生化检查,凝血因子和游离血红蛋白测定必须采用血浆标本。须选用抗凝试管。

(二) 采集方法

血液标本的采集分为毛细血管采血法、静脉采血法和动脉采血法。采血前核对患者姓名、年龄、性别、编号及检验项目等,按试验项目要求准备好相应的标本容器,患者取坐位或卧位。

1. **毛细血管采血法** 主要用于急诊项目和床边项目。主要缺点是易于溶血、凝血和可能混入组织液,检查结果重复性差。世界卫生组织(WHO)推荐取左手无名指指端内侧血液做血液一般检验。婴幼儿可用脚踇趾或足跟采血;严重烧伤患者可选择皮肤完整处采血。采血针应用特制三棱针或专用"采血针",刺入皮肤深度应为 2 mm(<2.5 mm),切忌用力挤压,以防不客观的结果出现。

2. **静脉采血法** 适用于所需血量较多或采用全自动血液分析仪测定时。通常采用肘部静脉;如果肘部静脉不明显时,可改用腕部、手背静脉或内踝静脉。婴幼儿在颈外静脉采血。

3. **动脉采血法** 常用于血气分析时。多在桡动脉穿刺采血,也可用肱动脉或股动脉。采取的血标本必须与空气隔绝,立即送检。

新鲜那点事:95后护士飞针采血!

福建厦门一名95后护士王洋因长期为10岁以下的儿童进行采血或输液,为了帮助患儿减轻采血的痛苦,自己花费了大半年的时间,苦心钻研,练就了一手飞针采血的绝活。每次采血,王洋都会先对患者的血管粗细和皮下脂肪厚度等情况进行评估,根据个体差异控制进针力度大小及深浅,用拇指及食指快速将采血针头弹射入血管,动作娴熟、麻利,患者表示经他采血"没感觉"。(素材来源:央视新闻)

"实践没有止境,理论创新也没有止境。"在临床工作中,我们要不断增强问题意识,聚焦临床实践遇到的新问题、患者被诊治及被护理过程中抗拒的问题,不断提出真正解决问题的新理念新思路新办法。

(三) 采血时间

1. **空腹采血** 常用于临床生化检查,是指在禁食 8 小时后空腹所采取的标本,一般在晨起早餐前采血。其目的是避免饮食和白天生理活动对检验结果的影响,如高脂饮食后甘油三酯升高可达空腹时的 10 倍,同时每次均在固定时间采血便于临床对照比较。

2. **特定时间采血** 由于人体生物节律在昼夜间有周期性变化,因此,检验结果也会随着血标本在一天中采集时间的不同而变化,如激素、葡萄糖等测定。进行治疗药物监测时,更要注意采血时药物浓度的峰值和低谷。

3. **急诊采血** 不受时间限制,但在检验单上须标明急诊和采血时间。

(四)抗凝剂

采集抗凝血标本时,采血后应立即将血液标本注入含适当抗凝剂的试管中充分混匀。因此,采血前应根据检验项目的要求,准备好相应的含抗凝剂的试管。常用的抗凝剂有:①枸橼酸钠:有效抗凝浓度为 5 mg/ml;②乙二胺四乙酸二钠:有效抗凝浓度为 1~2 mg/ml;③草酸盐:有效抗凝浓度为 2 mg/ml;④肝素:有效抗凝浓度为 0.1~0.2 mg/ml。目前,临床上多用已备有抗凝剂的试管,采血时要选择适合的试管。

(五)采血注意事项

采血注意事项

> 唯物辩证法内外因辩证原理告诉我们,外因是事物发展变化的不可缺少的条件,有时外因甚至对事物的发展起着重大的作用。作为医护人员采血时要规范操作,切勿影响检测结果。

尽量缩短止血带压迫时间;严禁自输液针头或输液的同一血管抽血,若患者正在进行静脉输液,不宜在输液同侧手臂采血,否则所测得的结果不准确。避免人为溶血:采血所用注射器及容器必须清洁干燥,止血带不要束缚太紧,采血时穿刺深度要适当,勿用手挤压局部组织逼使血液抽出。采血时速度不要过快,避免产生大量气泡,采血后应先拔除针头,将血液沿管壁缓缓注入容器。如为体内溶血属合格标本,应在报告单上注明。

(六)标本采集后的处理

采集血液标本后应尽快送检和检测,运输过程中要保持管口封闭,管口向上垂直放置,并尽量减少振动。

二、尿液标本的收集与保存

正确收集、留取、保存和送检尿液标本是确保检验结果准确的前提。

1. **留尿的容器** 尿液的一般检验使用清洁干燥有盖容器,通常使用一次性容器。进行尿液细菌培养时应使用有塞的无菌大试管。

2. **尿液标本的收集** 成年女性留尿时应避开月经期,防止阴道分泌物混入尿液内。

(1) 首次尿:尿液检测一般留取清晨首次尿,因为尿液在膀胱内潴留时间较长(6~8 小时以上),可获得更多信息,如蛋白、细胞和管型等。

(2) 随机尿:用于急诊和门诊患者临时检验。

(3) 24 小时尿:用于测定 24 小时溶质排泄总量,如尿蛋白、尿糖、电解质等。

(4) 餐后尿:对蛋白尿、病理性糖尿检测较敏感,常在午餐后 2 小时留取尿标本。

(5) 清洁中段尿:正确的留取方法应为:留取前夕嘱患者用肥皂温水洗净外阴(男性着重洗龟头与冠状沟处);留尿前先用 1:5 000 高锰酸钾溶液洗外阴,再用棉签蘸消毒液消毒尿道口,然后嘱患者排尿,将中段尿置于无菌试管中,无菌试管口及塞子在留尿前后均须消毒。

3. **尿液标本的保存**

(1) 冷藏:置于冰箱(2~8℃)可保存 6~8 小时,用于不能立即进行常规检测的尿标本。

(2) 加入化学试剂:①甲醛:按甲醛溶液(400 g/L)5 ml/L 尿加入,用于细胞、管型检测,但不适于尿糖、尿蛋白的检测,因其具有还原性;②甲苯:按甲苯 5 ml/L 尿加入,用于尿糖、

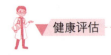

尿蛋白检测；③盐酸：按盐酸 5~10 ml/L 尿加入，用于尿 17-羟或 17-酮类固醇、儿茶酚胺、肾上腺素或去甲肾上腺素等检测。

三、粪便标本采集与送检

粪便标本的采集和送检直接影响检验结果的准确性，标本采集时应注意以下事项。

（1）通常采用自然排出的新鲜粪便，必要时可用肛门指诊采集粪便，而灌肠或服油类泻剂的粪便因过稀或有油滴不宜作为检查标本。

（2）留取粪便的容器应为清洁干燥的塑料盒、玻璃瓶或一次性使用的涂蜡纸盒。粪便中应避免混入尿液、消毒剂及污水等，以防破坏粪便中的有形成分。如做细菌培养，应采用有盖的无菌容器。

（3）粪便一般检验，留取花生仁大小（5 g）的粪便即可；如做寄生虫卵检查，需留取鸡蛋大小（不少于 30 g）；若孵化血吸虫毛蚴，则应留取全部 24 小时粪便。

（4）采集标本时用干净竹签挑取含有脓血黏液的粪便，粪便外观无异常时可多部位取材。

（5）检查阿米巴滋养体应从粪便脓血、稀便处取材，立即送检。寒冷季节标本送检及检查时均要保温。

（6）检查蛲虫卵时应于患者清晨排便前用透明薄膜拭子自肛门周围的皱襞处拭取标本并立即送检。

（7）做化学法粪便隐血试验时，患者应于检查前 3 天禁食瘦肉、动物血、肝类及大量绿叶蔬菜，禁服铁剂及维生素 C，有牙龈出血者应嘱其勿咽下，以避免出现假阳性。

（8）采集标本后，应在 1 小时内检验完毕，否则因 pH 值的改变及消化酶等影响可导致粪便中细胞成分破坏分解。

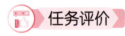

一、单选题

请扫描二维码练习。

单选题

二、任务训练

病例 1-3-1 标本采集 注意事项

病例 1-3-1 续 老李入院第 5 天，复查血清电解质结果显示血钾浓度已达临床危急值，主治医生结合老李前两天的化验结果及其实际身体状况，怀疑检验结果有误，询问管床护士何时抽取血液标本。管床护士答复是在早晨五点抽血，患者空腹，且标本采集前并未输注钾盐。遂主治医生咨询检验科。检验科进一步排查原因，发现当班年轻护士因老李采血困难，血清电解质采集标本血量不足，将血常规采集试管中的部分血液倒入了血清电解质采集试管中。检验科认为这是影响指标结果的主要原因，同时让管床护士重新对老李进行血清电解质检测标本采集，复查结果正常。

问题：

1. 结合上述情况，请你分析为什么检验科认为年轻护士的采血操作是影响指标结果的主要原因。

2. 除此,采血还有哪些注意事项?

（史润益　韩永丽）

任务四　护理诊断

学习目标

1. 能分析病例并给出正确护理诊断。
2. 能判断护理诊断的类型,学会抓住主要矛盾。

走进病房　病例1-4-1

患者李某,男性,45岁,晨起后突感上腹部持续刀割样剧痛,伴恶心、呕吐,呕吐物为胃内容物,急诊入院。体格检查：T 38.9℃,P 100次/分,R 20次/分,BP 100/80 mmHg,急性痛苦面容,巩膜皮肤黄染,心肺正常。全腹压痛、反跳痛、腹肌紧张,以右上腹为明显,无移动性浊音,肠鸣音消失。腹部X线显示双侧膈下有大量游离气体。既往有胃溃疡病史。入院诊断为：胃十二指肠溃疡急性穿孔,拟将急诊手术治疗。

问题：
1. 该患者目前存在的护理诊断有哪些?
2. 这些护理诊断分别属于什么类型?

学习内容

护理诊断(nursing diagnosis)是指关于个人、家庭或社区对现存的或潜在的健康问题以及生命过程反应的一种临床判断,这些问题通常可以用护理的方法来解决,属于护理职责范畴。本任务通过病例1-4-1分析,掌握病例护理诊断的思维方法,准确提出病例存在的护理诊断,从根本上理解护理诊断与医疗诊断的区别。

一、护理诊断与医疗诊断的区别

护理诊断是护理工作的范畴,是针对人类疾病的病理变化和健康变化所引起已存在的或潜在的行为反应,包括生理、心理、社会、文化和精神方面的反应问题,可以通过护理手段来解决的问题。护理工作可以分为3个范畴：一是依赖性工作范畴,指必须按医嘱进行的护理活动。在这一范畴的工作中,护士的职责在于使医生指定的治疗方案得到准确无误的执

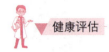

行,所处理的患者问题一般不属于护理诊断的内容。二是相互依赖的工作范畴,其工作内容主要是监测病情变化及治疗反应、预防并发症、与其他部门共同解决一些问题。这些工作往往由护士、医生、实验室等人员共同合作完成。护士对患者健康状况变化做出预测,并制定监测方案,因此有一部分是主动活动,故列入护理诊断中。三是独立的工作范畴,在这一领域内,护士可以自己做出决定,选择护理措施,目的在于预防、缓解、改变患者的健康问题。护士对这一范畴的护理工作必须运用护理程序的步骤去收集资料,确定护理诊断,并决定和实施护理措施,以缓解、限制或预防那些不利于健康的因素,促进患者恢复健康。

医疗诊断是医疗工作的范畴,针对疾病或疾病潜在的病理过程,是对一种疾病、一组症状体征的叙述,是用一个名称说明一个疾病,需用医疗的手段对疾病生理和病理变化进行治疗(表1-4-1)。

表1-4-1　护理诊断与医疗诊断的区别

内容	护理诊断	医疗诊断
临床判断的对象	对个人、家庭、社区现存的或潜在的健康问题的一种临床判断	对个体病理生理变化的一种临床判断
描述的内容	对个体健康问题的反应	一种疾病
决策者	护理人员	医疗人员
职责范围	护理职责范围	医疗职责范围
适用范围	个人、家庭、社区的健康问题	个体的疾病
个数及可变性	多个,经常变化,一个问题解决了又出现新的问题	一般只有一个,只要诊断正确就不会变化

二、护理诊断的构成

护理诊断的构成包括诊断名称、定义、诊断依据和相关因素。

1. 诊断名称　是对护理对象的健康问题或疾病反应的概括性描述。NANDA将护理诊断分为4类:分别是现存的护理诊断、危险的护理诊断、健康的护理诊断和综合征。

(1) 现存的护理诊断:是对护理对象的健康状况或生命过程反应的描述。作出现存的护理诊断需要找到相关的症状和体征。如便秘、气体交换受损、焦虑等。

(2) 危险的护理诊断:是指某些危险因素存在,若不加以预防处理,一些易感受的护理对象可能或必然出现某些健康问题。"有×××的危险"的护理诊断就是对这一类问题的描述:如肾脏疾病患者全身水肿,存在"有皮肤完整性受损的危险",急性再生障碍性贫血患者白细胞很低,存在"有感染的危险"。

(3) 健康的护理诊断:是对护理对象向更高的健康水平发展的潜能的描述。协助健康人增进健康是护理工作的任务之一,健康的护理诊断用于为健康人提供护理。如"潜在的精神健康增强""执行治疗方案无效(社区)""潜在的婴儿行为调节增强"等。

(4) 综合征:是指特定的情境或事件而引起的一组现存的或高危的护理诊断,如创伤后综合征。

2. **定义** 是对名称的一种清晰的、正确的表达,为简单扼要地表达诊断的特征、意义及与其他诊断的不同处。

3. **诊断依据** 诊断依据是指做出该诊断的临床判断标准。可以是一组症状、体征或相关病史,也可以是高危因素。诊断依据分为以下2种。

(1) 主要依据:做出某一诊断时通常需要症状或体征,诊断时必须具备其中一项以上的症状和体征。如体温过高,其主要依据是体温高于正常。结肠性便秘,其主要依据是排便频率减少,大便干、硬,排便费力、排便疼痛、腹胀满、可触及包块等。

(2) 次要依据:指做诊断时可能出现的症状或体征,并非每个人都必须发生,但对做出诊断起一定的支持、辅助作用。如体温过高,其次要依据是皮肤发红、触之有热感、呼吸加快、心动过速、痉挛或惊厥等。结肠性便秘,其次要依据是直肠区受压感、头痛、食欲减退、腹痛等。

4. **相关因素** 是指促成护理诊断成立的原因。因个体间存在的差异性、独特性,相关因素因个体、因病情不同而存在差异,护理诊断的相关因素可以是病理性的、心理性的,与治疗有关、情境等多方面的原因。

同一个护理诊断可有不同的原因,如"结肠性便秘"其相关因素可能是液体量摄入不足、纤维素摄入量不足、食物摄入量不足、体力活动量不够、情感紊乱、生活规律变化等。在某个具体的患者身上可能存在一项或多项相关因素。

相关因素常以"与……有关"的方式陈述,护理诊断应列出最直接的相关因素。如护理诊断"清理呼吸道无效:与衰弱、无力咳嗽有关""清理呼吸道无效:与肺气肿有关",比较而言,其相关因素更明确、更直接。明确的相关因素有助于护理计划的制定和护理措施的实施。类似的如"清理呼吸道无效:与胸部术后伤口疼痛有关"和"清理呼吸道无效:与痰液黏稠有关",可见同样的护理诊断,但其相关因素不同,所采取的护理措施有很大的差异。

三、护理诊断的陈述

1. **三部分陈述** 即PES公式。P(problem)指问题,即护理诊断的名称;E(etiology)指病因,即相关因素;S(symptoms or signs)指症状和体征,包括实验室检查结果。

2. **二部分陈述** 即PE公式。如皮肤完整性受损:与长期卧床有关。PS用于现存和危险的护理诊断。

3. **一部分陈述** 只有P,用于健康的护理诊断。

四、合作性问题(潜在并发症)

1. **定义** 在临床工作中,患者常常遇到的问题是护理诊断尚未涵盖的,而这些问题确实需要护理干预。为了解决这一问题,Lynda Juall Carpenito于1983年提出了合作性问题的概念。她认为需要护理提供服务的问题有2类:一类是通过护理可以解决的,属于护理诊断;另一类是要与其他医务工作人员特别是医生共同合作解决的,护士主要提供监测护理,属于合作性问题。

合作性问题,又称为潜在并发症(potential complication,简称PC)是需要护士进行监

合作性问题与护理诊断的区别

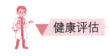

测,便于及时发现其发生和发展的一些并发症,是需要护士通过医嘱和护理措施共同处理以减少其发生的问题。

2. **注意事项** ①并非所有并发症都是合作性问题,如果护士独立提供护理措施能预防其发生的是护理诊断的范畴,如骨突部皮肤发红-有皮肤完整性受损的危险等;护士不能预防和独立处理的问题才是合作性问题,如护士不能预防的心律不齐和出血,护理诊断应分别是"潜在并发症:心律不齐;潜在并发症:出血"。②一旦诊断为"PC:×××",就要提醒护士注意病情监测,以及时与医生配合处理。

五、护理诊断的思维方法

护理诊断的过程需要通过收集资料、整理资料、分析资料和选择适宜的护理诊断 3 个步骤。

病例 1-4-1 的护理诊断和合作性问题

1. **收集资料** 通过问诊、体格检查及相关辅助检查,获得护理对象健康状况的过程,是作出护理诊断的基础。收集的资料全面、正确是保证护理诊断和护理计划准确性的前提条件。

2. **整理资料** 将通过问诊、体格检查及相关辅助检查所获得健康资料进行综合归纳的基础上,对资料进行分类。常用以下分类方法。

(1) 马斯洛(Maslow)需要层次理论分类:人的需要划分为 5 个层次,即生理的需要、安全的需要、社会上的需要(友爱和归属的需要)、尊重的需要、自我实现的需要。

(2) 人类反应型态分类:可分为 9 个反应型态,即交换、沟通、关系、赋予价值、选择、移动、感知、认知、感觉/情感。

(3) 功能性健康型态:Marjory Gordon 功能性健康型态分类法可有 11 种,即健康感知-健康管理型态、营养-代谢型态、排泄型态、活动-运动型态、睡眠-休息型态、认知-感知型态、自我认识-自我概念型态、角色-关系型态、性-生殖型态、应对-应激耐受型态、价值-信念型态。

3. **分析资料和选择适宜的护理诊断** 健康资料的分析即对资料进行推理判断的过程,从资料中发现异常的症状、体征及异常的辅助检查指标,根据所发现的异常资料及相互关系,做出合理的假设与推断,从而形成正确的护理诊断。

六、护理诊断的步骤

> 唯物辩证法认为:在事物发展过程中,居于支配地位的矛盾就是主要矛盾,在护理诊断提出的过程中,同样需要善于把握主要矛盾,按序解决问题。

排列顺序就是将列出的护理诊断按重要性和紧迫性排出主次,一般将威胁最大的问题放在首位,其他依次排列。护士可根据轻重缓急采取行动,做到有条不紊。一般可按下列顺序排列。

(1) 首优问题:是指会威胁生命,需要立即解决的问题。如清理呼吸道异物、有暴力行为的危险、体液严重不足等。在紧急情况下,可以同时存在几个首优问题。

(2) 中优问题：是指虽不直接威胁患者生命，但也能够导致身体不健康或情绪变化的问题。如活动无耐力、身体移动障碍、皮肤完整性受损、有感染的危险等。

(3) 次优问题：指那些人们在应对发展和生活中的变化时产生的问题。这些问题并非不重要，而是指在护理安排中可以放在后面考虑。与上述问题的不同之处在于患者只需较少的帮助就能解决这些问题。如"**营养失调** 高于机体需要量、缺乏娱乐活动等"。

值得注意的是，有危险但尚未出现的问题不一定都是不应首先考虑的问题。如白血病患者化疗期间应首先考虑到患者是否有"感染的危险"。还应该注意的是主次顺序在疾病的全过程中随着病情的发展而变化。

七、书写护理诊断时的注意事项

(1) 所列诊断名称应明确且简单易懂。应尽量使用 NANDA 认可的护理诊断名称。

(2) 护理诊断应有充分的主观、客观资料作为诊断依据，而且都应反映在护理病历中。如营养失调：低于机体需要量，要有身高、体重、摄入量及其他生理、心理情况的记录。

(3) 书写护理诊断时要避免使用易引起法律纠纷的词。例如，皮肤完整性受损：与长期卧床有关（对）。皮肤完整性受损：与护士未定时为患者翻身有关（错）。

(4) 护理诊断要避免价值判断。如社交障碍：与退休和丧偶有关（对）。社交障碍：与道德欠佳和人缘不好有关（错）。

(5) 问题和相关因素应尽量使用护理术语而不用医疗术语。例如，有清理呼吸道无效的危险（护理术语）：与呼吸道内分泌物积聚有关（护理术语）（对）。有清理呼吸道无效的危险：与肺气肿有关（医疗术语）（错），有肺炎的危险（错）。

(6) 相关因素需具体、明确，为制定合理的护理措施提供方向。

(7) 护理诊断应贯彻整体观、系统论，做出全面的诊断，并应随病情变化而随时变化。

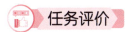

一、单选题

请扫描二维码练习。

二、任务训练

病例 1-4-2 患者季某，男性，72 岁，患慢性支气管炎（慢支）、肺气肿 18 年，此次因慢支急性发作而住院治疗。入院 3 天后季先生体温降至正常，痰量明显减少。至第 7 天患者突然病情再次加重，体温再次升高，并且痰量增多且难咯出，胸闷、气促，考虑"COPD、肺炎"。护理体检：T 38.7℃，P 118 次/分，R 28 次/分，BP 138/82 mmHg；精神萎靡；双肺呼吸音粗并可闻大量痰鸣音，右下肺呼吸音低。痰培养发现铜绿假单胞菌（绿脓杆菌）；血白细胞计数 $13.6 \times 10^9 / L$，中性粒细胞率 82.8%。胸部 X 线透视显示：双肺纹理增粗，右下肺絮片状阴影。血气分析显示：PaO_2 80 mmHg，$PaCO_2$ 40 mmHg。

此时，护士甲与护士乙通过收集、分析和归纳资料，分别对患者季先生做出与不能有效咳嗽、咳痰有关的护理诊断。

护士甲：**清理呼吸道无效** 与痰多黏稠不易咯出有关。

单选题

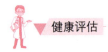

护士乙：**清理呼吸道无效**　与COPD伴感染有关。

问题：

1. 护士甲和护士乙中谁的陈述不恰当，为什么？
2. 请你根据季先生的情况，给出具体的护理诊断。

（史润益　韩永丽）

模块一　健康评估基本方法与记录

项目二　护理病历书写规范

项目介绍

病案又称"病历",是指医务人员在医疗活动过程中形成的文字、符号、图表、影像、切片等资料的总和,包括门(急)诊病历和住院病历。由医疗与护理文件两部分组成,记录着患者疾病的发生、发展、转归的全过程及各项医疗护理措施的执行情况等,是医院和患者重要的档案资料。

护理文件是护理人员在护理活动过程中形成的资料的总和,是护理人员观察、评估、判断患者的护理问题,为患者解决健康问题而执行医嘱、护嘱或实施护理行为过程的记录;是病案的重要组成部分;是原始记载,具有法律效力。护理文件的书写,包括填写及绘制体温单,处理医嘱,记录一般护理记录单、危重护理记录单和手术护理记录单,书写病史报告和护理病历等。

护理病历是由护士书写的有关护理对象的健康状况及护士应用护理程序对其开展护理活动的书面(电子)记录,是医疗护理文件的重要组成部分。因此书写(填写)必须规范并妥善保管,以保证其原始性、正确性和完整性。虽然目前全国各医院的医疗护理文件记录的方式不统一,但遵循的原则一致。

学习导航

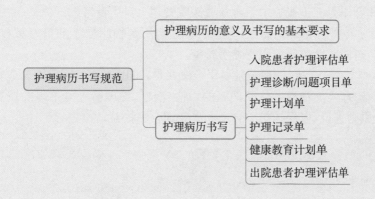

项目二　护理病历书写规范

任务一　护理病历书写要求

学习目标

1. 了解护理病历的意义，增强法律意识。
2. 熟悉护理病历书写的基本要求。
3. 具有高度责任感，实事求是完成病历书写。

学习内容

病历的书写应遵循卫生部最新颁发的《病历书写基本规范》以及当地卫生行政管理部门制订的有关病历书写的基本规范。由于病历是医院重要的档案资料，具有法律效力，因此一定要按要求如实记录，并建立严格的管理制度，按照《医疗机构病历管理规定》的要求严格执行，无论是在患者住院期间还是出院后均应妥善管理。

一、护理病历的意义

1. **提供信息交流**　护理病历记载着护理对象住院过程中病情变化、诊断治疗和护理的全过程。通过阅读记录资料，便于医护人员全面、及时、动态地了解患者的病情，保证诊疗、护理工作的连续性和完整性，有助于医护之间信息交流。

2. **提供评价依据**　完整的护理病历的记录资料可以较全面地反映医院的护理水平和管理质量，因此可作为护士业务水平考核或医院管理工作质量考核的依据。

3. **提供教学与科研资料**　标准、完整的护理病历是临床教学的最好教材，可供学生进行学习与讨论，对回顾性的研究更有参考价值。

4. **提供法律依据**　医疗护理记录属于合法文件，可用作处理医疗纠纷或相关案件的法律证据。因此，护理人员在患者住院期间的病情、治疗、护理措施等书写要按照相关医疗护理文件记录的原则进行，以保护护士自身和患者的合法权益。

> 病历对了解、回溯患者病情至关重要，护士应秉持求真尚实的职业道德要求，保持病历的原始性、真实性，同时提升自我法律意识。

二、护理病历书写基本要求

> 护理病历是重要的医疗材料,其获取源头、书写要求都必须客观、准确,严谨认真的态度必不可少。护理病历记录不及时、不全面、不准确,都有可能引发医疗纠纷,承担相应的法律责任。

书写护理病历是护士的基本功,每个护士都必须刻苦练习,以认真负责的态度写好护理病历。书写护理病历的基本要求是:客观、真实、准确、及时、完整、规范。

1. **客观** 是指记录的内容,应是患者所患疾病真实存在的不以人的意志为转移的一切现象,是在患者身上反映出来的内容。从健康史的记录来说,尽管可能带有患者的主观性,但应当根据患者描述的本来意思书写,尽量体现患者陈述语言形式的客观性(原始性)。从体征记录来说,应该是护士亲自检查到的一切阳性的和重要的阴性结果,不能是听别人说的或主观臆测的或抄写他人的东西,应体现护士诊查患者的亲历性。

2. **真实** 是指护理病历应是将患者的健康史和有意义的体征,经过护士的综合分析之后,在病历上用医学术语描述出来,用医学理论表达出来,使书写的病历能够真实再现患者所患疾病的发生、发展和演变的全过程,体现出疾病的严重程度和本质的东西。

3. **准确** 就是要从患者提供的大量的关于健康史的陈述语言中,找出与本次患病有关的主观资料,并通过身体评估收集患者准确的客观资料,辅以各项检查结果等,整理分析归纳总结,明确护理诊断。

4. **及时** 是指必须在法律规定的时间内完成护理病历相关内容的书写。例如,入院评估记录应当在患者入院 24 小时内完成,首次护理病程记录应当在本班(8 小时)内完成。抢救危重患者未能及时书写病历的,应当在抢救结束后 6 小时内据实补记,并加以注明。

5. **完整** 是指健康史的询问要周全,身体评估要详细,辅助检查既要全面又要有选择,有价值的资料不得缺失,既要包括阳性的结果,也要包括重要的、有鉴别诊断价值的阴性结果。

6. **规范** 是指病历书写的用笔、用字、用语要统一,格式内容要遵守规范。书写病历应当使用蓝黑墨水或碳素墨水,需要复写的资料可以使用蓝色或黑色油水的圆珠笔,红笔应严格按规定使用。应当使用中文,通用的外文缩写和无正式中文译名的名词可用外文。格式内容要按当地的规定,不能擅自更改项目或颠倒排列顺序,各项记录要注明年、月、日,急诊、抢救、手术等记录还应标明时、分,以 24 小时制计时(日期、时间使用阿拉伯数字书写)。每张表格纸上必须记录患者姓名、住院号、页码,不留空白,记录者要签全名。病历要经上级护士审阅修改,并注明时间及签名。

书写应规范使用医学术语,文字工整,字迹清晰,表述准确,语句通顺,标点正确。如出现错字时,应当用原色笔在错字上画双线,再做修改并签名,不得采用刮、粘、涂等方法掩盖或去除原来的字迹。上级护士对病历修改时,也应保持原记录清楚可辨,修改过多者应重新抄写。

三、护理病历管理

> 在护理病历管理中,要求从业人员严格遵守管理规范,不泄露患者隐私。

(1)护理病历应按照规定放置,记录或使用后必须放回原处。患者住院期间的病历由所在病区负责集中统一保管。患者和家属不得随意翻阅病历,不得将其擅自带出病区。患

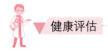

者出院、转科、转院或死亡后的病历,按顺序整理后交医院病历室存档,统一保管,按卫生行政部门规定的保存期限保管。

(2) 护理病历必须保持整洁、完整,防止污染、破损、拆散和丢失,严禁任何人涂改、伪造、隐匿、销毁、抢夺和盗取病历。

(3) 因教学和科研需要借阅或查阅病历时,需经相关部门同意,借阅或查阅后须立即归还,且任何人不得泄露患者隐私。

(4) 任何人不能私自复印病历。当患者、家属及其他机构的有关人员需要查阅、复印病历的有关资料时,须凭有效证件经相关部门出具同意证明后,按规程进行。

(5) 发生医疗事故纠纷时,应于医患双方同时在场的情况下封存或启封病历的有关资料,并共同签名。封存的病历资料应由负责医疗事故争议处理的部门派专人妥善保管。

任务评价

一、选择题

请扫描二维码练习。

二、任务训练

护理病历书写的基本要求有哪些?

(罗 丹 李晓婷)

任务二 护理病历文件书写

学习目标

1. 掌握护理病历文件的内容。
2. 能正确书写护理病历文件,符合文书礼仪要求。
3. 认真负责,态度端正,严谨求实。

走进病房 病例2-2-1

患者,男性,19岁。现病史:3天前患者打篮球后出现呼吸困难,口唇发绀,在校医务所吸氧、休息后好转。为明确病因,今入院进行检查。既往史:既往体健,无手术史,无药物过敏史。

问题:
1. 分组模拟完成该患者的入院护理评估表。
2. 分组讨论书写护理病例时的注意事项。

学习内容

临床常用的护理文件,包括体温单、医嘱单、护理记录单、手术护理记录单、护理病历等。护理病历是指护理人员在临床实施整体护理、应用护理程序的过程中,对有关患者的健康资料、护理诊断、护理目标、护理措施、护理记录和效果评价所做的书面记录,这些记录构成护理病历。

各医院护理病历的设计各不相同,一般包括入院患者护理评估单、护理诊断/问题项目单、护理计划单、护理记录单、健康教育计划单和出院患者护理评估单等。根据病例2-1-1,学生认真学习相关病历书写要求,在教师指导下完成护理病历的书写。

一、入院患者护理评估单

入院患者护理评估单是对患者入院后首次进行的系统健康评估的记录,又称护理病历首页,包括患者基本信息、一般情况、健康史、身体评估、心理社会评估及相关辅助检查结果等,一般要求在患者入院后24小时内完成。用于对新入院患者进行初步的护理评估,并通过评估找出患者的健康问题,以确立护理诊断。

(一)记录内容

(1)一般资料:姓名、性别、年龄、体重、职业、手机号码、文化程度、婚姻状况、入院方式、入院诊断、既往史等。

(2)身体状况及自理程度:本次发病情况、目前主要的不适主诉,以及饮食、睡眠、二便、自理能力、活动等一般身体状况。

(3)护理体检:生命体征、意识状态、营养状况、皮肤淋巴结及各系统的功能状况。

(4)心理、社会状况。

(5)实验室检查、辅助检查结果。

(6)护理诊断。

(二)记录方式

入院护理评估单的记录方式可以分为开放式、表格式和混合式3种,其中混合式使用得最多。

混合式入院护理评估单是在表格式评估表的基础上留出一定的空间用以记录有价值的信息,其既具有表格式记录单资料记录一致、减少书写时间等优点,又通过部分开放的空间弥补了表格式记录单中内容采集的局限性,有效提升了记录者的主动性及批判性思维能力。

目前混合式入院护理评估单并没有统一的格式,除了拥有必要的生理-心理-社会模式和戈登功能性健康型态的框架,还结合了各科室的专业特色,对评估内容进行了调整和补充。

入院患者护理评估单

(三)记录注意事项

书写护理病历材料,需要秉承精益求精、实事求是的原则,以高度责任感,保证材料真实、完整、规范、严谨。

(1) 所有的新入院患者都需要填写入院护理评估表。

(2) 入院护理评估表由责任护士或值班护士在患者入院 24 小时内完成。

(3) 责任护士需要通过与患者的亲自交流、问询、观察、体格检查、查阅病历资料、检查报告等,如实地填写入院护理评估表,切勿主观臆断。

(4) 评估表需要用蓝黑色的签字笔填写,栏目有选项的可以根据评估情况打"√"。若无选项则根据实际情况清楚填写内容,不需要评估的项目打"/"。

(5) 记录时要简明扼要,避免使用模糊不清、无法辨别的词语。

> 文书礼仪要求语言运用简洁精练准确,顺畅得体。

(6) 记录时使用专业术语,无错别字、无涂改。

(7) 如遇到患者无法正常主动提供护理病历资料,譬如意识不清等情况,责任护士可在患者恢复意识后或是向监护人获取护理病历资料。

(8) 记录完毕签上全名。

二、护理诊断/问题项目单

护理诊断/问题项目单

通过对患者的评估,将确定的护理诊断按主次顺序列于该表中,使患者的健康问题一目了然,便于及时实施护理措施并对出现的新问题及时记录。为实现护理病历整体性,多数医院已将该项目单整合进入院护理评估单或护理计划单。

三、护理计划单

护理计划单是护士为患者在住院期间所制订的个体化护理计划及其效果的全面系统记录。它是根据入院评估确立的护理诊断、按诊断的主次顺序列出的护理计划。内容包括护理诊断、护理目标、护理措施、效果评价等。住院期间新出现的护理诊断应按先后顺序及时记录并做出相应护理计划。

(一) 护理计划单内容

护理计划单的内容包括护理诊断确立的时间、名称、预期目标、护理措施、停止时间、效果评价和护士签名等。

(二) 护理计划单的作用

通过护理计划单可以了解患者在整个住院期间存在的所有护理诊断、护理问题,实施的护理措施及效果,提示已解决的护理问题、出院时仍存在的护理问题,以及出院后应进一步采取的护理措施。

(三) 护理计划单书写要求

护理计划单

(1) 危重症患者需要填写护理计划单。

(2) 护理问题的提出应按急缓、时间顺序书写,并且按照首优、中优、次优的顺序列出,不可将医疗诊断、护理措施、患者的症状等作为护理问题。

(3) 护理目标的制定应切实可行,在护理技能能够解决的范围内。

(4) 护理措施的制定要有针对性、可行性、安全性、配合性和科学性,可与患者及其家属共同制定,并且护理人员应当严格执行医嘱。

(5) 效果评价应当注意结合患者本人及家属在实施过程中的反馈,及时评价,已完成者应及时停止实施,评价发现项目执行无效的应及时修订。

(6) 护理计划应当与护理记录保持一致。

(四)护理计划单的使用

护理计划单可根据患者病情随时修订,作为患者所有病历资料由医院统一管理。

四、护理记录单

护理记录是护士运用护理程序的方法,为患者解决问题的记录,是指护理对象在整个住院期间的健康状况及护理过程的全面记录。一般采用 PIO 记录格式。P 是患者的健康问题;I 是针对健康问题采取的护理措施;O 是实施护理措施后的效果。

护理记录单的内容包括患者的主观感受、身体评估及相关辅助检查的结果、主要护理诊断、实施的治疗和护理措施及其效果等。记录内容要求真实、全面、重点突出,对患者的病情变化及护理过程前后记录要连贯。记录前应注明日期和时间,记录后应签名。

护理记录应具有专科特点,简单实用,对于病情变化描述精炼,指标有连贯性,缩短护士记录时间。护理记录单通常可分为一般患者护理记录单、危重患者护理记录单等。

(一)一般患者护理记录单

1. 记录对象 病情发生变化、需要监护或是特殊观察的患者,如术后患者、一级护理患者、病情不稳定者、新生儿、老年人等。

2. 记录内容 根据专科特点书写,包括患者姓名、性别、科别、住院病例号、床位号、页码、记录日期时间、病情观察情况、护理措施、效果评价、护士签名等。

3. 相关注意事项

(1) 准确记录日期和时间,具体到分钟。

(2) 记录及时,按日期时间顺序记录,体现记录的连贯性、病情的动态变化及完整性。

(3) 记录频次可根据患者具体的病情进行调整,如新入院患者当天记录;急诊入院当天每班记录,至少连续记录 2 天;一般手术患者术前、手术当天、术后第 1 日均要有记录;特殊检查、治疗、输血等应及时记录;一级护理的患者病情稳定则每周至少记录 2~3 次;二级、三级护理的患者病情稳定则每周至少记录 1~2 次。

一般患者护理记录单

(4) 记录后责任护士需签写全名。

(二)危重患者护理记录单

危重患者护理记录单是护士对病情危重、需密切观察病情变化的患者,如昏迷、休克、大手术后、严重创伤、多器官功能衰竭及特殊治疗等患者,在护理过程中所做特别护理的客观记录。以便及时了解和全面掌握患者的病情变化、观察治疗和抢救后的效果。

危重患者护理记录单

五、健康教育计划单

健康教育计划单是患者在住院期间,护士为了使患者能尽快熟悉医院环境、减轻心理负担、积极配合治疗和护理、减少并发症发生、促使患者尽快康复、改变其不健康的行为和生活方式、避免疾病复发等而设计的健康教育方案。其内容涉及与恢复和促进患者健康有关的

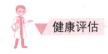

各方面的知识与技能,包括入院介绍、入院宣教、术前宣教、术后指导、出院指导以及其他专科指导(涵盖采取的治疗护理方案、有关检查的目的及注意事项、饮食与活动的注意事项、疾病的预防与康复措施)等项目。护士实施健康教育后,只须在记录单相应的项目栏内划"√",并注明执行时间和签名,书写方法简单方便。

1. 记录对象 所有住院患者和(或)家属。
2. 记录内容 住院患者的健康教育计划内容包括入院宣教、疾病指导、药物指导、检查指导、康复及出院指导等,编制成标准供护士参照实施,然后做好记录。
3. 记录要求

内科患者健康教育计划单

(1) 入院宣教由当班护士在班内完成。
(2) 相应宣教项目完成后由患者或亲属签名,护士签名。
(3) 记录表填写清楚,出于某种原因停止的健康教育项目以及重复进行的项目可在其他项目栏中注明。
(4) 每位患者入院后的健康教育通常不少于3次,患者手术或进行特殊治疗、检查的前后都应进行健康教育。
(5) 健康教育的内容应当有针对性,符合每位患者的特点。
(6) 健康宣教的内容应当简单、基本、重要、有用,可以多次重复,使患者加深印象,掌握必要的知识与技能,确保治疗过程中能有效配合。

> 在护理工作中,加强对患者的健康教育,有针对性地提出健康教育计划,做好健康宣教,是贯彻落实二十大精神"推进健康中国建设"的体现,充分引导大家树立健康生活理念,养成健康生活方式等。

六、出院患者护理评估单

出院患者护理评估单是患者在住院期间,护士按护理程序对患者进行护理活动、护理效果及评价的记录,也是对出院患者进行疾病预防、保健、康复等方面做必要指导的记录。

出院患者护理评估单

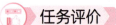

任务评价

一、选择题

请扫描二维码练习。

二、简答题

1. 一份完整的护理病历包含哪些基本内容?
2. 护理病历首页包括哪些内容?

三、任务训练

请根据病例2-2-1的内容,完成入院患者护理评估单、护理诊断/问题项目单、护理计划单。

选择题

(罗 丹 李晓婷)

模块二　健康史评估

项目三　临床常见症状观察与分析

项目介绍

症状是指被检查者在疾病状态下,机体生理功能发生异常时主观感受到不适或痛苦的异常感觉或病理改变。本项目主要学习发热、疼痛、水肿等多种临床常见症状,通过学习,希望能认识常见症状的概念、常见症状的病因及发生机制、常见症状的临床表现及特征等,并能针对病例做好问诊工作。临床症状是健康史的重要组成部分,是反映病情的重要指标之一,也是提出护理诊断的重要线索和依据,所以,能够掌握临床常见症状的知识要点,并进行初步分析、判断可能的原因、预测相关护理诊断,是进行全面健康评估的重要基础。

学习导航

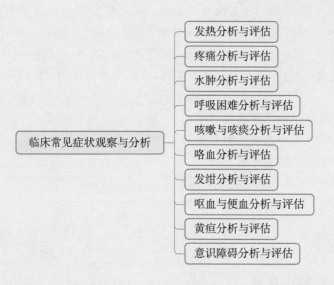

项目三　临床常见症状观察与分析

任务一　发热分析与评估

学习目标

1. 掌握发热症状的临床表现及特征。
2. 能判断发热的病因、分析发生机制。
3. 能熟练针对发热的病例开展问诊、病情分析，提出相关护理诊断。
4. 具有严谨求实体现人文关怀的工作态度。
5. 明白认识规律、运用规律办事的重要性。

走进病房　病例 3-1-1

患者张某，男性，22 岁，高热 3 天入院。4 天前因劳动时淋雨后受凉，出现咽痒、鼻塞、咳嗽，自服"感冒冲剂"，未见好转。3 天前出现寒战、高热，体温 39.5℃，持续不退，咳嗽、痰少、痰白色黏稠。自感乏力、食欲减退，全身肌肉酸痛。无腹痛、腹泻，便秘 3 天，小便少且尿黄。既往体健，无特殊药物过敏史、手术史。

问题：
1. 如何对该病例患者开展问诊？
2. 该患者发热的发生机制及病因是什么？
3. 该患者发热的特点有哪些？
4. 结合病例，该患者可能的护理诊断和合作性问题有哪些？

学习内容

一、发热的机制及病因

（一）发热的概念

正常人的体温相对恒定，一般为 36～37℃。任何原因引起体温调节中枢功能紊乱，产热增多和(或)散热减少,体温升高超出正常范围时称发热。不同个体之间的体温略有差异,受昼夜、年龄、性别、活动、饮食、情绪、环境等内外因素的影响,体温也稍有波动,但波动幅度一般不超过1℃。

(二)发生机制

发热的发生机制可分为致热原性和非致热原性,多数患者的发热是由致热原所致。

1. 致热原性发热 最常见。其致热原可分为外源性和内源性两大类,外源性致热原通过内源性致热原的作用引起发热。外源性致热原包括病原微生物及其产物、炎症渗出物、抗原-抗体复合物、无菌坏死组织等,因其分子量较大,不能直接通过血-脑屏障作用于体温调节中枢,而是通过激活白细胞使之产生并释放内源性致热原,如白细胞介素、干扰素等。因这些内源性致热原的分子量较小,可通过血-脑屏障直接作用于体温调节中枢,使体温调定点上移,体温升高引起发热。

2. 非致热原性发热 体温调节中枢直接受损或机体存在引起产热过多或散热减少的疾病,体温调节功能发生障碍所致的发热。

(三)病因

引起发热的病因很多,临床上分为感染性和非感染性两类。

1. 感染性发热 是临床上导致发热的最常见原因。各种病原体包括细菌、病毒、支原体、衣原体、立克次体、螺旋体、真菌、寄生虫等引起的急性、亚急性或慢性感染,局部性或全身性感染均可引起发热。

2. 非感染性发热 除感染性发热以外的发热均属于非感染性发热。常见以下几类原因。

(1)无菌性坏死物质吸收:①物理、化学或机械性损伤,如大面积烧伤、创伤、大手术后内出血;②因血管栓塞或血栓形成造成的组织缺血性坏死,如心肌梗死、肢体坏死;③组织细胞破坏,如恶性肿瘤、溶血反应等。

(2)抗原-抗体反应:其发热与变态反应时抗原-抗体复合物的形成有关,如风湿热、血清病、药物热、结缔组织疾病等。

(3)皮肤散热障碍:如广泛性皮炎、鱼鳞病及慢性心功能不全等,因散热减少可引起低热。

(4)内分泌代谢障碍:如甲状腺功能亢进症时产热增多,严重脱水时散热减少。

(5)体温调节中枢功能障碍:由物理、化学、机械性因素直接损害体温调节中枢所致,如中暑、安眠药中毒、脑出血、颅脑外伤等。

(6)自主神经功能紊乱:属功能性发热,多表现为低热,常伴自主神经功能紊乱的其他表现。此类发热包括夏季低热、生理性低热、感染后低热、原发性低热。

二、发热的临床特点

(一)发热的临床过程及特点

> 任何事物都有其发生、发展、没落的过程,这是事物自身的运动发展规律。认识规律、把握规律、运用规律办事,可以达到事半功倍的效果。

发热的临床经过一般分为 3 个阶段。

1. 体温上升期　该期产热大于散热使体温上升。常表现为疲乏无力、肌肉酸痛、皮肤苍白、无汗、畏寒或寒战。其体温上升有 2 种方式：①骤升型：体温急剧升高，于数小时达到 39~40℃ 或以上，常伴有寒战。见于肺炎球菌性肺炎、疟疾、急性肾盂肾炎、输液反应等。②缓升型：体温缓慢上升，数日内才达到高峰，多不伴有寒战。见于伤寒、结核病、布氏杆菌病等。

2. 高热期　该期产热和散热过程在较高水平上保持相对平衡。常表现为寒战消失、皮肤潮红、灼热、呼吸加快，可有出汗。此期体温达到高峰并可维持数小时（如疟疾）、数天（如肺炎球菌性肺炎）或数月（如伤寒）。

3. 体温下降期　该期散热大于产热，体温随病因消除而降至正常水平。常表现为多汗、皮肤潮湿。其体温下降有 2 种方式：①骤降：体温于数小时内迅速降至正常，常伴有大汗。见于肺炎球菌性肺炎、疟疾、急性肾盂肾炎、输液反应等。②渐降：体温于数日内逐渐降至正常。见于伤寒、风湿热等。

（二）身心反应

发热时代谢亢进，使物质消耗明显增加，因肠胃功能异常，食欲下降，摄取不足，可致消瘦；发热时出汗、失水，使唾液分泌减少，致口腔黏膜干燥，有利于病原体生长，易引起口腔炎症，如口唇疱疹、舌炎、齿龈红肿等。高热可导致烦躁不安、嗜睡、谵语、定向障碍、幻觉等改变，小儿易发生惊厥。持续高热抑制大脑皮质和呼吸中枢功能，可出现昏迷、呼吸不规则等。体温骤降，由于大量出汗，皮肤和呼吸道水分蒸发增多，若补充液体不及时，可引起脱水，重者可发生循环衰竭。

（三）发热的分度和热期

1. 发热的分度　按发热的高低可分为低热（37.3~38℃）、中等度热（38.1~39℃）、高热（39.1~41℃）、超高热（41℃）以上。

2. 热期　发热病程在 2 周以内者称为急性发热；体温在 38℃ 以上，持续 2 周或以上者称为长期中、高热；体温在 38℃ 以下，持续 1 个月以上者称为长期低热。

（四）热型

发热患者按不同时间测得的体温数值分别记录在体温单上，并将各体温数值点连接成体温曲线，该曲线称为热型。常见的热型有 6 种：稽留热、弛张热、间歇热、回归热、波状热和不规则热。

常见 6 种热型特点

三、发热相关护理诊断及合作性问题

（1）**体温过高**　与病原体感染有关；与体温调节中枢功能障碍有关。

（2）**体液不足**　与体温下降期出汗过多有关；与液体摄入不足有关。

（3）**营养失调：低于机体需要量**　与长期发热代谢率增高有关；与营养物质摄入不足有关。

（4）**潜在并发症**：惊厥；意识障碍。

任务实施

一、了解病史

（一）问诊

从护理专业的角度出发，问诊的目的是通过资料的收集、分析与整合，对患者生理、心理、社会和精神等问题的反应进行评估，并就患者本身对健康问题的反应做出判断，即给出护理诊断，而非判断疾病本身并给出医疗诊断（这是护理诊断与疾病诊断的区别）。所以对于病例3-1-1的进一步问诊，应当围绕发热的特点、对患者的影响、可能相关的病因或诱因、以往的诊断、治疗与护理经过等。

> **注意事项**
>
> 问诊前与患者先约好时间，告诉患者大约需要的时间（如15分钟左右），避免打扰患者休息。问诊过程中注意环境舒适、安静、私密，注意观察患者的反应，语气温和，有礼貌，不可仓促行事，正确使用问诊技巧。

护士：张先生，您好！我是您的管床护士小李。现在想要了解一下您的具体情况，请您配合！
护士：您哪里不舒服？
答：发热。
护士：发热什么时候开始的？持续多久（几天）了？
答：3天前开始发热的。
护士：多少度？
答：39.5℃。
护士：3天来都是39.5℃？
答：不是的。
护士：最高多少度，最低多少度？
答：体温测量了3次，最高39.5℃，低时也有39℃的。
护士：发热有什么规律吗？
答：发热开始时有明显怕冷、怕风，冷得发抖，盖上3条被子还是冷，手脚也是冰冷的。后来就一直持续高热，身上感觉烫烫的，就连呼出的气体都是烫的。
护士：除了发热，还有什么不舒服？
答：咽痒、鼻塞、咳嗽。
护士：咽痛吗？鼻塞有流涕吗？
答：咽痒、稍微有点疼痛，鼻塞、几乎无流涕。
护士：咳嗽频繁吗？有痰吗？
答：咳嗽不怎么频繁，有少量白痰。
护士：咳嗽有胸痛吗？
答：没有。
护士：除了发热、咽疼、鼻塞、咳嗽外，还有什么不舒服？
答：感到乏力、腰背、关节、全身肌肉酸痛明显。
护士：发病以来饮食、大小便是否有异常？

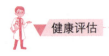

答:没胃口,食欲明显减退,连水都不想喝。3天来未解过大便,小便量少,颜色黄。

护士:有恶心、呕吐吗?

答:有腹部不舒服、恶心,但未呕吐。

护士:出汗多吗?

答:不多,基本没有什么汗。

护士:这几天体重有没有变化?

答:没有测量过体重,这几天没胃口,食量很少,体重应该是下降了。

护士:发病以来精神状态还好吗?

答:不好,昏沉沉、迷迷糊糊的。

护士:有无腹痛、腹泻?

答:没有。

护士:这次发热起病,有什么原因吗?

答:可能是因为在单位劳动时淋雨后受凉引起,当时也没在意。

护士:您之前有看过医生或是吃过什么药吗?

答:没去医院,自己冲服了感冒冲剂,以为扛几天会好的,没想到体温持续不退。

护士:您最近还生过什么病吗?有没有患过其他的疾病?

答:没有,平时身体很健康。

护士:您还有什么特殊情况需要告诉我的吗?比如,有没有什么特殊的药物过敏?

答:没有。

护士:好的,谢谢您的配合!您的情况我大体了解了,接下来我给您做进一步的体格检查,先测量一下体温。

答:好的。

(二)测量体温

按照测量体温的方法测量患者体温并做好记录。具体方法与正常体温的参考标准详见《基础护理技术》课程。

病例3-1-1 病例分析

1. 本病例引起发热的原因与发生机制分析 根据已有的病史资料及问诊情况,患者可能因受凉致免疫力下降,而并发呼吸道感染引起发热,其发热可能是由外源性致热原引起的。外源性致热原进入患者体内,激活血液中性粒细胞、嗜酸性粒细胞和单核-巨噬细胞系统,释放内源性致热原,并通过血-脑脊液屏障直接作用于体温调节中枢,使体温调定点上移,引起机体产热增多、散热减少,体温升高而致发热。该发热病例应该属于感染性发热。

2. 该患者发热的特点分析与描述 根据已有的病史资料(3天前出现寒战、高热,体温39.5℃,持续不退),可以判断该患者发热尚处高热期,分度属于高热(39.1~41℃),热期为急性发热(发热病程在2周以内),热型符合稽留热(体温持续在39~40℃以上,达数天或数周,24小时内波动范围不超过1℃)。

二、护理诊断

1. **分析** 结合病例资料，可以判断，患者因淋雨受凉后突发高热，体温达 39.5 ℃，存在"体温过高"的问题。患者尚处在高热期，待高热退热时可有出汗过多的情况，倘若患者不及时补充饮水，则存在体液不足的危险。患者食欲减退，加之高热数天机体消耗增加，则其有可能发生营养不良的情况，后期可以跟踪监测患者的体重，辅助进一步的判断。患者目前神志尚清，但如若高热不退，则可导致谵语、幻觉等意识障碍，可在后期护理过程中注意观察患者意识状态改变相关情况。

2. **病例 3-1-1 护理诊断**
（1）**体温过高** 与病原体感染有关。
（2）**有体液不足的危险** 与高热退热时出汗过多有关；与液体输入量不足有关。
（3）**营养失调：低于机体需要量** 与营养物质摄入不足有关。
（4）**潜在并发症：意识障碍**。

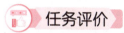任务评价

一、单选题
请扫描二维码练习。

二、任务训练
1. 病例 3-1-1 中患者测量体温 39.5 ℃，就发热症状而言，你在问诊过程中需要特别注意哪些内容？
2. 病例 3-1-1 中患者属于感染性发热，那么你能够说出哪些属于非感染性发热吗？
3. **病例 3-1-2** 患者，女性，55 岁，某日下班淋雨受凉后反复发热，伴咳嗽 1 周余。入院体格检查：T 40.1 ℃，P 100 次/分，R 25 次/分，面色潮红，咳嗽，伴铁锈色样痰，左肺于吸气后期闻及细湿啰音，腹部无异常，意识清晰，生理反射正常，病理反射未引出，无脑膜刺激征等。

问题：
（1）问诊的基本话术有哪些？
（2）该患者的主要症状是什么？围绕主要症状如何进一步开展问诊？
（3）该患者主要症状的发生机制及病因是什么？
（4）该患者主要症状有何特点？
（5）结合病例，该患者可能的护理诊断和合作性问题有哪些？

（史润益　韩永丽）

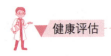

任务二 疼痛分析与评估

学习目标

1. 掌握疼痛症状的临床表现及特征。
2. 能判断疼痛的病因、分析发生机制。
3. 能熟练针对疼痛的病例开展问诊。
4. 具有严谨求实体现人文关怀的工作态度。

走进病房 病例 3-2-1

患者张某,女性,45岁,因右上腹痛2天入院,患者2天前因与朋友聚餐后出现右上腹不适、绞痛,自服"利胆片"后症状不见缓解。今症状加重,伴恶心呕吐,并有发热来医院就诊。体格检查:心肺无异常,腹软,肝脾肋下未及,右上腹压痛,Murphy征阳性,既往有胆囊炎、胆石症病史,无特殊药物过敏史,无手术史。

问题:
1. 该患者为何种疼痛?
2. 该患者疼痛有何特征?根据患者疼痛特点进一步判断患者疼痛可能的原因?
3. 结合病例,该患者的护理诊断是什么?

学习内容

疼痛已被现代医学列为继呼吸、脉搏、血压、体温之后的第五大生命体征。有些慢性疼痛本身还是一种疾病(如三叉神经痛、带状疱疹后遗神经痛等)。长期的局部疼痛会形成复杂的局部疼痛综合征或中枢性疼痛,使普通的疼痛变得非常剧烈和难以治疗,导致机体各系统功能失调、免疫力降低而诱发各种并发症,甚至致残或危及患者的生命。长期疼痛不仅严重影响患者的躯体、心理和社交功能,而且还影响其家庭乃至社会。为所有疼痛患者提供护理,为患者创造无痛轻松生活,是各国护理服务的共同目标。

一、疼痛的概念

疼痛(pain)是机体受到炎症、缺血缺氧、理化损伤等伤害性刺激所引起的身心不舒适的感觉,常伴有生理、行为和情绪反应,特别是强烈、持久的疼痛常导致患者焦虑、恐惧,也可造成生理功能严重紊乱,甚至发生休克等,是临床常见的症状。疼痛促使机体采取相应的防护措施回避或去除造成疼痛的因素,因而疼痛对机体有保护性作用。

二、疼痛的临床表现

1. **疼痛的临床特点描述** ①疼痛的部位,一般疼痛的部位为病变部位;②疼痛的性质,如刺痛、绞痛、酸痛、胀痛、跳痛、烧灼痛、刀割痛等,疼痛的性质与病因、病变组织及病变的性质密切相关;③疼痛的程度,可描述为隐痛、钝痛、剧痛等;④疼痛的经过,如持续性、间歇性、阵发性、进行性、持续性伴阵发性加剧等;⑤疼痛时的伴随症状,如恶心、呕吐、出汗等。

急性疼痛常突然发生,疼痛剧烈,持续数分钟,数小时,数天多见,经治疗疼痛消除或缓解快。慢性疼痛起病缓慢,病程长,常有持续、顽固和反复发作的特征,通常疼痛持续时间半年以上者称为慢性疼痛。

2. **身心反应** 个体对疼痛的感受是身体与心理2个方面的。因患者年龄、个体性格、特定环境背景、社会文化背景及以往疼痛经历的不同,其感受的疼痛程度和表达方式有很大差异。剧烈疼痛时患者可有下列表现:①表情痛苦、皱眉、咬牙、呻吟甚至呼叫、大汗淋漓等;②常采取强迫体位;③影响睡眠、休息;④胃肠功能紊乱,出现恶心、呕吐;⑤焦虑、愤怒、恐惧等情绪反应;⑥血压上升、呼吸加快、心率增快、面色苍白,严重者可致休克。

3. **头痛** ①急性感染:常见急起的头痛并有发热,多为全头部胀痛;②急性头痛伴发热者:常见于急性颅内感染性疾病,全颅剧烈胀痛,伴喷射样呕吐、意识障碍等,如脑脊髓膜炎;③颅内血管性疾病:头痛突然发生,持续不减,伴有呕吐、不同程度的意识障碍而无发热,如蛛网膜下腔出血;④慢性进行性头痛并有颅内压增高、呕吐,头痛呈深在性且较弥散,应注意的颅内占位性病变,如颅内肿瘤、囊肿等;⑤长期反复发生的一侧头痛,表现为搏动样头痛,应考虑偏头痛;⑥眼源性或鼻源性头痛多为浅在性且较局限。

4. **胸痛** ①胸壁疾病引起的胸痛常固定于病变部位,局部多有明显压痛;②肺和胸膜疾病引起的胸痛,一般为单侧,胸壁局部无压痛,常因深呼吸、咳嗽而使胸痛加重;③心绞痛的疼痛常位于胸骨后或心前区,呈压榨样疼痛,伴有窒息感,向左肩、左臂尺侧放射,常于劳累、饱餐或情绪激动诱发,疼痛持续数分钟,休息或含化硝酸甘油片可迅速缓解;④纵隔及食管病变的疼痛位于胸骨后,常在吞咽时加剧。

5. **腹痛** ①腹痛部位:多为病变所在部位。如中上腹痛多为胃、十二指肠病变;右上腹疼痛多为肝胆疾病;脐周疼痛多为小肠病变;右下腹疼痛多为回盲部病变;下腹部疼痛多为结肠及盆腔病变;②消化性溃疡:多呈慢性、周期性、节律性中上腹痛;若胃肠穿孔引起急性弥漫性腹膜炎时,疼痛突然加剧,呈刀割样、烧灼痛,出现弥漫性全腹广泛而持久剧痛,伴明显压痛,反跳痛,腹肌紧张、腹肌板样强直;③胆石症或泌尿系统结石:表现为阵发性绞痛;④小肠及结肠病变:疼痛多为间歇性、痉挛性绞痛;结肠病变疼痛可于排便后减轻;直肠病变常伴有里急后重;⑤急性胰腺炎:疼痛常于暴饮暴食、大量酗酒后突然发生中上腹剧烈而持续性钝痛、钻痛或刀割痛,疼痛呈阵发性加剧,向腰背部呈带状放射,患者常取前倾坐位,伴频繁剧烈呕吐。

三、疼痛相关护理诊断及合作性问题

(1) **急性/慢性疼痛** 与各种有害刺激作用于机体引起的不适有关。

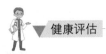

(2) **睡眠型态紊乱** 与疼痛有关。
(3) **焦虑** 与疼痛迁延不愈有关。
(4) **恐惧** 与剧烈疼痛有关。

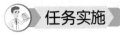

一、问诊

> 语言是双方信息沟通的桥梁,说话礼貌的关键在于尊重对方。与病患沟通,开展问诊需要抱以细心、耐心、关心,从病患的角度出发,充分体现人文关怀。

护士:张女士,您好!我是您的管床护士小李。现在想要了解一下您的具体情况,请您配合!
护士:您具体哪里不舒服?
答:我右边的肚子痛。
护士:肚子痛什么时候开始的?持续多久(几天)了?
答:2天前开始的。
护士:那么,您给我指一下现在具体哪里痛?
答:好的,现在是右边肚子痛。
护士:疼痛是在饭前还是饭后?
答:饭后,我跟朋友聚餐以后开始痛的。
护士:是一直痛还是间断痛的?
答:这次一直在痛,绞着疼之前有时候痛一会儿就不痛了,有时候夜间发作,痛得睡不着觉。
护士:除了肚子痛以外,还有什么不舒服?
答:恶心、呕吐、发热。
护士:好,那我帮您检查一下,请您躺下。(腹部触诊)这里痛吗?注意观察患者表情。
护士:除了肚子痛,还有其他地方痛吗?
答:右边肩膀有些痛。
护士:发病以来精神状态还好吗?
答:不好,痛得睡不着,没办法休息。
护士:这次发病,有什么诱因吗?
答:可能是因为跟朋友聚餐吃得太多,也太油腻了,自己当时没在意。
护士:您之前有看过医生或是吃过什么药么?
答:没去医院,自己吃了"利胆片",结果没效果。
护士:您最近还生过什么病吗?有没有其他的疾病病史?
答:有胆囊炎和胆结石。

护士：您还有什么特殊情况需要告诉我的吗？比如，有没有什么特殊的药物过敏？

答：没有。

护士：好的，谢谢您的配合。您的情况我大体了解了，接下来您去做腹部B超，抽个血（血常规）。

答：好的。

病例 3-2-1　病例分析

根据已有的病史资料，该患者疼痛的临床特点：①疼痛的部位：右上腹；②疼痛的性质：绞痛；③疼痛的程度：剧痛；④疼痛的经过：阵发性；⑤疼痛时的伴随症状：如恶心、呕吐、发热。

分析：结合病例资料，可以判断：患者因胆囊疾病引发右上腹疼痛，存在"急性/慢性疼痛"的问题。患者因剧烈疼痛无法正常睡眠和休息，存在"睡眠形态紊乱"的问题。患者胆囊炎、胆石症反复发作，疼痛迁延不愈，易产生焦虑、恐惧等情绪反应。

二、护理诊断

病例 3-2-1 护理诊断如下。

（1）**急性/慢性疼痛**　与各种有害刺激作用于机体引起的不适有关。

（2）**睡眠型态紊乱**　与疼痛有关。

（3）**焦虑**　与疼痛迁延不愈有关。

（4）**恐惧**　与剧烈疼痛有关。

任务评价

一、单选题

请扫描二维码练习。

二、思考题

1. 病例 3-2-1 中患者右上腹绞痛，就腹痛症状而言，你在问诊过程中需要特别注意哪些内容？
2. 该患者为何种疼痛？疼痛的原因可能是什么？你还能够说出其他原因引起的疼痛吗？

三、任务训练

病例 3-2-2　患者王某，女性，20 岁，3 天前出现转移性右下腹疼痛，先以中上腹疼痛，后转移至右下腹及全腹绞痛，诊断为"急性阑尾炎"收入院。

问题：

1. 问诊的基本话术有哪些？
2. 该患者的主要症状是什么？围绕主要症状如何进一步开展问诊？
3. 该患者主要症状的发生机制及病因是什么？

单选题

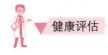

4. 该患者主要症状有何特点?
5. 结合病例,该患者可能的护理诊断和合作性问题有哪些?

（韩永丽　史润益）

任务三　水肿分析与评估

学习目标

1. 能叙述水肿的定义、临床表现及特征。
2. 能说出水肿的病因,解释水肿的发生机制。
3. 能熟练对水肿患者进行问诊,并能提出正确的护理诊断。
4. 具有耐心细致的职业素质、良好的沟通能力和体现人文关怀的工作态度。

走进病房　病例3-3-1

患者李某,女性,36岁,因"眼睑、颜面水肿10天,下肢水肿2天"入院,患者于10天前无明显诱因出现晨起眼睑、颜面水肿,近2天下肢出现水肿,指压有凹陷。门诊检查尿常规提示:尿蛋白(+++),尿红细胞4～5个/HP,白细胞2～3个/HP,24小时尿蛋白定量6.9g,以"肾病综合征"收治入院。既往体健,无外伤手术史。无药物、食物过敏史。

问题:
1. 如何对该患者进行问诊? 请列出问诊要点。
2. 引起该患者水肿的发病机制及病因是什么?
3. 该患者水肿的特点有哪些?
4. 该患者目前存在的护理诊断和合作性问题有哪些?

学习内容

一、水肿的概念

水肿(edema)是指过多的液体在组织间隙积聚而引起组织肿胀。当液体在组织间隙呈弥散性分布时称为全身性水肿,液体积聚在局部组织间隙时称为局部水肿;当组织间隙液体积聚较少时,外观和指压凹陷不明显,称为隐性水肿;当组织间隙液体积聚较多,体重增加在10%以上,外观和指压有明显凹陷,称为显性水肿;指压后出现凹陷者称凹陷性水肿,指压后无明显凹陷者称非凹陷性水肿。液体积聚在体腔内时称为积液,如心包积液、胸腔积液、腹腔积液等。一般情况下所说的水肿不包括肺水肿和脑水肿等内脏器官的局部水肿。

二、水肿的发生机制

一方面,在正常人体中,血管内液体不断地从毛细血管小动脉滤出至组织间隙形成组织液;另一方面,组织液又不断地从毛细血管及小静脉重吸收入血管中。两者保持动态平衡,组织间隙无过多液体积聚。当血管内外液体交换平衡失调和(或)机体内外液体交换平衡失调,导致过多的液体在组织间隙或体腔内积聚时,形成水肿。

产生水肿的主要因素:①钠、水潴留:如继发性醛固酮增多症、肾小球滤过率功能降低等;②毛细血管静水压升高:如充血性右心衰竭等;③毛细血管壁通透性增加:如各种原因引起的炎症或过敏;④血浆胶体渗透压降低:如肾病综合征患者出现低蛋白血症;⑤静脉或淋巴液回流受阻:如静脉栓塞或丝虫病等。

三、水肿的病因及临床表现

(一)全身性水肿

1. 心源性水肿 主要见于右心衰竭导致的体循环淤血,也见于缩窄性心包炎等。水肿发生机制是有效循环血量减少,导致肾血流量减少,继发性醛固酮增多,肾小管重吸收增加,引起钠、水潴留;另外,静脉压增高导致毛细血管滤过压增高,引起组织液形成增多,出现水肿。水肿的程度与心力衰竭的严重程度有关。

心源性水肿的临床特点:①水肿为对称性、凹陷性;②水肿为下垂性,首先出现于身体下垂部位,能起床活动者最早出现于踝内侧,长期卧床者则最早出现于腰骶部;③水肿活动后明显,休息后减轻或消失;④常合并右心衰竭的其他临床表现,如颈静脉怒张、肝肿大、肝颈静脉回流征阳性,严重者可出现胸腔积液、腹腔积液和心包积液等。

2. 肾源性水肿 主要见于各种肾炎和肾病。水肿的发生主要是各种原因引起肾脏排泄钠、水减少,导致钠、水潴留及大量蛋白尿引起低蛋白血症,导致血浆胶体渗透压降低。

肾源性水肿的临床特点:①疾病初期表现为晨间起床时有眼睑与颜面水肿,以后发展为全身水肿。②肾病综合征患者表现为中度或重度水肿;③常伴尿常规改变、肾功能损害、高血压等表现。临床上心源性水肿常须与肾源性水肿相鉴别,鉴别要点见表3-3-1。

表3-3-1 肾源性水肿与心源性水肿的鉴别

	肾源性水肿	心源性水肿
开始部位	从眼睑、颜面开始,蔓延及全身	从下垂部位开始,向上延及全身
发展快慢	发展常迅速	发展较缓慢
水肿性质	较软而移动性大	较坚实而移动性小
伴随变化	可伴有高血压、蛋白尿、血尿、管型尿、肾功能异常	心脏增大、心脏杂音、肝肿大、颈静脉怒张、肝颈静脉回流征阳性

3. **肝源性水肿** 主要见于肝硬化失代偿期。水肿和腹腔积液产生的主要机制与门静脉压力增高、低蛋白血症、肝淋巴液回流障碍而生成增加、继发性醛固酮增多等因素有关。

肝源性水肿临床特点：①以腹腔积液为主要表现，也可开始表现为踝部水肿，逐渐向上蔓延，而头面部及上肢多无水肿；②常有肝功能减退及门静脉高压等表现。

4. **营养不良性水肿** 主要见于慢性消耗性疾病、长期营养物质缺乏、蛋白质丢失过多等引起的低蛋白血症或维生素 B_1 缺乏。皮下脂肪减少导致组织松弛，组织压降低，进一步加重了水肿。

营养不良性水肿临床特点：①水肿出现前常有消瘦、体重减轻等表现；②水肿常从组织疏松处开始逐渐蔓延至全身，以下垂部位明显。

5. **其他原因引起的全身性水肿** ①黏液性水肿：特点为非凹陷性水肿（组织液含蛋白量较高所至），颜面及下肢胫前较明显，主要见于甲状腺功能减退症；②经前期紧张综合征：特点为女性在月经前7~14天出现眼睑、踝部及手部轻度水肿，可伴有乳房胀痛及盆腔沉重感，月经后水肿逐渐消退；③特发性水肿：主要见于女性，原因不清楚，水肿常发生在身体下垂部位；④药物性水肿：主要见于肾上腺糖皮质激素、雌激素、雄激素、胰岛素等药物治疗过程中，一般认为与钠水潴留有关。

（二）局部性水肿

病因主要见于：①局部静脉回流受阻，如血栓性静脉炎、上腔静脉或下腔静脉阻塞综合征、静脉栓塞等；②局部淋巴回流受阻，如丝虫病所致的象皮腿等；③毛细血管通透性增加而引起水肿，如局部炎症、过敏等。

四、水肿的问诊要点

1. **水肿的临床特点** 包括起病的缓急，水肿发生的时间、首发部位、发展顺序、性质、程度、加重与缓解因素等。

2. **水肿的病因和诱因** 有无与水肿发生有关的疾病病史、用药史及诱发因素，每日水、钠摄入情况等。

3. **水肿的伴随症状** 询问是否伴有其他症状。水肿伴有颈静脉怒张和肝肿大多见于心源性水肿；伴重度蛋白尿、管型尿、血尿见于肾源性水肿；伴肝掌、蜘蛛痣、黄疸、腹壁静脉曲张见于肝源性水肿。

4. **水肿对患者的影响** 询问患者有无尿量减少与体重增加，严重水肿者有无皮肤溃疡和继发感染等，有无活动能力受限，有无焦虑等。

5. **诊断、治疗及护理经过** 询问已做过的检查、治疗及结果，重点询问是否使用利尿剂及应用利尿剂的种类、给药途径、剂量、疗效和不良反应。

五、水肿相关护理诊断和合作性问题

（1）**体液过多** 与肾脏疾病所致钠水潴留有关；与右心功能不全有关等。

（2）**皮肤完整性受损或有皮肤完整性受损的危险** 与水肿所致组织、细胞营养不良有关。

（3）**活动无耐力** 与胸腔积液或（和）腹腔积液所致呼吸困难有关。

（4）潜在并发症：急性肺水肿。

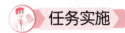

一、问诊

针对病例3-3-1，可以进行以下问诊。

> 护士：李女士，您好！我是您的责任护士小张，现在想了解您的相关病情，希望您能配合。
> 护士：您哪里不舒服？
> 答：我的脸，尤其是眼睛感觉肿肿的，两条腿也是。
> 护士：这种情况什么时候开始的？有多长时间了？
> 答：眼睛和脸肿了大概有10天，两腿肿了2天。
> 护士：刚开始是什么部位出现这种水肿？水肿部位按压有凹陷吗？
> 答：刚开始是眼睛和脸水肿，这2天两腿出现水肿，手指按压有凹陷。
> 护士：您注意到近期有什么诱因吗？有没有心脏病史或肾炎病史？
> 答：不知道是什么原因引起，平时身体健康，以往没有心脏病和肾脏病史。
> 护士：除了水肿外，您还有哪里不舒服？
> 答：暂时还没有。
> 护士：发病以来，你看过医生，治疗了没有？
> 答：在门诊看过，做过尿液检查，但没有吃药。
> 护士：发病以来，饮食、大小便是否正常？每天摄入的食盐量多少？体重有没有变化？
> 答：发病以来食欲还可以，每天摄入的食盐量与平时差不多，具体多少不清楚。小便量减少，大便正常，体重增加。
> 护士：您还有其他什么特殊情况要告诉我的吗？比如说有无药物过敏史？
> 答：没有。
> 护士：好的，谢谢您的配合，您的情况我大体了解了，接下来我将给你做进一步的体格检查，先称一下体重，然后观察一下水肿情况。
> 答：好的。

病例3-1-1　病例分析

1. 本病例引起水肿的原因与发生机制分析　根据患者已有的病史资料、临床表现及实验室检查结果分析，患者水肿可能是由肾脏疾病引起的，大量蛋白尿，导致低蛋白血症，血浆胶体渗透压降低，液体从血管内渗入组织间隙，导致组织间隙有过多的液体聚积；另外，由于肾脏灌注量减少，肾素-血管紧张素-醛固酮系统活性增加，抗利尿激素分泌增加，促进水钠潴留，进一步加重水肿。该水肿病例属于肾源性水肿。

2. 该患者水肿的特点分析与描述　根据病史资料分析,该患者水肿起始部位是眼睑、颜面,然后发展为下肢水肿,指压有凹陷,有大量蛋白尿(尿蛋白>3.5 g/天)和低蛋白血症(血浆白蛋白低于30 g/L),水肿是由肾病综合征引起的。

二、护理诊断

1. 分析　该患者有眼睑、颜面水肿,存在"体液过多"的问题;大量蛋白尿,可能有"营养失调"的问题;水肿与营养失调可能导致"皮肤完整性受损",在后期护理当中应加强营养监测和皮肤护理。

2. 病例3-3-1 护理诊断
(1) **体液过多**　与肾脏疾病导致血浆胶体渗透压下降有关。
(2) **有皮肤完整性受损的危险**　与水肿、营养不良有关。
(3) **营养失调:低于机体需要量**　与大量蛋白尿、摄入减少有关。

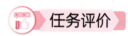

一、单选题
请扫描二维码练习。

二、任务训练

1. 病例3-3-1中患者眼睑、颜面水肿,对于水肿症状而言,你在问诊中特别要注意哪些内容?

2. 病例3-3-1中患者属于肾源性水肿,如何鉴别心源性水肿与肾源性水肿?

3. **病例3-3-2**　患者男性,67岁,因"反复咳嗽、咳痰20年,呼吸困难5年,双下肢水肿1周"入院。身体评估:口唇轻度发绀,颈静脉怒张,心率108次/分,第一心音强弱不等,心律绝对不齐,两肺底散在湿啰音,肝肋下3 cm,肝颈静脉回流征阳性,双下肢凹陷性水肿。

问题:
(1) 对该患者问诊的基本话术有哪些?
(2) 该患者主要症状有哪些?围绕主要症状如何进一步问诊?
(3) 该患者下肢水肿的发病机制及病因是什么?
(4) 该患者目前存在的主要护理诊断和合作性问题有哪些?

(何云海)

任务四　呼吸困难分析与评估

学习目标

1. 能叙述呼吸困难的定义、临床表现与特征。
2. 能判断呼吸困难的病因,解释呼吸困难的发生机制。
3. 能熟练对呼吸困难患者进行问诊,并能提出正确的护理诊断。
4. 具有耐心细致的职业素质和良好的沟通能力。

走进病房　病例 3-4-1

患者李某,男性,19岁,因"反复发作性呼吸困难10年,再发加重1天"入院。患者10年前因吃虾出现呼吸困难,经治疗后缓解,此后因受凉或进食不当多次发作,1天前游园赏花时再次出现呼吸困难。入院后体格检查:T 36.2℃,P 100次/分,R 22次/分,BP 110/70 mmHg,神志清醒,呼吸急促,端坐位,口唇轻度发绀,呼气明显延长,双肺可闻及哮鸣音,心律齐,未闻及杂音。有青霉素过敏史,其父亲患有支气管哮喘,无心脏病史。

问题:
1. 如何对该患者进行问诊?请列出问诊要点。
2. 引起该患者呼吸困难的发病机制及病因是什么?
3. 该患者呼吸困难的特点有哪些?呼吸困难的类型有哪些?
4. 该患者目前存在的护理诊断和合作性问题有哪些?

学习内容

一、呼吸困难的概念

呼吸困难(dyspnea)是指患者主观感到氧气不足、呼吸费力,客观上表现为呼吸运动用力,严重者可出现鼻翼扇动、张口耸肩呼吸、端坐呼吸,甚至出现发绀,辅助呼吸肌也参与呼吸运动,并伴有呼吸频率、深度和节律的改变。

二、呼吸困难的病因

(一)呼吸系统疾病

1. 气道阻塞　如支气管哮喘、慢性阻塞性肺疾病、急性喉炎、喉水肿、喉与气管异物、气管支气管炎症、气管肿瘤、支气管肺癌等所致的气道狭窄或阻塞。

2. **肺部疾病** 如肺炎、肺结核、肺脓肿、肺栓塞、肺不张、肺淤血、肺水肿等。

3. **胸廓、胸膜腔疾病** 如严重胸廓畸形和胸廓外伤、肋骨骨折、气胸、大量胸腔积液等。

4. **神经肌肉疾病** 如重症肌无力和急性多发性神经根炎累及呼吸肌、药物引起呼吸肌麻痹等。

5. **膈运动障碍** 如膈麻痹、腹腔巨大肿瘤、大量腹腔积液及妊娠末期等。

（二）循环系统疾病

常见于各种原因所致的心功能不全、心包积液、肺栓塞和原发性肺动脉高压等。

（三）中毒

中毒所致的呼吸困难包括糖尿病酮症酸中毒、尿毒症、吗啡中毒、有机磷农药中毒、急性一氧化碳中毒、氰化物中毒等。

（四）血液系统疾病

常见于重度贫血、硫化血红蛋白血症、高铁血红蛋白血症等。

（五）神经精神性疾病

多见于脑血管病变（如脑出血等）、颅脑外伤、脑炎、脑膜炎、脑肿瘤等引起的呼吸中枢功能障碍，精神或心理因素所致呼吸困难如癔症等。

三、发生机制与临床表现

（一）肺源性呼吸困难

肺源性呼吸困难是由于呼吸系统疾病引起的肺通气和(或)换气功能障碍，导致缺氧和(或)二氧化碳潴留而引起的。临床上常分为吸气性呼吸困难、呼气性呼吸困难和混合性呼吸困难3种类型。

1. **吸气性呼吸困难** 主要特点为吸气显著费力，吸气时间明显延长，严重者因呼吸肌极度用力，胸腔负压增大，吸气时胸骨上窝、锁骨上窝和肋间隙出现明显凹陷，称为"三凹症"，常伴干咳及高调吸气性喉鸣。常见于炎症、异物、肿瘤等各种原因所致喉、气管、大支气管狭窄与阻塞。

2. **呼气性呼吸困难** 主要特点为呼气显著费力而缓慢，呼气时间明显延长，听诊可闻及哮鸣音。主要是由于肺组织弹性减弱和(或)细支气管的痉挛、狭窄所致。常见于支气管哮喘、慢性阻塞性肺疾病等。

3. **混合性呼吸困难** 主要特点为吸气与呼气均费力，呼吸浅快，常伴呼吸音减弱或消失，可出现病理性呼吸音。其原因是广泛肺部病变或胸腔病变，使呼吸面积减少，影响气体交换所致。常见于重症肺炎、弥漫性肺纤维化、大面积肺不张、大面积肺栓塞、大量胸腔积液和气胸等。

（二）心源性呼吸困难

主要由心力衰竭引起，包括左心衰竭、右心衰竭，其中左心衰竭引起的呼吸困难较严重。心包积液、原发性肺动脉高压时也会出现心源性呼吸困难。

当左心衰竭时，由于肺淤血和肺泡弹性降低，影响肺组织的扩张与收缩，使气体弥散功能降低，肺活量减少，肺泡张力增高，反射性兴奋呼吸中枢导致呼吸困难。左心衰竭引起的呼吸困难按严重程度不同，常有下列表现形式：①劳力性呼吸困难：其特点是呼吸困难在体力活动时发生或加重，休息后症状缓解或消失。其发生是由于活动使回心血量增加，加重了肺淤血。②夜间阵发性呼吸困难：患者夜间入睡后突然因胸闷、憋气而惊醒，并被迫坐起，紧张不安，重者可伴有咳嗽，肺部听诊可闻及哮鸣音，称为"心源性哮喘"，患者多于端坐位休息后症状自行缓解。其发生机制与仰卧时静脉回心血量增加、肺活量减少、睡眠时迷走神经张力增加、横膈抬高等有关。③端坐呼吸：严重肺淤血时患者不能平卧，被迫采取高枕卧位、半卧位甚至端坐位时才可使憋气缓解。因平卧位时回心血量增加，横膈抬高，呼吸困难更加严重。④急性肺水肿：是急性左心衰最严重的表现，患者突然出现严重呼吸困难，呼吸频率达30~40次/分，端坐呼吸，极度烦躁不安，大汗淋漓、皮肤湿冷，伴有频繁咳嗽，咯大量粉红色泡沫样痰，两肺可闻及湿啰音和哮鸣音，心率加快，心尖部可闻及舒张期奔马律。

右心衰竭导致的呼吸困难主要是由于体循环淤血、肝脏肿大、胸腔积液与腹腔积液使呼吸运动受限引起，右心房及上腔静脉压增高、酸性代谢产物增多刺激呼吸中枢也可引起呼吸困难。

（三）中毒性呼吸困难

当发生糖尿病酮症酸中毒、尿毒症时，血液中酸性代谢产物增多，强烈刺激呼吸中枢，表现为深长而规则的呼吸，常伴鼾声，称为酸中毒大呼吸（Kussmaul 呼吸）。吗啡类、巴比妥类药物中毒及有机磷杀虫剂中毒时，呼吸中枢受抑制，致呼吸浅慢，同时伴有呼吸节律改变，如间停呼吸（Biots 呼吸）、潮式呼吸（Cheyne-Stokes 呼吸）。一氧化碳、亚硝酸盐、氰化物中毒时可导致机体缺氧引起呼吸困难，表现为深而慢的呼吸。当急性感染时，由于毒性代谢产物和体温升高刺激呼吸中枢，使呼吸频率增加。

（四）血源性呼吸困难

严重贫血、高铁血红蛋白血症、硫化血红蛋白血症时，由于红细胞携氧量减少，血氧含量减少，组织缺氧，导致呼吸急促、心率增快。急性大出血或休克时，由于缺氧和血压下降刺激呼吸中枢，使呼吸加快。

（五）神经精神性呼吸困难

1. **神经性呼吸困难** 主要是由于呼吸中枢受颅内压增高及局部血液供应减少的刺激，使呼吸变慢变深，常伴有呼吸节律改变，如呼吸遏制（吸气突然终止）、双吸气样（抽泣样）呼吸等。常见于重症颅脑疾病，如脑出血、脑炎、脑膜炎、脑外伤等。

2. **精神性呼吸困难** 癔症患者受心理或精神因素影响可突然出现发作性呼吸困难。主要特点为呼吸浅表而快，常因过度通气出现肢体、口周麻木或手足抽搐等呼吸性碱中毒的表现。

四、呼吸困难的问诊要点

1. **呼吸困难的临床表现特点** 发作的缓急、起病时间及持续时间，是吸气性呼吸困难、呼气性呼吸困难或混合性呼吸困难，呼吸困难与体位和运动的关系。

2. **呼吸困难的病因和诱因** 有无与呼吸困难相关的疾病史如呼吸系统疾病、循环系统疾病、血液系统疾病等，有无异物吸入史或毒物摄入等，有无明显诱发因素。

3. **呼吸困难对患者的影响** 主要是了解呼吸困难的严重程度及对患者日常生活自理能力的影响。临床上一般以完成日常生活、活动情况来评估呼吸困难的严重程度：①轻度：能在平地行走，上楼及登高时气急，中度或重度体力活动后出现呼吸困难。②中度：在平地慢步行走时，中途需要休息，轻度体力活动时出现呼吸困难，完成日常生活活动需要他人帮助。③重度：洗脸、穿衣、说话，甚至休息时也感到呼吸困难，日常生活活动完全依赖他人帮

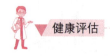

助。此外还需了解患者有无精神不安、紧张、焦虑等心理反应。

4. **伴随症状** 询问患者是否伴有其他症状,发作性呼吸困难伴哮鸣音多见于支气管哮喘、心源性哮喘、气管异物、自发性气胸等;呼吸困难伴一侧胸痛多见于自发性气胸、大叶性肺炎、急性渗出性胸膜炎、支气管肺癌等;呼吸困难伴发热多见于呼吸道感染性疾病,如肺结核、大叶性肺炎、肺脓肿、胸膜炎等;呼吸困难伴咳嗽、咳痰多见于慢性阻塞性肺疾病、支气管扩张等;呼吸困难伴意识障碍多见于脑出血、脑膜炎、急性中毒、糖尿病酮症酸中毒、肺性脑病等。

5. **诊断、治疗与护理经过** 了解已接受过的检查、治疗和护理,重点为是否使用过氧疗,氧疗浓度、流量、时间和疗效等。

五、呼吸困难相关护理诊断和合作性问题

(1) **低效性呼吸型态** 与上呼吸道梗阻有关;与心肺功能不全有关。
(2) **气体交换障碍** 与有效肺组织减少、肺弹性减退、换气功能障碍有关。
(3) **活动无耐力** 与呼吸困难所致能量消耗增加、缺氧有关。
(4) **语言沟通障碍** 与重度喘息有关。
(5) **自理能力缺陷** 与呼吸困难有关。

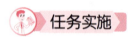

一、问诊

> 有效沟通是人与人之间的纽带,语言表达有条理、逻辑清晰是有效沟通的关键。对于症状严重、语言沟通障碍、情绪焦虑或有濒死感的患者,更加需要注意调整问诊方式方法。

针对病例3-4-1,可以进行以下问诊。

> 护士:李先生,您好!我是您的责任护士小张,现在想了解您的相关病情,希望您能配合。
> 护士:您哪里不舒服?
> 答:感到喘不过气,呼吸有点困难。
> 护士:呼吸困难什么时候开始?有多长时间了?
> 答:这样反复有10年了,这次是昨天开始的。
> 护士:除了呼吸困难外,您还有哪里不舒服?
> 答:感到胸口闷,没有力气,说话也累。
> 护士:这次发病有什么特别的诱因吗?
> 答:以前有时因为受凉感冒,有时因为吃东西不注意,这次可能与游园接触花粉有关。
> 护士:你有没有心脏病史或呼吸系统疾病史?

答:我没有心脏病,原来有支气管哮喘。

护士:发病以来,看过医生,治疗过吗?

答:在门诊看过,用了舒喘灵气雾剂后症状稍有缓解。

护士:发病以来,饮食、大小便是否正常?

答:发病以来食欲可以,大小便正常。

护士:您还有什么特殊情况要告诉我的吗?比如说有无药物过敏史?

答:我对青霉素过敏。

护士:好的,谢谢您的配合,您的情况我大体了解了,接下来我给您做进一步的体格检查,了解肺部情况。

答:好的。

病例 3-4-1 病例分析

1. **本病例引起呼吸困难的原因与发生机制分析** 根据患者已有的病史资料、临床表现及实验室检查结果分析,该患者发生呼吸困难是由于游园时接触花粉,诱发支气管哮喘发作引起的。患者吸入外源性变应原(花粉)诱发支气管痉挛,导致气流受限,引起机体缺氧和(或)二氧化碳潴留而出现呼气性呼吸困难。

2. **该患者呼吸困难的特点分析与描述** 该患者出现了反复发作性呼气性呼吸困难,其特点是呼气时费力,呼气时间延长,发作时两肺可闻及哮鸣音。

二、护理诊断

1. **分析** 该患者有支气管痉挛,气道阻力增加,存在"气体交换障碍"和"低效性呼吸型态"的问题;缺氧和能量消耗增加,存在"活动无耐力"的问题;呼吸困难可能导致"自理能力缺陷"和"语言沟通障碍",在后期护理当中应加强氧疗护理。

2. **病例 3-4-1 护理诊断**

(1) **低效性呼吸型态** 与支气管痉挛导致气道阻力增加有关。

(2) **气体交换障碍** 与支气管痉挛导致气道阻力增加有关。

(3) **活动无耐力** 与缺氧和呼吸困难导致能量消耗增加有关。

(4) **语言沟通障碍** 与缺氧导致严重喘息有关。

(5) **自理能力缺陷** 与缺氧导致呼吸困难有关。

任务评价

一、单选题

请扫描二维码练习。

二、任务训练

1. 病例 3-4-1 中患者出现呼吸困难,对于呼吸困难症状而言,你在问诊中要特别注意哪些内容?

单选题

2. 肺源性呼吸困难分为哪3种类型？病例3-4-1中患者属于哪种类型的呼吸困难？

3. **病例3-4-2**　患者张某，男性，68岁，吸烟30余年，因"反复咳嗽、咳痰20年，呼吸困难6年，加重2天"入院。近20年来，患者反复出现咳嗽、咳痰，每年发作持续超过3个月，近6年出现活动后喘息、呼吸困难，以冬春季症状明显。2天前因受凉后症状加重。身体评估：T 37.6℃，P 98次/分，R 20次/分，BP 130/80 mmHg。神志清楚，口唇轻度发绀，桶状胸，叩诊过清音，双肺偶可闻及干啰音，门诊以"慢性阻塞性肺疾病"收入院。既往无特殊药物过敏史，否认传染病史和心脏病史。

问题：

(1) 对该患者问诊的基本话术有哪些？

(2) 该患者呼吸困难的特点有哪些？呼吸困难的类型有哪些？

(3) 该患者呼吸困难的发病机制及病因是什么？

(4) 该患者目前存在的主要护理诊断和合作性问题有哪些？

（何云海）

任务五　咳嗽与咳痰分析与评估

学习目标

1. 能叙述咳嗽与咳痰的定义、临床表现与特征。
2. 能描述咳嗽与咳痰的病因，解释其发生机制。
3. 能熟练对咳嗽与咳痰患者进行问诊，并能提出正确的护理诊断。
4. 具有耐心细致的职业素质和良好的沟通能力。

走进病房　病例3-5-1

患者林某，男性，25岁。因"发热、胸痛、咳嗽、咳铁锈色痰2天"入院。2天前患者淋雨后出现寒战，高热，体温达40℃，伴头痛、胸痛、咳嗽、咳铁锈色痰，量不多。入院后体格检查：T 40.2℃，P 126次/分，R 26次/分，BP 110/70 mmHg。面色潮红，呼吸急促，胸廓呼吸运动减弱，语颤增强，左下肺可闻及湿啰音，心律齐，无杂音。实验室检查：血常规白细胞计数 18×10^9/L，中性粒细胞85%。X线检查提示左下肺片状阴影，呈肺段分布。痰涂片检查可见肺炎球菌。初步诊断：左下肺炎。患者既往身体健康，无药物过敏史。

问题：

1. 咳嗽、咳痰的发病机制是什么？引起该患者咳嗽、咳痰的病因是什么？

2. 该患者咳嗽、咳痰的特点有哪些？
3. 如何对该患者进行问诊？请列出问诊要点。
4. 该患者目前可能的护理诊断和合作性问题有哪些？

学习内容

一、咳嗽、咳痰的概念

咳嗽（cough）是呼吸道受刺激后引发的一种保护性反射动作。通过咳嗽反射可以清除呼吸道分泌物及气道内异物。咳痰（expectoration）是指借助咳嗽将气管、支气管的分泌物或肺泡内的渗出液排出体外的过程。

二、咳嗽、咳痰的病因

（一）呼吸系统疾病

1. **感染** 咳嗽可见于急性呼吸道感染、慢性支气管炎、肺结核、肺炎、支气管扩张、肺脓肿等。
2. **肿瘤** 咳嗽可见于喉癌、支气管肺癌或转移性癌等。
3. **变态反应性疾病** 如支气管哮喘。
4. **其他** 呼吸道异物吸入、刺激性气体吸入等可以引起咳嗽。

（二）胸膜疾病

咳嗽可见于胸膜炎、自发性或外伤性气胸、胸膜间皮瘤、胸腔穿刺等。

（三）心血管系统疾病

当左心衰竭或二尖瓣狭窄引起肺淤血、肺水肿时，肺泡及支气管内有漏出物或渗出物刺激肺泡和支气管黏膜引起咳嗽，右心及体循环静脉栓子脱落导致肺栓塞也可引起咳嗽。

（四）中枢神经系统疾病

如脑炎、脑膜炎等刺激大脑皮质与延髓的咳嗽中枢引起咳嗽。

（五）其他因素所致咳嗽

如服用 ACEI 类药物后咳嗽、胃食管返流性疾病引起咳嗽、习惯性咳嗽等。

三、咳嗽、咳痰的发生机制

（一）咳嗽

咳嗽是由于延髓咳嗽中枢受到来自呼吸道黏膜、肺泡和胸膜的刺激而引起的，刺激也可来自呼吸系统以外的器官，刺激经迷走神经、舌咽神经和三叉神经传入延髓咳嗽中枢，再经喉下神经、膈神经和脊髓神经分别将冲动传到咽肌、膈肌、声门及其他呼吸肌，引起咳嗽动作。

（二）咳痰

正常情况下，支气管黏膜腺体和杯状细胞仅能分泌少量黏液，以保持呼吸道黏膜湿润，当各种原因使咽、喉、气管、支气管及肺发生炎症时,黏膜或肺泡充血、水肿,黏液分泌增加,毛细血管壁通透性增加,浆液渗出,渗出物(含有红细胞、白细胞、巨噬细胞、纤维蛋白等)与黏液、浆液、组织坏死物等混合成痰液,借助咳嗽动作排出。

四、咳嗽、咳痰的临床表现

(一)咳嗽的性质

咳嗽痰量极少或无痰称为干性咳嗽,常见于急性或慢性咽喉炎、急性支气管炎初期、支气管异物、胸膜炎、气管受压、二尖瓣狭窄等。咳嗽伴有咳痰时称为湿性咳嗽,常见于支气管扩张、慢性支气管炎、空洞型肺结核、肺炎、肺脓肿等。

(二)咳嗽的时间与规律

突发性咳嗽常见于吸入刺激性气体或异物。长期慢性咳嗽多见于慢性支气管炎、慢性阻塞性肺疾病、肺结核、支气管扩张、肺脓肿等。慢性支气管炎、支气管扩张所致的咳嗽往往于清晨起床或夜间体位变动时,咳嗽加剧并有咳痰;肺结核和左心衰竭患者以夜间咳嗽多见。

(三)咳嗽的音色

指咳嗽声音的特点。声带炎、喉返神经麻痹、喉炎、喉癌患者咳嗽声音嘶哑;支气管肺癌、纵隔肿瘤或主动脉瘤直接压迫气管患者咳嗽声音高亢呈金属音;百日咳、会厌、喉部疾病或气管受压患者咳嗽呈鸡鸣样咳嗽,表现为连续阵发性剧咳伴有高调吸气回声;极度衰弱或声带麻痹患者咳嗽时无声或声音低微。

(四)痰的性状、颜色、气味和量

1. **性状** 痰的性状可分为黏液性、浆液性、脓性和血性等。
2. **颜色** 痰的颜色取决于其所含的成分。①支气管哮喘患者痰液一般为无色透明痰,急、慢性支气管炎患者痰液一般为白色黏液性痰;②支气管扩张、肺脓肿患者痰液一般为黄色或黄绿色脓性痰;③肺水肿患者咳粉红色泡沫痰;④大叶性肺炎、肺梗死患者咳铁锈色痰或咳褐色痰;⑤肺吸虫病患者咳烂桃样痰;⑥阿米巴肺脓肿患者痰液一般为棕褐色痰。
3. **气味** 脓痰伴恶臭气味提示厌氧菌感染,常见于肺脓肿和支气管扩张。
4. **痰量** 急性呼吸道炎症患者痰量少,仅数毫升,支气管扩张或肺脓肿患者痰量较多,可达数百毫升,静置后可出现层现象:上层为泡沫,中层为浆液或脓性浆液,下层为坏死组织,排痰与体位改变有关,痰分增减与病情变化有关。

五、咳嗽与咳痰的问诊要点

1. **咳嗽与咳痰的临床表现特点** 咳嗽发作的缓急、时间,咳嗽的性质、音色、持续时间及规律,咳嗽与气候、睡眠、体位变化的关系等。痰液的性状、痰量、颜色、气味、黏稠度及与体位变化的关系等。能否有效咳痰。
2. **咳嗽、咳痰相关的疾病史与诱发因素** 询问患者是否有吸烟史,有无粉尘或有害气体长期吸入史;有无与咳嗽、咳痰相关的心肺疾病史;有无服用致咳嗽药物(ACEI类药)史。
3. **伴随症状** 询问患者是否伴有其他症状,伴发热多见于急性呼吸道感染及肺结核、肺炎、肺脓肿及胸膜炎等。伴胸痛多见于肺炎、自发性气胸、胸膜炎、支气管肺癌、肺栓塞等。

伴呼吸困难多见于支气管哮喘、慢性阻塞性肺疾病、重症肺炎、大量胸腔积液、气胸、气管或支气管异物、肺水肿等。伴咯血常见于肺结核、支气管扩张、支气管肺癌、二尖瓣狭窄、肺脓肿等。伴哮鸣音常见于支气管哮喘、心源性哮喘、慢性阻塞性肺疾病、气管及支气管异物等。伴杵状指(趾)常见于支气管扩张、慢性肺脓肿、脓胸及支气管肺癌等。

4. 咳嗽、咳痰对患者的影响 有无因长期或频繁剧烈咳嗽导致的呼吸肌疲劳或酸痛、头痛、失眠、食欲减退等。手术后患者要注意评估剧烈频繁咳嗽有无造成胸、腹部手术伤口裂开,慢性阻塞性肺疾病患者咳嗽后如突然出现胸痛、气促,应警惕自发性气胸的出现。骨质疏松患者剧烈咳嗽要注意评估是否导致肋骨骨折。不能有效咳痰者,应注意评估是否痰液潴留而诱发或加重了肺部感染。长期或频繁咳嗽易引起患者烦躁、焦虑等心理反应。

5. 诊断、治疗与护理经过 询问患者已接受过的检查及治疗,是否使用过抗生素、止咳药、祛痰药等,药物的种类、剂量及疗效。有无采用促进排痰的措施如胸部叩击、体位引流等及疗效如何。

六、咳嗽、咳痰相关护理诊断和合作性问题

(1) **清理呼吸道无效**　与痰液黏稠有关;与极度衰竭、无效咳嗽有关。

(2) **营养不良:低于机体需要量**　与长期频繁咳嗽导致能量消耗增加、营养摄入减少有关。

(3) **睡眠型态紊乱**　与夜间频繁咳嗽有关。

(4) **潜在并发症:自发性气胸**。

任务实施

一、问诊

通过问诊,了解病史。针对病例3-5-1,可以进行以下问诊。

> 护士:林先生,您好!我是您的责任护士小张,现在想了解您的相关病情,希望您能配合。
> 护士:您哪里不舒服?
> 答:感到发热、咳嗽、头痛、胸痛。
> 护士:发热、咳嗽这些症状是什么时候开始?有多长时间了?
> 答:2天前开始,发热、咳嗽有2天了。
> 护士:发热时测过体温没有?
> 答:测过,体温是40℃。
> 护士:您咳嗽有没有痰液?痰量多不多?
> 答:有痰,量少。
> 护士:痰的颜色是怎样的?

答：有点深深的红褐色，像铁锈。
护士：您认为这次发病可能是什么原因引起的？
答：可能是2天前淋雨引起的。
护士：您有没有心脏病史或呼吸系统疾病史？
答：我没有心脏病，原来身体很健康。
护士：发病以来，您看过医生，治疗没有？
答：在门诊看过，诊断是肺炎，收治入院。
护士：发病以来，饮食、大小便是否正常？
答：发病以来食欲减退，大小便正常。
护士：您还有什么特殊情况要告诉我的吗？比如说有无药物过敏史？
答：没有。
护士：好的，谢谢您的配合，您的情况我大体了解了，接下来我给您做进一步的体格检查，了解肺部情况。
答：好的。

病例3-5-1 病例分析

1. **本病例引起咳嗽、咳痰的原因与发生机制分析** 根据患者已有的病史资料、临床表现及实验室检查结果分析，该患者由于淋雨，机体防御功能下降，而引发肺炎球菌性肺炎，咳嗽是由于延髓中枢受到来自呼吸道黏膜、肺泡与胸膜的刺激而引起的。肺炎球菌引起黏膜充血、水肿、毛细血管通透性增加及腺体分泌增加，浆液渗出，渗出物（含有红细胞、白细胞、巨细胞、纤维蛋白等）与黏液和组织坏死物等混合成痰液，借助咳嗽动作排出。

2. **该患者咳嗽、咳痰的特点分析与描述** 患者咳嗽痰量较少，痰的颜色呈铁锈色，是由于肺泡内浆液渗出和红细胞、白细胞渗出，当红细胞破坏后释放出含铁血黄素时咳铁锈色痰。

二、护理诊断

唯物辩证法认为，联系具有普遍性，坚持用联系的观点看问题，反对用孤立的观点看问题。护理诊断的提出需要联系患者临床表现进行分析及预判。

1. **分析** 根据患者的主要临床表现分析，患者发热，存在"体温过高"的问题；患者咳嗽咳铁锈色痰，存在"清理呼吸道无效"的问题，患者胸痛，存在"疼痛"的问题；患者咳嗽影响睡眠，存在"睡眠型态紊乱"的问题。

2. **病例3-5-1护理诊断**

(1) **清理呼吸道无效** 与痰液黏稠有关。

(2) **体温过高** 与肺炎球菌感染有关。

(3) **睡眠型态紊乱**　与咳嗽影响睡眠有关。
(4) **疼痛：胸痛**　与肺部炎症累及胸膜有关

任务评价

一、单选题
请扫描二维码练习。

二、任务训练
1. 病例3-5-1中患者出现咳嗽、咳痰,对于咳嗽、咳痰症状而言,你在问诊中要特别注意哪些内容?
2. 咳嗽、咳痰的问诊要点有哪些?
3. **病例3-5-2**　患者张某,男性,55岁,因"咳嗽、咳痰10年,加重伴发热2天"入院。患者10年前开始反复咳嗽、咳痰,以秋冬季节症状明显,每次发作持续3~4个月。2天前因受凉后咳嗽加重,痰量增多,伴发热。身体评估:T 37.6℃,P 112次/分,R 28次/分,BP 130/75 mmHg,神志清楚,双肺可闻及少许湿啰音。初步诊断:慢性支气管炎(急性发作期)。既往有吸烟史30年,无特殊药物过敏史,否认传染病史和心脏病史。

问题:
(1) 该患者问诊的基本话术有哪些?
(2) 该患者咳嗽、咳痰的特点有哪些?
(3) 该患者咳嗽、咳痰的发病机制及病因是什么?
(4) 该患者目前存在的主要护理诊断和合作性问题有哪些?

单选题

（何云海）

任务六　咯血分析与评估

学习目标

1. 能进行咯血特点的护理评估。
2. 能判断咯血的病因、分析发生机制。
3. 能熟练针对咯血的病例开展问诊。
4. 具有严谨求实体现人文关怀的工作态度。

走进病房　病例3-6-1

患者李某,男性,58岁。间断咯血10年,加重1天入院。患者10年前出现咯血,时好时坏,伴乏力、咳嗽咳痰,咳少量白色黏痰,后就诊于当地人民医院,诊断为肺结核,给予抗结核治疗,自诉症状好转,自行停药。一天前无明显诱因再次出现咯血,比以前加重,一次咯血约 300 ml,急诊入院。

问题:

1. 如何对该患者开展问诊?
2. 该患者咯血的病因是什么?
3. 如何评估该患者咯血的特点?
4. 结合病例,该患者可能的护理诊断和合作性问题有哪些?
5. 针对患者的大咯血情况须抢救,但你已经下夜班了,家中又有孩子发热,面对这种情况,你如何处理?

学习内容

一、咯血的概念

咯血是指喉以下的呼吸道和肺组织的出血,血液经咳嗽从口腔咯出的现象,包括大量咯血、血痰和痰中带血。鼻咽部及口腔出血、呕血也常从口中排出,需要与咯血相鉴别。

二、咯血的病因和发病机制

1. **呼吸系统疾病** 是引起咯血最常见的病因。①支气管疾病:常见于支气管扩张症、支气管内膜结核、支气管肺癌、慢性支气管炎等。出血机制为病变损害支气管或病灶处的毛细血管,使其通透性增高或血管破裂所致。②肺部疾病:常见于肺癌、肺结核、肺炎、肺脓肿、肺梗死等。其中以肺癌及肺结核引起的咯血临床上最常见。出血机制为病变侵蚀血管,使其破溃引起出血;也可因炎症使毛细血管通透性增高血液渗出所致。

2. **循环系统疾病** 最常见风湿性心脏病二尖瓣狭窄,主要由于肺淤血引起毛细血管破裂引起少量咯血或痰中带血丝,支气管静脉曲张破裂导致大出血;严重时发生急性肺水肿,可咯粉红色的泡沫样血痰。先天性心脏病如房间隔缺损、动脉导管未闭等也可导致咯血。

3. **全身性疾病** ①造血系统疾病:如白血病、血小板减少性紫癜、再生障碍性贫血、血友病、弥漫性血管内凝血。出血机制为血管壁异常、血小板异常或凝血异常导致。②急性传染病:流行性出血热、肺出血型钩端螺旋体病。主要由于病原体作用于全身小血管,使血管壁通透性和脆性增加及血小板异常引起出血。③自身免疫性疾病:见于白塞病、结节性多动脉炎、肺出血-肾炎综合征等。④其他:如毛细血管扩张症、子宫内膜异位症、各种原因所致的弥漫性血管内凝血(DIC)等。出血机制为发生 DIC 时可消耗血小板、凝血酶原、纤维蛋白原和凝血因子,导致血液和组织释放激活物,使凝血功能异常。

三、咯血的临床表现

(一)咯血的年龄

青壮年咯血常考虑肺结核、支气管扩张、风湿性心脏病二尖瓣狭窄等;40 岁以上长期大量吸烟史者,应高度警惕支气管肺癌。

(二) 咯血量

1. **小量咯血** 指每日咯血量在 100 ml 以内。表现为痰中带血,一般无明显特殊症状,部分患者表现为焦虑、紧张。

2. **中等量咯血** 指每日咯血量在 100～500 ml。表现为患者在咯血前可有胸闷、喉痒、咳嗽等先兆症状,咳出的血多为鲜红色,伴有泡沫或痰。

3. **大咯血** 指每日咯血量在 500 ml 以上,或一次咯血量在 300 ml 以上。患者常伴有呛咳、出冷汗、脉搏细速、呼吸急促、表浅、面色苍白伴紧张不安和恐惧感。大咯血可引起窒息、肺不张、继发感染和失血性休克等并发症。

(三) 咯血的颜色及性状

肺结核、支气管扩张、肺脓肿、出血性疾病引起者咯血为鲜红色;风湿性心脏病二尖瓣狭窄患者因病变性质不同可表现为痰中带血、大咯血为鲜红色、肺梗死出血为暗红色,发生急性肺水肿为粉红色泡沫样血痰;大叶性肺炎表现为铁锈色痰;砖红色胶冻样痰见于肺炎克雷白杆菌肺炎。

(四) 护理评估要点

1. **病因** 注意评估与咯血有关的病因或诱发因素。
2. **咯血与呕血的区别** 详见表 3-6-1。

表 3-6-1 咯血与呕血的区别

特点	咯血	呕血
病因	肺结核、支气管扩张或心肺疾病	胃及十二指肠溃疡、肝硬化、胃癌
出血方式	咳嗽后咯出	呕出,可为喷射状
血液颜色	鲜红伴泡沫	咖啡色,有时鲜红色,无泡沫
内容物	混有痰液	食物残渣及胃液
出血前症状	喉痒、咳嗽、胸闷	上腹疼痛、饱胀不适
血液反应	弱碱性	酸性
大便检查	除咽下血液,大便隐血试验(-)	一般为柏油样便,大便隐血试验(+)

3. **咯血的特点** 询问患者咯血的年龄、量、性状及颜色等。
4. **伴随症状** ①青壮年患者伴午后潮热、盗汗、消瘦等结核中毒症状,多提示为肺结核。②中年以上,伴反复少量咯血、呛咳要考虑肺癌的可能性。③伴大量脓臭痰,多提示支气管扩张或肺脓肿。④痰呈粉红色泡沫状,则考虑有急性肺水肿发生。
5. **心理反应** 无论咯血量的多少,均可产生不同程度的焦虑和恐惧。少量持续咯血可伴有精神不安、失眠等;较大量的咯血可产生交感神经兴奋的表现,如:心率增快、呼吸加快、血压升高、皮肤潮红、苍白、出汗等。
6. **并发症的评估** ①窒息:是致死的主要原因。表现为咯血过程中突然减少或中止,继而出现气促、胸闷、烦躁不安或紧张、惊恐、大汗淋漓、青紫或意识障碍。②肺不张:咯血后

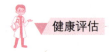

如出现呼吸困难、胸闷、气急、发绀、呼吸音减弱或消失,可能为血块堵塞支气管引起全肺或一侧肺、肺叶或肺段不张。③继发感染:表现为咯血后发热不退、咳嗽加重。④失血性休克:大咯血后出现脉搏增快、血压下降、四肢湿冷、烦躁不安、少尿、意识障碍等。

四、咯血相关护理诊断及合作性问题

(1) **有窒息的危险**　与大量咯血、意识障碍、无力咳嗽所致血液堵塞于大气道内有关。

(2) **有感染的危险**　与血液潴留于支气管内有关。

(3) **体液不足**　与大量咯血导致循环血量不足有关。

(4) **恐惧/焦虑**　与咯血不止、对检查结果感到不安有关。

(5) **潜在并发症:休克。**

 任务实施

一、了解病史

(一) 问诊

针对病例3-6-1,可以进行以下问诊。

> 展现护患沟通技巧。体现护士"五心"服务,即拥有一颗善良、慈爱、宽容、柔和、坚忍的心,把人文精神贯彻到护理工作的始终,全心全意为人类健康服务。

护士:您好!我是您家属的管床护士小王。现在想要了解一下您家属的具体情况,请您配合!

护士:他这次住院主要是哪里不舒服?

答:咯血,量很多。

护士:从什么时候开始的?持续多长时间了?

答:说来话长,10年前我老公就得了肺结核,开始间断咯血,时好时坏,后接受了抗结核治疗,他见症状好转后,自行停药。1天前突然加重。

护士:那这次咯血是什么颜色的?量大概是多少?

答:鲜红色,一次大约300 ml。

护士:除了咯血,他还有哪里不舒服?

答:没劲、咳嗽、咳痰。

护士:这次咯血前他有没有嗓子不舒服?

答:他给我说嗓子稍微有些痒。

护士:咳嗽频繁吗?

答:次数不多。

护士:痰是什么颜色的?量大概是多少?

答:少量白色黏痰。

护士：这次咯这么多的血，他紧张吗？

答：他当时看到鲜红色的血液一大片，脸都吓白了，赶紧让我陪他来医院。

护士：发病以来他饮食、大小便是否有异常？

答：没胃口，食欲一直不好，大小便正常。

护士：这几天体重有没有变化？

答：生病后瘦了好多。

护士：这次他咯血加重，您觉得和什么有关系？

答：可能是因为他患肺结核没有按照医生嘱咐吃药，病严重了。

护士：他和肺结核患者接触过吗？

答：没有。

护士：他抽烟吗？

答：不抽。

护士：他之前有看过医生或是吃过什么药吗？

答：看过，当时在我们当地医院治疗过，吃过治疗肺结核的药，后来他看明显好转就要求出院了。

护士：他最近还患过什么病吗？有没有其他的疾病史？

答：没有，就得过肺结核。

护士：您还有什么特殊情况需要告诉我的吗？比如，他有没有什么特殊的药物过敏史？

答：没有。

护士：好的，谢谢您的配合！他的情况我大体了解了，接下来我会给他做进一步的体格检查。

答：好的。

（二）肺部检查

按照肺部检查的步骤进行相关身体评估，具体方法见本教材相关内容。

病例 3-6-1 病例分析

1. **本病例引起咯血的原因与发生机制分析** 根据已有的病史资料及问诊情况，患者可能因曾患有肺结核，但一直未规律治疗导致病情加重引起咯血。是由于长期结核杆菌感染，炎症病灶损伤血管或者是来自空洞的血管瘤破裂所致。

2. **该病例咯血的特点分析与描述** 根据已有的病史资料(10年前间断出现咯血，1天前加重，一次咯血约 300 ml)，在问诊时患者家属说患者10年前确诊肺结核，开始间断咯血，量当时较少，后量偶尔增多，1天前突发加重，咯血前咽痒，颜色为鲜红色，一次咯血量为 300 ml，患者出现恐惧心理反应，可以判断该患者属于肺结核大咯血。

> 面对患者的恐慌，认真耐心地做好沟通，让患者感到心理关爱。

二、护理诊断

1. **分析** 结合病例资料,可以判断患者因肺结核未治愈,突发大咯血入院,存在"有窒息的危险"的问题。患者因大咯血而产生恐慌感,存在"恐惧"的问题。患者结核杆菌感染多年未彻底治愈,伴有全身中毒症状,乏困无力的表现,存在"活动无耐力"的问题。患者若大咯血不止,则可导致脉搏增快、血压下降、四肢湿冷、少尿等表现,可能存在"体液不足的危险"的问题。

2. **病例 3-6-1 护理诊断**
   (1) **有窒息的危险** 与大咯血导致呼吸道阻塞有关。
   (2) **恐惧** 与大咯血导致心理恐慌有关。
   (3) **活动无耐力** 与肺结核全身中毒症状有关。
   (4) **有体液不足的危险** 与大咯血导致循环血容量迅速下降有关。

任务评价

一、单选题
请扫描二维码练习。

单选题

二、任务训练
1. 病例 3-6-1 中患者出现大咯血,就咯血症状而言,你在问诊过程中需要特别注意哪些内容?

2. 病例 3-6-1 中患者咯血病因为肺结核,那么你还能够说出哪些疾病会引起咯血吗?

3. **病例 3-6-2** 患者,女性,65 岁。反复咯血 8 年,加重 4 天。8 年前反复咯血,伴咳嗽,咳黄脓痰,曾行胸部 CT 提示双肺下叶柱状支气管扩张。4 天前,前述症状复发加重,每次咯血量多,最多 1 天 400 ml 以上。入院体格检查:神志清,BP 80/50 mmHg,R 98 次/分,贫血貌,双下肺可闻及湿啰音,各瓣膜区未闻及病理性杂音,腹软,无压痛、反跳痛。

问题:
(1) 问诊的基本话术有哪些?
(2) 该患者的主要症状是什么?围绕主要症状如何进一步开展问诊?
(3) 该患者主要症状的发生机制及病因是什么?
(4) 这些主要症状有何特点?
(5) 结合病例,该患者可能的护理诊断和合作性问题有哪些?
(6) 通过分组情景模拟讨论本病例提出的以上 5 点问题(通过分组,培养学生团队协作精神)。

(刘寒森)

项目三 临床常见症状观察与分析

任务七　发绀分析与评估

学习目标

1. 能进行发绀特点的护理评估。
2. 能判断发绀的病因、分析发生机制。
3. 能熟练针对发绀的病例开展问诊。
4. 具有严谨求实体现人文关怀的工作态度。

走进病房 病例3-7-1

　　患儿男性，3岁。口唇青紫3年。3年前出生后不久即发现口唇青紫，且进行性加重，哭闹后青紫加重伴气促，会走路后发现其喜欢蹲踞，行走20 m左右或上楼时有气促，近半年发生晕厥2次。入院体格检查：T 36.5℃，P 92次/分，R 30次/分，BP 94/58 mmHg，体重13 kg，身高100 cm，唇、指（趾）、甲床、球结膜均青紫，杵状指（趾），营养不良，双肺呼吸音清，心律齐，胸骨左缘2～4肋间闻及粗糙的喷射性收缩期杂音，P_2减弱，腹软，肝脾未触及，神经系统（－）。

问题：
1. 如何对该患儿开展问诊？
2. 该患儿发绀的发生机制及病因是什么？
3. 如何评估该患儿发绀的特点？
4. 结合病例，该患儿可能的护理诊断和合作性问题有哪些？
5. 面对此患儿哭闹不止的情况，如何安抚其情绪从而展开查体工作？

学习内容

一、发绀的概念

　　发绀又称紫绀，是由于血液中还原血红蛋白增多或血液中有异常血红蛋白衍生物所致的皮肤和黏膜弥漫性青紫的现象。通常出现在毛细血管丰富、皮肤较薄、色素较少的部位，如舌、口唇、鼻尖和指（趾）甲床比较明显。

二、发绀的病因和发病机制

1. **血液中还原血红蛋白增多**　当血液中还原血红蛋白量＞50 g/L时，即可出现发绀。

3-33

但严重贫血的患者,虽缺氧很重,由于还原血红蛋白达不到这个量,也不会出现发绀。发绀根据病因不同分为以下3类。

(1) 中心性发绀:是指由于心肺疾病,致肺氧和作用不足,使动脉血氧饱和度降低而引起的还原血红蛋白增多所致的发绀。①肺性中心性发绀:由于通气、换气、弥散功能障碍所致。见于呼吸系统严重的疾病,如慢性阻塞性肺疾病、重症肺炎、肺纤维化、大量胸腔积液、气胸等。②心性中心性发绀:由于大血管中存在异常通路,如右向左分流,使静脉血未充分氧和混入动脉血中,使血中还原血红蛋白增多所致。常见于各种发绀型先天性心脏病,如法洛四联征、艾森门格尔综合征等。

(2) 周围性发绀:由于周围循环障碍引起的发绀。①淤血性周围性发绀:是指体循环淤血,周围组织氧耗过多所致,常见于右心衰竭、缩窄性心包炎、血栓性静脉炎、下肢静脉曲张等。②缺血性周围性发绀:是由于动脉缺血(休克),周围组织灌注不足,缺氧从而引起的发绀,如失水、血栓闭塞性脉管炎、雷诺病等。

(3) 混合性发绀:为中心性与周围性发绀两者并存,常见于全心衰患者。

2. **血液中存在异常血红蛋白衍化物**　由于血红蛋白结构异常,使部分血红蛋白丧失携带氧的功能而出现的发绀。①高铁血红蛋白血症:指服用某些化学制剂或药物如亚硝酸盐、磺胺类药物或含有亚硝酸盐的变质的蔬菜等,由于血红蛋白分子中的二价铁被三价铁所取代,使血红蛋白丧失携氧的能力,导致高铁血红蛋白血症而出现发绀。②硫化血红蛋白血症:在上述原因的基础上,如果合并便秘或服用硫化物,则可生成硫化血红蛋白血症(≥5 g/L)而出现发绀,持续时间长。

三、发绀的临床表现及护理评估要点

(一) 临床表现

1. **血液中还原血红蛋白增多**　①中心性发绀:其特点为全身性的,不仅累及四肢与颜面皮肤,也累及躯干和黏膜皮肤,皮肤温暖,以口腔黏膜、舌为突出。②周围性发绀:其特点为发绀常出现在肢体的末端与下垂的部位,如肢端、耳垂、鼻尖等处明显,皮肤冷,加温或按摩后发绀可减轻或消失。③混合性发绀:同时具有中心性发绀与周围性发绀的特点。

2. **血液中存在异常血红蛋白衍化物**　①高铁血红蛋白血症:其特点是患者病情严重、急剧,氧疗无效。抽出的静脉血呈深棕色,暴露在空气中不能转变为鲜红色,静脉注射大量的维生素C或亚甲蓝,发绀才可消失。②硫化血红蛋白血症:其特点为血液呈蓝褐色。发绀持续时间较久,可长达数月以上,直至红细胞破坏时才可消失。

(二) 护理评估要点

1. **了解相关病史**　评估与发绀有关的疾病史或药物、化学物品、变质蔬菜摄入史等,注意贫血等影响因素。

2. **发绀的类型及严重程度**　询问患者有无心、肺疾病,判断是全身性还是局部性发绀,用以评估发绀的类型。发绀的严重程度与皮肤厚薄及肤色有关,观察时应注意是否合并有呼吸困难,这对疾病的鉴别有意义,有明显发绀而不伴呼吸困难者,常提示高铁血红蛋白血症或硫化血红蛋白血症;注意区别中心性发绀和周围性发绀,观察发绀的部位、皮温及按摩加温后是否消失等。

3. 伴随症状 ①伴意识障碍：常提示中毒、休克、急性肺部感染或急性心力衰竭。②伴呼吸困难、咳嗽、咯血及水肿：多见于慢性心肺功能不全。③伴头晕、头痛：多为缺氧所致，吸氧后可改善。④伴蹲踞：常为法络四联征的典型表现。⑤伴杵状指（趾）：主要见于先天性心脏病和某些慢性肺部疾病。

4. 诊断、治疗和护理经过 有无采取氧疗、药物治疗及其治疗效果。

四、发绀相关护理诊断及合作性问题

（1）**活动无耐力** 与心肺功能不全，氧的供需失衡有关。
（2）**低效性呼吸型态** 与呼吸系统疾病所致的肺泡通气和（或）换气、弥散功能障碍有关。
（3）**气体交换受损** 与心肺功能不全所致的肺淤血等有关。
（4）**焦虑/恐惧** 与缺氧所致的呼吸费力有关。

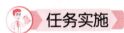
任务实施

一、了解病史

（一）问诊

> 护士与患者家属的沟通，应保持积极友善的态度，充分理解家属的心情。将耐心、关心、细心、爱心融入沟通中。

针对病例 3-7-1，可以进行以下问诊。

> 护士：王妈妈，您好！我是您孩子的管床护士小李。现在想要了解一下您孩子的具体情况，请您配合！
> 护士：这次住院主要是哪里不舒服？
> 答：嘴唇发紫。
> 护士：从什么时候开始的？持续多长时间了？
> 答：从出生后不久就开始了，大概有3年了。
> 护士：嘴唇发紫有什么变化吗？
> 答：刚开始较轻，后来越来越重，尤其在哭闹后更严重。
> 护士：除了嘴唇发紫，还有其他地方发紫吗？
> 答：有发现过指甲，还有眼睛眼白的部分。
> 护士：您发现还有哪里不舒服？
> 答：气喘，近半年还晕倒过2次。
> 护士：孩子还有哪些特殊的表现吗？
> 答：对了，他自从会走路，经常走走就喜欢蹲下来，不知道是不是跟这个有关系。
> 护士：发病以来饮食、大小便是否有异常？
> 答：吃饭一直不好，也不好好喝奶，大小便正常。

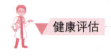

护士：这几天体重有没有变化？
答：一直比同龄孩子个子小，偏瘦。
护士：孩子口唇发紫，您觉得和什么有关系？
答：不清楚。
护士：您怀孕时吃过什么药吗？
答：没有。
护士：您之前带孩子看过医生吗？
答：没有，孩子小时没太注意，会走路后觉得有些不对劲，后来孩子晕倒了，我才觉得严重，到医院来了。
护士：孩子有没有其他的疾病？
答：经常感冒。
护士：您还有什么特殊情况需要告诉我的吗？比如，有没有什么特殊药物过敏？
答：没有。
护士：好的，谢谢您的配合！您孩子的情况我大体了解了，接下来我将给您孩子做进一步的体格检查，以及心脏相关检查。
答：好的。

任何一个病例的分析及诊断的提出都需要我们系统地收集病史资料，对常见症状进行观察与分析，并结合检查综合评判。万事万物是相互联系、相互依存的。只有用普遍联系的、全面系统的、发展变化的观点观察事物，才能把握事物发展规律。要深入贯彻二十大精神"必须坚持系统观念"，医学更是如此。

（二）心脏相关检查

按照心脏相关检查的步骤进行相关身体评估，具体方法见本教材相关内容。

病例 3-7-1 病例分析

1. 本病例引起发绀的原因与发生机制分析　根据已有的病史资料及问诊情况，患儿可能因心性中心性发绀引起。因发绀型先天性心脏病，大血管中存在异常通路，如右向左分流，使静脉血未充分氧和混入动脉血中，血中还原血红蛋白增多所致。

2. 该患儿发绀的特点分析与描述　根据已有的病史资料[3年前出现口唇青紫，进行性加重，哭闹后青紫加重伴气促，会走路后喜蹲踞，近半年发生晕厥2次。唇、指(趾)、甲床、球结膜均青紫，杵状指(趾)，营养不良，胸骨左缘2～4肋间闻及粗糙的喷射性收缩期杂音，P_2减弱]，可以判断该患儿为法洛四联症，属于发绀型先天性心脏病，故为心性中心性发绀。

二、护理诊断

1. **分析**　结合病例资料，可以判断，患儿口唇青紫3年，指(趾)、甲床、球结膜均青紫，杵状指(趾)，与心功能不全缺氧有关，存在"活动无耐力"的问题。患儿哭闹、行走或上楼时有气促的情况,与心功能不全导致肺淤血有关,存在"气体交换受损"的问题。患儿体重13 kg,身高100 cm,有营养不良情况,存在"营养不良:低于机体需要量"的问题。患儿活动后气促,存在缺氧引起的呼吸困难情况,可能存在"焦虑"的问题。

2. 病例3-7-1护理诊断

(1) **活动无耐力** 与心功能不全,氧的供需失衡有关。

(2) **气体交换受损** 与心功能不全所致肺淤血等有关。

(3) **营养失调:低于机体需要量** 与慢性缺氧导致生长发育迟缓有关。

(4) **焦虑** 与缺氧所致呼吸费力有关。

任务评价

一、单选题

请扫描二维码练习。

二、任务训练

单选题

1. 病例3-7-1中患儿口唇青紫,就青紫症状而言,你在问诊过程中需要特别注意哪些内容?

2. 病例3-7-1中患儿属于心性中心性发绀,那么你能够说出哪些属于肺性中心性发绀吗?

3. **病例3-7-2** 患儿,男性,2岁,生后4个月出现发绀,哭吵甚时有抽搐史。体格检查:发育差,发绀明显,心前区可闻及Ⅲ级收缩期的喷射音。胸片显示:肺血少,右心室增大,心腰凹陷,呈靴形心。

问题:

(1) 问诊的基本话术有哪些?

(2) 该患儿的主要症状是什么?围绕主要症状如何进一步开展问诊?

(3) 该患儿主要症状的发生机制及病因是什么?

(4) 该患儿主要症状有何特点?

(5) 结合病例,该患儿可能的护理诊断和合作性问题有哪些?

(6) 分组情景模拟讨论本病例提出的以上5个问题(通过分组,培养学生团队协作精神)。

(刘寒森)

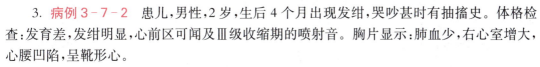

任务八 呕血与便血分析与评估

学习目标

1. 能进行呕血与便血特点的护理评估。
2. 能判断呕血与便血的病因、分析发生机制。
3. 能熟练针对呕血与便血的病例开展问诊。
4. 具有严谨求实体现人文关怀的工作态度。

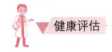

走进病房 病例3-8-1

患者马某,男性,50岁。反复上腹痛8年,2天前腹痛加重,伴呕血1次,约50 ml。2天前无明显诱因,出现上腹隐痛、烧灼样疼痛,疼痛与饮食无关,无节律性。3小时前自感恶心,后呕吐1次,呕吐物呈咖啡渣样,约50 ml。1小时前排柏油样大便1次,自感乏力、头晕、眼花、心悸,急送医院诊治。入院体格检查:T 36.5℃,P 104次/分,R 21次/分,BP 92/58 mmHg。

问题:
1. 如何对该患者开展问诊?
2. 该患者呕血与便血的发生机制及病因是什么?
3. 如何评估该患者呕血与便血的特点?
4. 结合病例,该患者可能的护理诊断和合作性问题有哪些?
5. 患者特别害怕自己的这种呕血情况,如何进行心理护理?

结合呕血与便血基本知识,通过对病例3-8-1开展进一步问诊、病情分析,提出呕血与便血的护理诊断。

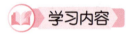

一、呕血与便血的概念

呕血与便血(hematemesis and melena)是上消化道出血的主要表现。上消化道一般是指屈氏韧带以上的胃肠道,包括食管、胃、十二指肠、胰管和胆道。当血液积留在胃内达250~300 ml,引起呕吐反射时,即可出现呕血。便血根据血液从肛门及在肠道内停留的时间不同,颜色可呈鲜红、暗红或黑色。上消化道出血量超过50 ml即可出现便血,便血患者不一定呕血。

二、呕血与便血的病因与发病机制

1. 病因

(1) 消化系统疾病:①食管疾病:食管炎、食管憩室炎、食管癌、食管异物、食管及食管贲门损伤等。②胃、十二指肠疾病:消化性溃疡、急性胃黏膜病变、应激性溃疡、胃癌等,以及少见的卓-艾(Zolinger-Elison)综合征、胃血管异常、胃淋巴瘤、克罗恩病(Crohn's病)等。③肝、胆、胰疾病:肝硬化门脉高压时的食管胃底静脉曲张破裂出血;肝癌、肝脓肿或肝动脉瘤破入胆管;胆管或胆囊结石、胆道蛔虫症、胆囊或胆管癌以及乏特壶腹癌等引起的出血;胰腺炎合并脓肿破裂出血、胰腺癌出血等。

(2) 全身性疾病:①急性感染性疾病,如败血症、流行性出血热、钩端螺旋体病、重症肝炎等;②血液病,如白血病、再生障碍性贫血、血小板减少性紫癜、弥散性血管内凝血等;③脏器功能衰竭,如尿毒症、呼吸衰竭、肝衰竭等;④风湿性疾病,如系统性红斑狼疮、结节性多动脉炎等。

2. 发生机制

> 具体问题具体分析是辩证方法论的一个基本原则,是人们正确解决矛盾的关键。准确把握症状的发生机制,对症状的研判和转归有很大的帮助,有助于护理工作准确的开展。这也是严谨求实的工作态度的体现。

（1）炎症与溃疡：胃肠道的各种炎症与溃疡病变,是引起呕血与黑粪的常见原因。除炎症和溃疡的一般病理发展过程可导致出血外,胃黏膜屏障的破坏和胃酸分泌亢进在引起出血方面也有其特殊的意义。

（2）门脉高压：各种原因导致门脉高压,门体静脉侧支循环建立,其中以食管-胃底静脉曲张最为显著,容易破裂而引起出血。

（3）肿瘤：肿瘤的出血大多由于瘤体表面糜烂、溃疡或缺血性坏死,病变累及血管而引起。肿瘤引起的上消化道出血中,以胃癌最常见。

（4）损伤：常见的损伤包括机械性损伤和化学性损伤。在机械性损伤中,应特别注意非外力性的自发性损伤,如食管贲门黏膜撕裂综合征、胃黏膜脱垂、食管裂孔疝、食管异物或器械检查引起的机械性损伤等。化学性损伤多见于强酸、强碱或其他化学制剂引起的食管、胃腐蚀性病变,导致组织坏死与脱落。

（5）全身性疾病：血小板质与量的异常、凝血功能异常、应激性溃疡的形成、尿毒症引起的消化道黏膜糜烂与溃疡等均可导致出血。

三、呕血与便血的临床特点和护理评估要点

（一）临床表现

1. 呕血与便血

（1）呕血与便血的出现与病变的部位有关：病变在幽门以上者,当出血量较大时多出现呕血,并伴有便血;若出血量较小且出血速度缓慢,一般仅有便血而无呕血。病变在幽门以下者,常表现为便血,若出血量大、血液返流入胃时也可引起呕血。

（2）呕血与便血的颜色与出血量的大小以及血液在胃肠道内停留的时间长短有关：若出血量大,血液在胃内停留时间短,呕出的血液呈鲜红或暗红色;若出血量小,血液在胃内停留时间较长,呕出的血液呈咖啡色或褐色。大量出血时,由于肠蠕动加快,血液在肠内停留时间短,粪便可呈暗红或鲜红色,此时应注意与下消化道出血相鉴别(表3-8-1),但应根据其他征象综合判断。

表3-8-1 上、下消化道出血的便血特征

特征	上消化道出血	下消化道出血
病史	呕血史,曾有溃疡病、肝胆疾病史	常有下腹痛、排便异常、血便史
出血先兆	上腹痛、恶心、呕吐	中下腹不适、下坠感
便血特点	柏油样便、无血块	暗红或鲜红色,质稀,量多时可有血块
是否呕血	可有呕血	无呕血

2. **出血量的估计** 上消化道出血症状的轻重与失血量和失血速度有关。出血量的估计主要根据血容量减少所致的周围循环衰竭表现。当一次出血量不超过 400 ml 时,血容量虽有轻度减少,但可由组织间液和脾脏储血补充而不出现全身症状;一般出血量在 1 000 ml 以上,尤其是失血较快者,多有头昏、乏力、面色苍白、四肢厥冷、出冷汗、心悸、脉搏细数、血压下降等低血容量性休克的表现。每日出血量在 5 ml 以上时,粪便隐血试验即可呈阳性;出血量 50~70 ml 可出现便血;出血量达 250~300 ml 时可引起呕血。

3. **发热** 出血后 24 小时内多可有发热,但一般不超过 38.5℃,可持续 3~5 天。

4. **血液学改变** 早期不明显,随组织液的渗出及输液等血液被稀释后,血红蛋白和红细胞可降低,出现贫血表现,血止后逐步恢复正常。

（二）护理评估要点

1. **相关病史**

（1）年龄与性别：消化性溃疡引起的出血多见于青壮年,食管癌与胃癌引起的出血大多发生在 40 岁以上,均以男性多见。

（2）既往史：如有慢性、周期性和节律性上腹部疼痛史,应考虑出血由消化性溃疡所致。若上腹部疼痛呈持续性,或进行性加重且无明显节律者,提示消化道慢性炎症或胃癌的可能。既往有慢性肝炎或慢性肝病病史者,应考虑为肝硬化门静脉高压导致的上消化道出血。

（3）服药与饮酒史：服用水杨酸制剂、非甾体类抗炎药、肾上腺皮质激素以及饮酒等可损伤胃黏膜,使胃黏膜糜烂而出血。

2. **鉴别要点** 呕血应注意排除牙龈、鼻咽部出血。便血注意排除进食家畜血液、肝脏以及口服活性炭、铁剂、铋剂或某些中药所致大便黑色而无光泽,粪便隐血试验为阴性。有时呕血易与咯血混淆,鉴别要点详见表 3-6-1。

3. **失血量估计** 观察和记录呕血持续时间、次数、量、性状。失血量的估计根据呕血与黑便量来参考,临床上＞500 ml 的失血还需根据临床表现来判断出血量。一般大便隐血阳性(+),表明出血量每日＞5 ml;黑便表明出血量达每日 50~70 ml;呕血表明出血量达每日 250~300 ml 以上(表 3-8-2)。

表 3-8-2 失血程度估计

出血程度	临床表现	血压(mmHg)	脉搏(次/分)	尿量	出血量/ml	占全身血容量/%
轻度	皮肤苍白、头晕、发冷	正常	正常或稍快	减少	＜500	10
中度	眩晕、口干、尿少	下降	＞100	明显减少	500~1 200	20
重度	烦躁不安、出冷汗、四肢厥冷、意识模糊、呼吸深快	显著下降	＞120	尿少或尿闭	＞1 200	30

4. **出血部位** 一般幽门以上部位出血兼有呕血与黑便;幽门以下部位多只有黑便,但如出血量很大时,则血液可反流入胃,引起呕血。

5. **出血是否停止** 注意排便次数、颜色的变化。次数多,大便稀、暗红均代表仍在继续出血。出血是否停止,不能只根据排便情况来判断,必须结合临床表现,如血压、脉搏、意识、肠鸣音、血红蛋白、红细胞计数等来综合判断。

6. **伴随症状**　呕血与便血伴有咽下困难或疼痛者,见于食管癌、贲门癌、反流性食管炎等;伴有全身出血倾向者,应考虑全身性疾病,如血液病、尿毒症等;存在肝病面容、蜘蛛痣、肝掌、腹壁静脉曲张、腹水等体征,提示肝硬化门静脉高压所致的食管-胃底静脉曲张破裂出血;伴有黄疸进行性加深者,应考虑胰头癌、壶腹周围癌、胆管癌、重症肝炎等。

7. **心理、社会反应**　注意患者有无紧张、不安、焦虑、恐惧等情绪改变。

8. **诊疗及护理经过**　是否做过紧急内镜检查;实验室检查有哪些结果异常;补充血容量所用药物的种类及液体总量,给予输血治疗与否;使用了哪些止血措施及护理措施,效果如何。

四、呕血与便血相关护理诊断及合作性问题

（1）**活动无耐力**　与上消化道出血所致周围循环衰竭有关。
（2）**组织灌注量改变**　与上消化道出血所致血容量不足有关。
（3）**恐惧**　与急性上消化道大量出血有关。
（4）**知识缺乏**　缺乏有关出血及防治的知识。
（5）**潜在并发症：休克**；急性肾功能衰竭。

任务实施

一、了解病史

（一）问诊

针对病例3-8-1,可以进行以下问诊。

> 护士:马先生,您好!我是您的管床护士小李。现在想要了解一下您的具体情况,请您配合!
> 护士:这次住院主要是哪里不舒服?
> 答:上腹痛、呕血。
> 护士:从什么时候开始的?
> 答:昨天开始的。
> 护士:你用手指指一下上腹痛的位置。
> 答:就这儿。
> 护士:好的,看到了。腹痛是明显痛还是隐隐作痛?
> 答:疼痛呈隐痛或烧灼样。
> 护士:你以前曾经有类似的疼痛吗?
> 答:有的,上腹痛反复发作8年了。
> 护士:每次疼痛都一样吗?

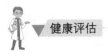健康评估

答:差不多,但是多数发生于进餐后1小时,一般进餐后3~4小时也就缓解了。

护士:上腹痛反复发作是否到医院看过?

答:看过,3年前还做过胃镜检查,说是胃溃疡。

护士:用药治疗过吗?

答:腹痛发作时用点药,好了就不吃了。

护士:用的什么药还记得吗?

答:不记得了。

护士:这次腹痛发作与饮食有关吗?有规律吗?

答:这次腹痛发作与饮食无关,无节律性。

护士:呕血是从什么时候开始的?

答:3小时前感到恶心,吐了一次。

护士:呕吐物是什么颜色?

答:暗红色,有点像咖啡渣。

护士:大概有多少量?

答:不多,大约50ml。

护士:呕吐了几次?

答:就一次。

护士:呕吐后感觉怎么样?

答:轻松多了,上腹痛也轻多了。但是,1小时前排大便后,自我感觉明显乏力。

护士:大便是什么颜色?

答:像柏油马路的柏油。

护士:每次排便量大概是多少?

答:不是很清楚。

护士:每天排便大概几次?

答:一次。

护士:有没有晕倒过?

答:险些晕倒,感觉头晕、心慌得厉害,眼前发黑。

护士:感到近期体重有没有变化?

答:没有多大变化。

护士:您觉得这次生病和什么有关系?

答:不清楚,可能是单位经常加班,工作上太辛苦了。

护士:您还有什么特殊情况需要告诉我的吗?比如,有没有什么其他的疾病?

答:没有。

护士:您最近几天吃过动物血类的食物吗?

答:没有。

护士:您有没有口服活性炭、铁剂、铋剂或某些中药呢?

答:没有。

护士：好的，谢谢您的配合。您的情况我大体了解了，接下来我给您做进一步的体格检查，先测一下血压。

答：好的。

（二）测量血压

按照测量血压的方法测量患者血压并做好记录，具体方法与正常血压的参考标准详见《基础护理技术》课程。

病例 3-8-1 病例分析

1. 本病例引起呕血与便血的原因与发生机制分析　消化道出血是发生呕血还是便血取决于出血病灶部位、出血量的大小、出血速度的快慢。应注意患者呕血与便血的次数、量的多少、颜色、性状。

根据已有的病史资料及问诊情况，患者因消化性溃疡引起呕血和便血。该患者反复上腹痛 8 年，上腹痛与饮食进餐有关的节律性，3 年前做过胃镜检查诊断为胃溃疡。2 天前病情加重，并发溃疡出血，腹痛无节律性，呕吐物呈典型棕褐色咖啡渣样（血液与胃酸充分混合，生成酸化正铁血红蛋白），便血呈典型柏油样（肠道内血红蛋白中的铁与硫化物作用形成硫化铁，并与肠道黏液混合）。

2. 该患者呕血与便血的特点分析与描述

（1）结合该患者的病史资料：2 天前消化性溃疡病情加重，并发溃疡出血，腹痛无节律性，有呕血 1 次 50 ml，有排柏油样大便 1 次，自感乏力、头晕、眼花、心悸，P 104 次/分，BP 92/58 mmHg。

（2）从出血量估计：一般发生呕血提示上消化道大量出血；黑粪提示消化道出血量每 24 小时大于 50~70 ml。

（3）从失血的表现判断：症状的轻重程度与出血量及速度有关，一般出血量少于血容量 10%（500 ml）时，常不引起全身症状或仅有头晕、乏力，血压、脉搏多无变化；出血量达 20%（约 1 000 ml）时，可有眩晕、口渴、心悸、尿少、出冷汗、脉搏增快等急性失血的表现；若出血量大于 1 000 ml，则出现面色苍白、口唇发绀、呼吸急促、皮肤厥冷、脉搏细速、血压下降、神志恍惚等失血性周围循环衰竭的表现。

综上所述，该患者应该符合消化道大出血的临床表现特点。

二、护理诊断

1. **分析**　结合病例资料，可以判断，患者可能因消化性溃疡导致上消化道出血，出现呕血、黑便，存在"组织灌注量改变"的问题。患者可能因消化道黏膜溃疡出现上腹痛，存在"疼痛"的问题。患者腹痛 8 年，未有详细就诊记录，亦未明确病因，可能与患者"知识缺乏"的问题有关。另外，患者目前符合消化道大出血的特点，可能引起周围循环衰竭的表现，存在"潜在并发症"的问题，可在后期观察患者的血压、神志、尿量等判断患者有无休克的情况。

2. **病例 3-8-1 护理诊断**

（1）**组织灌注量改变**　与上消化道出血所致呕血、黑便，引起血容量不足有关。

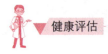

(2) **疼痛:腹痛** 与消化性溃疡黏膜受损有关。

(3) **知识缺乏** 缺乏有关出血及防治的知识。

(4) **潜在并发症:失血性休克**。

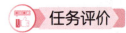

一、**单选题**

请扫描二维码练习。

二、**任务训练**

1. 病例3-8-1中患者呕血、黑便,就呕血与便血而言,你在问诊过程中需要特别注意哪些内容?

2. 病例3-8-1中患者属于消化性溃疡引起的出血,那么你还能够说出哪些常见的疾病可引起出血吗?

3. **病例3-8-2** 患者王某,女性,58岁。4小时前无明显诱因解黑便1次,量约300 ml,成形,伴头晕、心悸,为求进一步诊治入院。体格检查:T 36.2℃,P 88次/分,R 18次/分,BP 90/60 mmHg。神志清楚,精神差,贫血貌,脾肋下4 cm,移动性浊音(-),肠鸣音正常。辅助检查:半年前胃镜示食管胃底静脉曲张,CT示肝硬化,脾大。

问题:

(1) 问诊的基本话术有哪些?

(2) 该患者的主要症状是什么?围绕主要症状如何进一步开展问诊?

(3) 该患者主要症状的发生机制及病因是什么?

(4) 该患者主要症状有何特点?

(5) 该患者可能的护理诊断和合作性问题有哪些?

(6) 分组情景模拟讨论本病例提出的以上5个问题(通过分组,培养学生团队协作精神)。

(刘寒森)

任务九　黄疸分析与评估

学习目标

1. 掌握黄疸症状的临床表现及特征。
2. 能判断黄疸的病因、分析发生机制。
3. 能熟练针对黄疸的病例开展问诊。
4. 具有严谨求实体现人文关怀的工作态度。

走进病房 病例3-9-1

患者李某,女性,25岁,因乏力、食欲减退10天,伴皮肤黄染入院。患者10天前起常四肢乏力,食欲减退、厌油,并伴恶心,尿色加深,单位同事发现巩膜、皮肤黄染来医院就诊。体格检查:T 37.6℃,巩膜、皮肤黄染,上肢皮肤有抓痕,心肺无异常发现,腹软,肝肋下2 cm,触痛(+),肝区叩痛(+),脾未触及。

问题:
1. 该患者发生皮肤黄染原因是什么?
2. 该患者黄疸的发生机制?
3. 结合病例情况,该患者的护理诊断是什么?

学习内容

黄疸是临床常见的一个重要症状和体征,可由多种疾病所致,主要见于肝胆系统疾病,亦可见某些急性传染病、代谢病、血液病、先天性疾病等。

一、黄疸的概念

黄疸(Jaundice)是指血清中胆红素浓度增高,并渗入组织,使巩膜、黏膜、皮肤被染成黄色的现象。正常血清总胆红素(TB)相对稳定在1.7~17.1 μmol/L,当胆红素在17.1~34.2 μmol/L时,虽高于正常,但临床不易察觉皮肤黏膜黄染,称为隐性黄疸;但胆红素超过34.2 μmol/L时,临床上可见皮肤黏膜发生黄染,称为显性黄疸。

二、黄疸的病因与发生机制

1. **溶血性黄疸** ①溶血时,因红细胞短时间内破坏过多,形成大量的非结合胆红素,超过了肝细胞的摄取、结合和排泄能力;②大量红细胞破坏所致的贫血、缺氧和红细胞破坏产物的毒性作用,可降低肝细胞对胆红素的代谢功能,使血液中非结合胆红素潴留,总胆红素增高而出现黄疸(图3-9-1)。见于异型输血后溶血、蚕豆病、新生儿溶血、蛇毒及伯氨喹啉,各种溶血性疾病,如先天性溶血性贫血、自身免疫性溶血性贫血等引起的溶血。

2. **肝细胞性黄疸** ①因肝细胞受损使其对胆红素的摄取、结合及排泄功能降低,致使血中非结合胆红素增高;②肝细胞的肿胀或坏死,肝小叶结构破坏,使未受损的肝细胞产生的部分结合胆红素不能正常排入胆道系统,而返流入血液,导致血中结合胆红素增高,从而引起黄疸(图3-9-2)。见于各种肝脏疾病,如病毒性肝炎、中毒性肝炎、肝硬化、肝癌、钩端螺旋体病等。

3. **胆汁淤积性黄疸** 因胆道梗阻、胆汁淤积、胆管内压力增高、胆管扩张,最终导致毛细胆管、小胆管破裂,胆汁中的胆红素返流入血而使血中结合胆红素增高,而引起黄疸(图3-9-3)。见于肝内外胆道阻塞性疾病,如原发性肝癌、胰头癌、胆总管结石等。

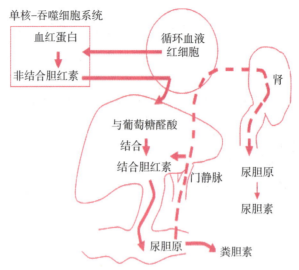

图 3-9-1 溶血性黄疸胆红素代谢

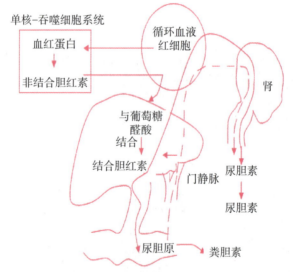

图 3-9-2 肝细胞性黄疸胆红素代谢

三、黄疸的临床表现

胆红素正常代谢

1. <u>溶血性黄疸</u>　一般为轻度黄疸,皮肤常呈浅柠檬黄色,尿色、粪便颜色加深。急性溶血时表现为突起寒战、高热、头痛、呕吐、全身酸痛,程度不同的贫血和血红蛋白尿(尿呈酱油色或茶色),重者可发生急性肾衰竭。慢性溶血主要表现为贫血、黄疸及脾大。

2. <u>肝细胞性黄疸</u>　皮肤、黏膜呈浅黄色至深黄色,黄疸程度不等,尿色加深,粪便颜色不变或变浅。常伴有乏力、食欲减退、恶心、呕吐、厌油、腹胀、肝区不适或疼痛等症状,严重者可有皮肤瘙痒、出血倾向。

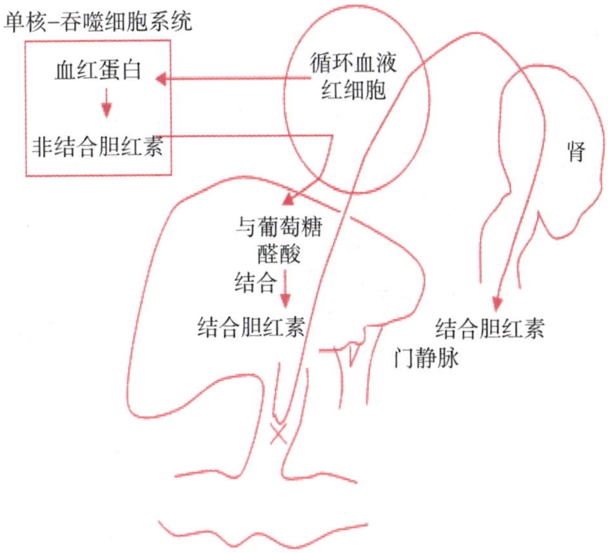

图 3-9-3 阻塞性黄疸胆红素代谢

3. **胆汁淤积性黄疸** 黄疸程度一般较重,皮肤呈暗黄色、甚至黄绿色,尿色深似浓茶,粪便颜色变浅或呈白陶土色。并有皮肤瘙痒及心动过缓,因维生素 K 吸收障碍,常有出血倾向。

4. **身心反应** 注意有无贫血外貌及急性溶血的全身表现;有无恶心、呕吐、腹胀、腹痛、腹泻或便秘等消化道症状;有无皮肤黏膜出血;有无因严重瘙痒而致皮肤搔抓破损或影响休息和睡眠;有无因巩膜、皮肤明显黄染而产生病情严重的预感及焦虑、恐惧等情绪反应。

四、黄疸相关护理诊断及合作性问题

(1) **睡眠型态紊乱** 与黄疸所致皮肤瘙痒有关。
(2) **自我形象紊乱** 与皮肤黄染、抓痕所致外形改变有关。
(3) **有皮肤完整性受损的危险** 与皮肤瘙痒有关。

任务实施

一、问诊

针对病例 3-9-1,可以进行以下问诊。

> 护士:李女士,您好!我是您的管床护士小韩。现在想要了解一下您的具体情况,请您配合!
> 护士:您具体哪里不舒服?
> 答:我觉得浑身没力气,不想吃东西,尤其是油腻的东西。
> 护士:持续多久(几天)了?
> 答:10 天前开始的。

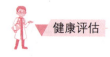

护士:除了没力气、不想吃东西以外,还有什么不舒服?
答:恶心,小便颜色变深了。
护士:好,那我帮您检查下,请您躺下。(一般状态检查)巩膜、皮肤黄染,T 37.6℃。(腹部触诊)这里疼吗?注意观察患者表情。(腹部叩诊)这里疼吗?注意观察患者表情。
护士:除了肚子疼,还有其他地方疼吗?
答:没有。
护士:皮肤除了发黄,还有什么感觉吗?
答:觉得痒。
护士:发病以来精神状态还好吗?
答:不好,皮肤发黄了挺害怕的,而且身上很痒,睡不好。
护士:家里谁有肝病病史吗?
答:我老公有乙型肝炎,我不会被传染了吧?之前自己一直没在意。
护士:您之前有看过医生或是吃过什么药吗?
答:没有。
护士:您最近还生过什么病吗?有没有其他的疾病史?
答:没有。
护士:您还有什么特殊情况需要告诉我的吗?比如,有没有什么特殊的药物过敏史?
答:没有。
护士:好的,谢谢您的配合。您的情况我大体了解了,接下来您再去做腹部B超,抽个血(肝功能和肝炎标志物检测)。
答:好的。

问诊中护士严谨认真,对患者负责,能够看出护士具备为患者服务的职业道德。

病例 3-9-1　病例分析

根据已有的病史资料和问诊情况,患者可能因病毒性肝炎引起肝细胞性黄疸:①因肝细胞受损使其对胆红素的摄取、结合及排泄功能降低,致使血中非结合胆红素增高;②另一方面,肝细胞的肿胀或坏死,肝小叶结构破坏,使未受损的肝细胞产生的部分结合胆红素不能正常排入胆道系统,而反流入血液,导致血中结合胆红素增高,从而引起黄疸。

皮肤、黏膜呈浅黄色至深黄色,黄疸程度不等,尿色加深,粪便颜色不变或变浅。常伴有乏力、食欲减退、恶心、呕吐、厌油、腹胀、肝区不适与疼痛、皮肤瘙痒等。

分析:结合病例资料,可以判断,患者因病毒性肝炎引发黄疸,存在"自我形象紊乱"的问题。患者因皮肤黄染、瘙痒无法正常睡眠和休息,存在"睡眠形态紊乱"及"有皮肤完整性受损的危险"的问题。患者担心自己的病情,易产生焦虑、恐惧等情绪反应。

二、护理诊断

（1）**睡眠型态紊乱**　与黄疸所致皮肤瘙痒有关。
（2）**自我形象紊乱**　与皮肤黄染、抓痕所致外形改变有关。
（3）**有皮肤完整性受损的危险**　与皮肤瘙痒有关。
（4）**焦虑**　与担心疾病预后有关。

任务评价

一、单选题

请扫描二维码练习。

单选题

二、任务训练

1. 病例3-9-1中患者乏力、食欲减退,伴皮肤黄染入院。就黄疸症状而言,你在问诊过程中需要特别注意哪些内容?

2. 该患者为何种黄疸?黄疸的原因可能是什么?那么你还能够说出其他原因引起的黄疸吗?

3. **病例3-9-2**　患者,女性,36岁,突发寒战、高热,稍动则心慌、气短,尿色如浓茶,化验有贫血。经诊断为"急性溶血性贫血"收入院。

问题:
（1）问诊的基本话术有哪些?
（2）该患者的主要症状是什么?围绕主要症状如何进一步开展问诊?
（3）该患者主要症状的发生机制及病因是什么?
（4）该患者主要症状有何特点?
（5）结合病例,该患者可能的护理诊断和合作性问题有哪些?

（韩永丽　史润益）

任务十　意识障碍分析与评估

学习目标

1. 能进行意识障碍特点的护理评估。
2. 能判断意识障碍的病因、分析发生机制。
3. 能熟练针对意识障碍的病例开展问诊。
4. 具有严谨求实体现人文关怀的工作态度。
5. 针对患者急诊入院需抢救,但此时你的家人突发状况晕倒在地需要你的照料,这时的你该怎么应对?

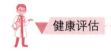

> **走进病房** 病例 3-10-1
>
> 患者王某,男性,81岁。突发意识不清2小时。2小时前无明显诱因突发意识不清,对时间、地点、人物等定向力障碍,思维和语言不连贯,烦躁不安。伴左侧肢体活动障碍急诊入院。患者有高血压病史数年,自行服药,血压控制情况不详。急诊CT:右侧丘脑出血破入脑室。
>
> 问题:
> 1. 如何对该患者开展问诊?
> 2. 该患者意识障碍的发生机制及病因是什么?
> 3. 如何评估该患者意识障碍的特点?
> 4. 该患者可能的护理诊断和合作性问题有哪些?

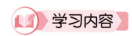

一、意识障碍的概念

是指患者对周围环境及自身状态的识别和觉察能力出现障碍的一种精神状态。多由大脑及脑干损伤所致,可表现为嗜睡、意识模糊和昏睡,重者的意识障碍为昏迷。

二、意识障碍的病因与发病机制

1. 病因

(1)感染性因素:①颅内感染:脑炎、脑膜炎、脑型疟疾等。②全身严重感染:伤寒、败血症、中毒性肺炎、中毒型细菌性痢疾等。

(2)非感染因素:①颅脑疾病:脑血管病,如脑出血、脑血栓形成、脑栓塞、蛛网膜下腔出血、高血压脑病等;脑肿瘤;脑外伤,如脑震荡、脑挫裂伤、颅骨骨折等;癫痫。②内分泌与代谢障碍:甲状腺危象、甲状腺功能减退、糖尿病酮症酸中毒、低血糖昏迷、肝性脑病、肺性脑病、尿毒症。③心血管疾病:完全性房室传导阻滞、病态窦房结综合征所致的阿-斯(Adams-Stokes)综合征、严重休克等。④水电解质平衡紊乱:如稀释性低钠血症、低氯性碱中毒、高氯性酸中毒等。⑤外源性中毒:包括安眠药、有机磷农药、酒精、一氧化碳、氰化物等中毒。⑥物理损伤:如电击、中暑、淹溺等。

2. 发生机制　意识是人体对自身或外界环境进行认识及做出适应反应的基础。人的意识取决于两种功能:醒觉功能和认识功能(意识内容)。前者是由脑干的网状结构功能决定的,后者靠双侧大脑半球的正常功能来维持。任何原因所致的大脑皮质弥漫性损害和(或)网状结构上行系统被阻断,均可产生意识障碍。

三、意识障碍的临床特点和护理评估要点

(一)临床表现

1. 嗜睡　为程度最轻的意识障碍。患者处于睡眠状态,但可以被轻度刺激和声音刺激

唤醒,醒后能正确回答问题,但停止刺激后又入睡。

2. **意识模糊**　意识障碍程度较嗜睡重,表现为对时间、地点、人物等定向力障碍,思维和语言不连贯,可有错觉、幻觉、躁动不安或精神错乱。

3. **昏睡**　患者处于沉睡状态,强烈刺激可被唤醒,但醒后不能正确回答问题。

4. **昏迷**　按程度不同,分为以下3种:①浅昏迷:意识大部分丧失,无自主运动,对声、光刺激无反应,对疼痛刺激有反应。吞咽反射、角膜反射和瞳孔对光反射等浅反射多存在。血压、脉搏、呼吸无明显异常,可出现尿、便失禁。②中度昏迷:对各种刺激无反应,对剧烈疼痛可有反应但明显迟钝,浅反射可存在,但明显迟钝。③深昏迷:意识完全丧失,肢体呈弛缓状态,对外界任何刺激无反应,深、浅反射均消失,血压、脉搏、呼吸常有改变。

5. **谵妄**　以中枢神经系统兴奋性增高为主的急性脑功能失调,表现为意识模糊、幻觉、错觉、定向力丧失、躁动不安、胡言乱语等。常见于急性感染高热期、肝性脑病、中枢神经系统疾病、某些药物中毒等。

(二) 护理评估要点

1. **相关病史**　通过家属了解其病史。仔细询问既往有无急性感染性休克、动脉硬化、高血压、糖尿病、肝肾疾病、癫痫等病史;近期有无外伤、感染、药物使用、精神刺激等诱发因素,以及同宿同食者的情况,头痛、呕吐情况等;询问患者意识障碍发病前后情况。

2. **症状特点**　通过详细询问病史及临床检查,意识障碍的判断多无困难。但在诊断中应注意与一些特殊的精神、意识状态相鉴别,如癔症、晕厥、严重的混合性失语、去大脑皮质综合征等。通过与患者交谈,了解其思维、反应、情感活动、定向力等,必要时做痛觉试验、角膜反射、瞳孔对光反射、腱反射等,判断意识障碍程度。也可按格拉斯哥昏迷评分量表(Glasgow coma scale, GCS)对意识障碍的程度进行观察与测定(表3-10-1)。将3个部分分数相加后即昏迷指数(coma index, CI),总分为15分,最低为3分。14~15分为正常,8~13分为意识障碍,4~7分为浅昏迷,3分为深昏迷。评估中应注意运动反应的刺激部位应以上肢为主,以最佳反应记分。

表3-10-1　格拉斯哥昏迷评分量表

评分项目	反应	得分
睁眼反应	自发睁眼	4
	语言吩咐睁眼	3
	疼痛刺激睁眼	2
	无睁眼	1
语言反应	正常交谈	5
	言语错乱	4
	只能说出(不适当)单词	3
	只能发音	2
	无发音	1
运动反应	按吩咐动作	6
	对疼痛刺激定位反应	5
	对疼痛刺激屈曲反应	4
	异常屈曲(去皮层状态)	3
	异常伸展(去脑状态)	2
	无反应	1

3. 伴随症状

（1）发热：先发热后有意识障碍见于重症感染性疾病；先有意识障碍后有发热，见于脑出血、蛛网膜下隙出血、巴比妥类药物中毒等。

（2）脑膜刺激症状：脑膜炎、蛛网膜下腔出血、脑实质出血突破入脑室引起神经刺激，表现为颈项强直、Kernig 征阳性、Brudzinski 征阳性。

（3）瞳孔改变：瞳孔大小的调节要受中脑控制。①瞳孔散大，见于颠茄类、酒精、氰化物等中毒，低血糖，阿托品中毒等；②瞳孔缩小，见于吗啡、巴比妥类、有机磷农药中毒等；③两侧瞳孔大小不等，常提示中脑或脑干等部位严重损伤，预后不佳。

（4）呼吸缓慢：呼吸中枢抑制，多见于银环蛇咬伤、中毒（吗啡、巴比妥类、有机磷农药）等。

（5）血压改变：①低血压，见于各种原因引起的休克、中毒；②高血压，多见于高血压脑病、脑血管意外、肾炎等。

（6）心动过缓：见于颅内高压、房室传导阻滞，以及吗啡、毒蕈、乌头碱等中毒。

（7）皮肤及黏膜改变：出血点、瘀斑和紫癜等见于严重感染和出血性疾病；口唇呈樱桃红色，提示一氧化碳中毒等。

4. 诊疗及护理经过　评估患者是否做过脑电图、腰椎穿刺及脑脊液等检查；有无用药治疗，用药是否规律，以及药名、用量和用法及效果等；是否接受过专科护理，效果如何等。

四、意识障碍相关护理诊断及合作性问题

（1）**急性意识障碍**　与脑出血有关；与肝性脑病有关等。

（2）**清理呼吸道无效**　与意识障碍有关。

（3）**有误吸的危险**　与意识障碍所致咳嗽反射减弱或消失有关。

（4）**有外伤的危险**　与意识障碍所致的躁动不安有关。

（5）**营养失调：低于机体需要量**　与意识障碍后进食困难、原发疾病的消耗有关。

（6）**有皮肤完整性受损的危险**　与意识障碍所致自主运动丧失有关；与意识障碍所致尿、便失禁有关。

（7）**有感染的危险**　与意识障碍所致咳嗽、吞咽反射减弱或消失有关。

（8）**口腔黏膜改变**　与意识障碍所致吞咽反射减弱或消失，口鼻腔分泌物积聚有关。

（9）**完全性尿失禁**　与意识障碍所致排尿失控有关。

（10）**排便失禁**　与意识障碍所致排便失控有关。

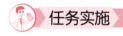

注意事项

问诊前与患者先约好时间，因患者意识不清，须与患者家属交谈，告诉其大约需要的时间（如15分钟左右）。问诊过程中注意环境舒适、安静、私密，注意语气温和、有礼貌，不可仓促行事，正确使用问诊技巧。

任务实施

一、了解病史

（一）问诊

从护理专业的角度出发，问诊的目的是通过资料的收集、分析与整合，对患者生理、心理、社会和精神等方面问题的反应进

行评估,并就患者本身对健康问题的反应做出判断,即给出护理诊断,而非判断疾病本身并给出医疗诊断(这是护理诊断与疾病诊断的区别)。所以对于病例3-10-1进一步问诊,应当围绕意识障碍的特点、对患者的影响、可能相关的病因或诱因、曾经的诊断治疗与护理经过等。

  护士:您好! 我是您家属的管床护士小刘。现在想要了解一下您家属的具体情况,请您配合!
  护士:他哪里不好?
  答:意识不清。
  护士:从什么时候开始的? 持续多长时间了?
  答:2小时前开始的。
  护士:是在什么情况下发生的?
  答:好端端地突然出现的。
  护士:还有哪里有问题?
  答:左侧胳膊和腿活动不灵便。
  护士:以前有过什么疾病?
  答:一直血压高。
  护士:血压高多长时间了?
  答:大概几十年了。
  护士:平时吃降压药吗?
  答:吃。
  护士:效果如何?
  答:不清楚。
  护士:平时对血压的控制情况住院治疗吗?
  答:很少,一般都是在家吃药。
  护士:有做过相关检查吗?
  答:做过关于高血压的一些检查。
  护士:做过脑部CT吗?
  答:2年前做过,是正常的。
  护士:发病以来吃饭、大小便是否有异常?
  答:不能吃饭,大小便正常。
  护士:您还有什么特殊情况需要告诉我的吗? 比如,有没有什么特殊的药物过敏史?
  答:没有。
  护士:好的,谢谢您的配合! 患者的情况我大体了解了,接下来我将给他做进一步的体格检查。
  答:好的。

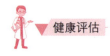

(二)检查意识障碍程度

按照患者思维、反应、情感活动、定向力等,必要时做痛觉试验、角膜反射、瞳孔对光反射、腱反射等,判断意识障碍程度。按格拉斯哥昏迷评分量表对意识障碍的程度进行观察与评分。

> **病例 3－10－1　病例分析**
>
> 　　1. 本病例引起意识障碍的原因与发生机制分析　根据已有的病史资料及问诊情况,患者可能因脑出血引起意识障碍。其意识障碍可能因患者长期高血压使血管发生动脉粥样硬化,血管壁病变在血流冲击下导致脑小动脉形成微动脉瘤,加之脑动脉外膜及中层在结构上较其他器官的动脉壁薄,在血压升高时容易破裂引起出血,损伤大脑皮质及网状结构上行系统被阻断,产生意识障碍。
>
> 　　2. 该患者意识障碍的特点分析与描述　根据已有的病史资料(2 小时前出现意识障碍),通过了解患者思维、反应、情感活动、定向力等,必要时做痛觉试验、角膜反射、瞳孔对光反射、腱反射等,判断患者存在时间、地点、人物等定向力障碍,思维和语言不连贯,烦躁不安,符合意识模糊。

二、护理诊断

　　1. **分析**　结合病例资料,可以判断患者因脑出血出现意识障碍,存在"急性意识障碍"的问题。患者伴左侧肢体活动障碍,存在"肢体活动障碍"的问题。患者发病后不能进食,存在"营养失调:低于机体需要量"的问题。患者意识障碍,出现烦躁不安,存在"有外伤的危险"的问题。患者在病情进展的过程中,可能因出血后血肿的形成引起脑水肿,导致颅压的升高,压迫脑组织形成脑疝,可能存在"潜在并发症:脑疝"的问题。

　　2. **病例 3－10－1 护理诊断**

(1) **急性意识障碍**　与脑出血有关。

(2) **肢体活动障碍**　与脑出血有关。

(3) **营养失调:低于机体需要量**　与意识障碍后进食困难有关。

(4) **有外伤的危险**　与意识障碍所致的躁动不安有关。

(5) **潜在并发症:脑疝**。

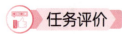

一、单选题

请扫描二维码练习。

二、任务训练

　　1. 病例 3－10－1 中患者意识障碍,就意识障碍而言,你在问诊过程中需要特别注意哪些内容?

　　2. 病例 3－10－1 中患者属于脑出血引起的意识障碍,那么你还能够说出哪些常见的疾病会引起意识障碍吗?

3. **病例 3-10-2** 患者李某,男性,42 岁,农民。晚 12 时 30 分由家人抬入医院。患者于当日下午 2～6 时在果园内喷洒对硫磷。晚 8 时左右感觉困倦,进食较平时少。在随后看电视时感觉图像不清楚,大约 10 时感觉头痛、眼痛、腹痛,随之呕吐,说话不清,遂急诊入院。体格检查:T 36.2℃,P 128 次/分,R 32 次/分,BP 156/92 mmHg。辅助检查:血胆碱酯酶活性 42%。

问题:
(1) 问诊的基本话术有哪些?
(2) 该患者的主要症状是什么?有何特点?围绕主要症状如何进一步开展问诊?
(3) 该患者主要症状的发生机制及病因是什么?
(4) 该患者可能的护理诊断和合作性问题有哪些?
(5) 分组情景模拟讨论本病例提出的以上 5 个问题(通过分组,培养学生团队协作精神)。

(刘寒森)

模块二　健康史评估

项目四　心理评估与社会评估

项目介绍

人的生理健康与其心理社会功能是密不可分的。人不仅是生理的人,还是心理的、社会的、文化的人。作为护理程序的第一步,健康评估应该包括生理、心理、社会状况的全面评估。

学习导航

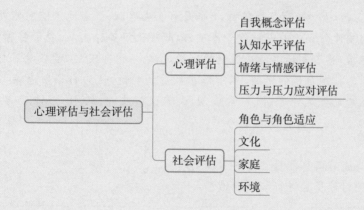

项目四　心理评估与社会评估

任务一　心理评估

学习目标

1. 能够通过心理评估的方法与技巧，采集患者的心理资料，并全面认识与衡量患者的健康水平。
2. 具有关爱尊重患者的意识，注重保护患者的个人隐私。

走进病房　病例 4-1-1

患者，男性，26岁，商品销售员，1个月前发生呕血，经当地医院对症处理好转，为进一步明确诊断和治疗而就诊于本院，以肝硬化门静脉高压、食管静脉曲张收治入院。入院后，患者表示不适应医院的生活规律，不遵守院规，爱在病房打牌、看电视，易激动，不控制自己的情绪，不听医护人员的劝说，认为自己所患疾病不严重。一天晚上在看电视足球赛时，异常激动，大声说笑欢呼，约10分钟后突然呕吐鲜血，约 2 000 ml，经及时抢救转危为安。

问题：
1. 该患者目前可能存在哪些心理问题？
2. 如何对该患者进行心理评估？

学习内容

随着经济社会的发展，人们工作、生活的压力日益剧增，许多健康问题都与心理、社会因素紧密相连，所以在对患者进行病史采集时，除了要做好身体评估之外，还需做好心理和社会方面的评估，以获得更加全面系统的资料，达到整体护理的目的。

一、评估的目的

做好心理状况的评估可以有效地指导护理工作者与患者之间的沟通，便于通过评估发现患者相关心理问题,为心理护理工作的开展提供准确全面的依据。

二、评估方法

> 良好的心理沟通是礼仪的内涵,拉近与患者之间的心理距离,达到沟通的良性循环。

1. **交谈法** 交谈法是心理评估最基本的评估方法。此法通过护理工作人员与患者之间有针对性的交谈,了解患者的心理特征,获取心理相关健康资料,并进一步建立相互信任的护患关系。交谈的形式可以是正式、非正式交谈。

2. **观察法** 护理工作者通过对患者行为活动的观察和系统记录而对患者开展心理评估的方法叫做观察法。观察的方式分为自然观察法和实验观察法。

3. **调查法** 护理工作者通过向患者、患者家属(父母、兄弟姐妹、邻居、同事、老师、同学等)全面了解、收集患者的各方面资料进行心理评估的方法称为调查法。调查的方式分为询问和问卷调查。

4. **心理测量法** 心理测量法是根据相关法则,在标准情景下,用数量化的方法对患者的心理状态或行为进行描述、分析与解释的心理评估方法。心理测量法分为心理测验法和评定量表法。

5. **医学检测法** 医学检测法是指通过对患者进行身体状况的评估和相关实验室检查,如测量体温、脉搏、心率、血压,测定血浆中肾上腺皮质激素水平等,为心理评估提供有效的客观资料。

三、评估内容

(一)自我概念评估

1. **定义** 是人们通过对自己的内在、外在特征以及他人对其反应的感知与体验而形成的对自我的认识与评价,是个体在与其心理社会环境相互作用过程中形成的动态的、评价性的"自我肖像"。

2. **组成** 由身体自我、社会认同、自我认同和自尊4个部分组成。

(1) 身体自我(体像):是人们对自己身体外形以及身体功能的认识与评价,分为客观体像和主观体像,比如高、矮、胖、瘦、柔、弱、雄、悍,是自我概念中最不稳定的部分,容易受疾病、外伤或手术的影响。

(2) 社会认同:是个体对自己的社会人口特征(如年龄、性别、职业)及社会名誉、地位的认识和估计。

(3) 自我认同:是个体对自己的性格、智力、能力、道德水平等的认识与判断,比如"我觉得我比别人聪明""我的性格不太好"等。

(4) 自尊:是人们尊重自己、维护自己的尊严和人格,不容他人任意歧视、侮辱的一种心理意识和情感体验。自尊源于对自我概念其他组成部分的正确认识,对自我价值、能力和成就的恰当评估,是一种主观的判断和评价。任何对自我的负性认识与评价都会影响个体的自尊。

3. **自我概念紊乱的表现**

(1) 行为方面:可以通过语言和非语言行为表现出来,比如"我真笨""看来我是无望了"

等语言行为,不愿意见人、不愿意照镜子、不愿意与他人交往、不愿意看到体貌改变的部位、不愿意与他人讨论伤残或者不愿意听到这方面谈论的非语言行为。

(2) 情绪方面:可以有焦虑、抑郁、恐怖等情绪改变,表现为注意力不集中、易激惹、紧张、神经质动作、无法平静、颤抖;或者情绪低落、心境悲观、哭泣等。

(3) 生理反应:可以有心悸、睡眠障碍、食欲减退、体重下降、运动迟缓及机体其他功能减退的表现。

自我概念评估方法

4. 自我概念评估方法和内容　自我概念的评估方法有交谈法、观察法、投射法、评定量表测验法,一般交叉运用。

(二) 认知水平评估

认知水平的组成及评估方法

1. 定义　是人们推测和判断客观事物的心理过程,是在过去的经验及对有关线索进行分析的基础上形成的对信息的理解、分类、归纳、演绎及计算。

2. 组成　包括感知觉、注意、记忆、思维、语言和定向,其中思维是认知过程的核心。

3. 认知的评估　包括对个体的思维能力、语言能力以及定向力的评估。

(三) 情绪与情感评估

1. 定义　是个体对客观事物是否满足自身需要的内心体验与反映。通常需求获得满足就会产生积极的情绪和情感;反之则会产生消极的情绪和情感。人的身心健康和心理活动都是在一定的情绪和情感的调节与控制下进行的。

情绪与情感

2. 情绪与情感的分类

(1) 基本情绪:这是最原始的情绪,包括满意、喜悦、快乐、紧张、焦虑、抑郁、愤怒、恐惧、悲伤、痛苦和绝望等。现代心理学一般把情绪分为快乐、悲哀、愤怒、恐惧4种基本形式。

(2) 情绪状态:是指在某种事件或情境的影响下,在一定时间内,情绪活动在强度、紧张水平和持续时间上的综合表现。较典型的情绪状态有心境、激情和应激。

(3) 高级情感体验:情感是与人的社会性需要相联系的主观体验,是人类特有的心理现象之一。人的高级情感主要有道德感、理智感和美感。

4种基本情绪

3. 常见不良情绪

(1) 焦虑:是一种预感到可能发生不好情况而又难以处理的不愉快情绪体验。它既可以在人遭受挫折时出现,也可能没有明显的诱因而发生,即在缺乏充分客观根据的情况下出现某些情绪紊乱。焦虑总是与精神打击以及即将来临的、可能造成的威胁或危险相联系,主观上感到紧张、不愉快,甚至痛苦和难以自制,并伴有植物神经系统功能紊乱。

典型的情绪状态

(2) 恐惧:是个体意识到面临威胁或危险刺激时产生的强烈情绪体验。恐惧反应的特点是对发生的威胁表现出高度的警觉。如果威胁继续存在,个体的活动少,目光凝视含有危险的事物,随着危险的不断增加,可以发展为难以控制的惊慌状态,严重者出现激动不安、哭、笑、思维和行为失去控制,甚至休克。

人的高级情感

(3) 抑郁:是个体在失去某种其重视或者追求的东西时产生的情绪体验。抑郁发作以心境低落为主,并至少有以下任意4项:①兴趣丧失、无愉快感;②精力减退或者疲乏感;③精神运动性迟滞或激越;④自我评级过低、自责,或有内疚感;⑤联想困难或自觉思考能力下降;⑥反复出现想死的念头或者有自杀、自伤行为;⑦睡眠障碍,如失眠、早醒,或者睡眠过多;⑧食欲减退或者体重明显下降;⑨性欲减退。

(4) 愤怒:是个体在追求目标愿望受阻时出现的一种负性情绪反应。患者的愤怒情绪一般与治疗受挫有关。减少患者的愤怒情绪首要任务是建立良好的护患关系,关心、谅解患者的处境,提高服务质量,争取患者家属的支持和帮助。

4. **情绪与情感的评估方法**
(1) 会谈:可以通过交谈、提问进行,一般都能获得相关情绪和情感的资料。
(2) 观察与测量:主要观察情绪的生理反应和表情。
(3) 量表评定法。

(四) 压力与压力应对评估

1. **定义** 是指内外环境中的各种刺激作用于机体时所产生的非特异性反应。这些反应使机体从平静状态进入应激状态。压力并非都是有害的,适当的压力有助于提高机体的适应能力,为一切生命生存和发展所需。但机体长期处于较强的压力之中,会因适应不良而导致身心疾病,如高血压、胃溃疡等。

Zung 焦虑状态自评量表和抑郁状态自评量表

2. **压力源** 凡是能对机体施加影响而产生压力的因素均称为压力源。生活中常见的压力源可以分为以下几类:①生理性,比如饥饿、疲劳、疼痛等。②心理性,比如焦虑、恐惧、生气、挫折等。③社会性,比如孤独、人际关系紧张、学习成绩不理想等。④物理性,比如温度过冷或过热,光线过暗或过亮等。⑤化学性,比如空气、水污染、药物毒副作用等。

生活中的任何事件,不管是正性的还是负性的都可以成为压力源,但是不同的人在面对同种压力源的感知可以不一样,比如乔迁新居对于大多数人来说都是令人高兴的好事情,但是有的人却因为乔迁改变生活方式而感到压力,产生焦虑。因此,在评估压力源时,一定要考虑个体差异。

3. **压力反应** 是指压力源引起的机体非特异性适应反应,包括生理、认知、情绪和行为等方面的反应。

压力反应

4. **压力应对** 是指个体用于处理压力的认知和行为过程。

5. **评估方法** 有交谈法、观察法、医学检测法、评定量表测评法等。

压力应对

> **病例 4-1-1 病例分析**
>
> 病例中患者不能进入患者角色,因而不能很好地配合治疗和护理。经本次抢救后,患者容易出现沮丧、悲观等情绪,对后期治疗的积极性会产生干扰。护理人员应重视对该患者的健康教育,全面准确认识自己的病情。同时结合其职业等特点,做好相应的心理护理。对患者的治疗及预后具有重要意义。

压力与压力应对的评估方法及内容

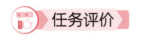
任务评价

单选题

请扫描二维码练习。

单选题

(李晓婷)

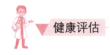

任务二　社会评估

学习目标

1. 能够通过社会评估的方法与技巧,采集患者的社会资料,并全面认识与衡量患者的健康水平。
2. 具有关爱尊重患者的意识,注重保护患者的个人隐私。

走进病房　病例4-2-1

患者刘某,女性,26岁,公司白领。因患白血病而入院治疗,化疗后出现脱发,因此倍感自卑,情绪一度低落,不愿与人接触,恐惧照镜子,甚至因为治疗效果不理想而出现自杀倾向。

问题:
1. 该患者有哪些心理问题?
2. 临床上我们可以通过什么方法进行相关心理社会评估?

学习内容

社会是由一定的经济基础和上层建筑构成的整体,即指由于共同的物质条件和生活方式而联系起来的人群。从构成上来看,社会由环境、人口、文化、语言四大要素组成;从规模上看,社会可以小至一个家庭,大至一座城市、一个国家。

社会评估主要包括对患者角色和角色适应评估、文化评估、家庭评估等。通过评估患者的角色功能,了解其是否存在角色功能紊乱和角色适应不良等问题;通过评估患者的人际关系,综合分析影响患者人际关系的因素,让患者建立起良好的人际沟通模式,从而营造和谐健康的生活空间;通过评估患者的社会支持状态,全面了解患者的文化背景、家庭因素以及所处的社会生活环境,获得更完整的社会支持网络信息,从而更好地适应环境的变化。

一、评估目的

通过社会评估,可以对患者的角色功能、文化背景、家庭情况及生活环境做详细的评估判断,生成相应的有针对性的干预计划。

二、评估方法

社会评估的方法与心理评估的方法基本相同,主要涉及交谈法、观察法、评定量表测量法等,除此之外,还可根据实际情况,选择进行寻访、实地观察和抽样调查等方法。

三、评估内容

(一)角色与角色适应

1. 定义　角色是指人们在一定的社会群体中的地位及与此一致的符合社会期望的规范和行为模式。

2. 角色适应不良的类型

(1)角色冲突:是指在适应患者角色过程中与其日常所担任的各种角色之间发生心理冲突和行为矛盾。

(2)角色强化:是指患者恢复健康后,角色应该由患者角色向日常角色转化时,因对自己能力的怀疑和对担任原来角色的恐惧,仍处于患者的角色中,而不愿恢复日常角色。表现常为过度依赖、紧张、多疑、退缩、失望等。

(3)角色缺如:是指患者对自身角色感到厌倦,没有进入患者角色或不承认自己有病,对患病的事实不接纳或不承认。常见于起病初期、初次入院或病情恶化时。

(4)角色消退:是指已进入患者角色的个人出于某种原因导致患者恢复常态角色履行常态角色的责任和义务,而个人的患者角色行为消退。

(5)角色隐瞒:是指患者因为不能或不愿承受疾病所带来的后果及影响,而出现隐瞒自身病情真相的情况。

(6)角色模糊:是指患者对自身患者的角色行为不明确,而不知道自身应该做什么而出现的不适应的情况。

(二)文化

1. 定义　文化是人类社会特有的现象,是人类为了适应社会物质环境而共有的行为和价值模式,包括语言、信仰、知识、价值观、风俗、风尚等。

2. 特征　文化具有获得性、民族性、继承性、积累性、共享性、整合性、双重性等特征。

3. 要素　文化要素是指文化所包含的基本成分,如知识、信仰、道德、风俗、价值观等。

(三)家庭

1. 定义　家庭是指基于婚姻、血缘或收养关系,密切合作共同生活的小群体。

2. 评估的内容　包括家庭成员基本资料、家庭类型、家庭结构、家庭功能、家庭资源、家庭压力等。

(1)家庭成员基本资料:包括成员的姓名、性别、年龄、职业、受教育情况、健康史、家族遗传史等。

(2)家庭类型:①核心家庭:夫妻及子女或领养子女组成。②主干家庭:核心家庭加任意一方的直系亲属。③其他类型家庭:单亲家庭,重组家庭,无子女家庭,同居家庭等。

(3)家庭结构:是指家庭的组织结构及家庭成员之间的相互关系,可分为家庭外部结构和家庭内部结构。

(4)家庭功能:家庭最基本的功能是满足家庭成员在生理、心理及社会各方面、各层次的需求。

(5)家庭资源:包括内部资源(财力、精神、信息等资源)和外部资源(社会、文化、医疗宗教等资源),都可通过交谈的方法获得。

(6) 家庭压力:包括家庭状态的改变、家庭成员的改变、家庭角色的改变等。

(四) 环境

1. **定义** 环境是指人类赖以生存、发展的社会和物质条件的总和。

2. **评估内容** 包括物理环境和社会环境。

(1) 物理环境:包括家庭居住环境和家庭安全、工作场所、病室环境等。内容涉及空间噪声、温度、湿度、采光、通风、气味、室内装饰,以及各种与安全有关的因素等。

(2) 社会环境:包括患者的经济状况、教育水平、生活方式、社会关系与社会支持。

一、单选题

请扫描二维码练习。

二、任务训练

分析病例 4-2-1 病情,完成提出的问题。

(李晓婷)

模块二　健康史评估

项目五　功能性健康型态评估

项目介绍

功能性健康型态(functional health patterns，FHPs)包括健康感知与健康管理型态、营养与代谢型态、排泄型态、活动与运动型态、睡眠与休息型态、认知与感知型态、自我概念型态、角色与关系型态、性与生殖型态、压力与应对型态、价值与信念型态等11个方面。主要通过护理问诊及视诊的方法进行检查,收集被检查者的日常活动能力、健康功能状况及处理自身健康问题的技能状态,从而发现护理问题、提出护理诊断。

学习导航

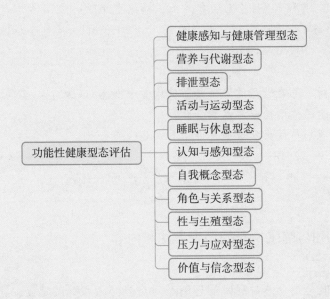

项目五　功能性健康型态的评估

任务一　健康感知与健康管理型态评估

学习目标

1. 掌握健康感知与健康管理问诊的要点。
2. 体格检查注重与问诊所获取的资料相互印证。
3. 坚持用唯物辩证法分析问题、结局问题。

任务描述

走进病房　病例 5-1-1

患者陈某，男性，50 岁，既往有高血压病病史 10 年，服用络活喜 5 mg 每天 1 次，血压控制尚可。近 1 周测量血压最高 170/70 mmHg，反复至社区测量血压，波动于 150/65～170/70 mmHg。

问题：
1. 如何对该患者进行健康感知与健康管理型态的问诊？
2. 该患者的体格检查应注意什么？
3. 健康感知与健康管理型态评估有哪些检查重点？

学习内容

一、健康感知与健康型态的检查方法和内容

1. 问诊

（1）健康感知：是指个体对健康的理解及对自己健康状况的感受。常通过以下问题询问：你认为什么是健康？/近 1 年来你的健康状况如何？/你过去得过什么病？/与同龄人相比你的健康状况如何？/你对什么物质过敏吗？过敏反应的表现有哪些？同时认真记录，以

反应患者对健康的理解及对自己健康状况的感受。

（2）健康感知与健康管理的影响因素：影响个体健康感知与健康管理的因素有很多，尤其个体对健康价值观和可获得的健康咨询资源最为重要，常通过以下问题询问：你平时关注自己的健康吗？关注程度如何？/遇到健康问题时，你会怎样处理？/当你患病后不知该怎么办时，会向谁咨询？

（3）健康的危险因素：包括遗传因素、生活方式、环境等。通过以下问题询问：家中有无高血压、糖尿病、心脏病及癌症等家族史？/有无吸烟嗜好？每天多少支？/有无饮酒嗜好？喝什么酒？每天喝多少？/你觉得有戒烟、戒酒必要吗？/平时参加体育锻炼吗？/锻炼的频率、方式、强度及每次持续的时间是多少？/经济状况怎么样？家庭收入和支出是否平衡？/家庭环境和工作环境中有无影响健康的危险因素？

（4）健康维护行为：是指被检查者为维护健康所采取的措施、进行自我检查的意识、能力水平、是否进行常规健康检查、是否遵从医疗护理计划或健康指导及预防接种等情况如何。可通过以下问题询问：你在维持健康方面采取哪些措施？/对高血压病患者：你能自测血压吗？多长时间测一次？/对糖尿病患者：你能自测尿糖、血糖吗？多长时间测一次？/对成年女性：你会进行乳房自检吗？多长时间检查一次？/你一般间隔多长时间进行一次健康体检？你最后一次健康体检是什么时候？/你是否按时进行免疫接种？/你是否接受健康指导等？

2. **体格检查**　注意与问诊所获取的资料相互印证，有的放矢。可从以下几方面展开。

（1）视诊个体的一般健康状态：与个体的自我健康评价相比较，判断其准确性。

（2）判断被检查者的健康管理能力：①观察其个人卫生状况，如头发是否梳理整齐、衣服是否整洁合体、指甲修剪是否干净、身上是否有异味等。②判断营养状态，如测量被检查者的身高和体重，了解有无肥胖或消瘦。③判断被检查者逻辑思维能力，逻辑思维能力强者健康管理的能力相对较强；反之，紧张、痛苦、焦虑或伴有认知功能障碍者，其健康管理能力多较差。④检查被检查者四肢是否残缺、躯体与关节活动情况，功能完好者健康管理能力较好，反之较差。

（3）健康管理技能评估：通过被检查者测量血压、检测血糖、尿糖或乳房自检的技能，了解其健康管理技能的水平。

（4）检查环境中的健康危险因素：观察被检查者的家庭生活环境、工作环境或在医院的环境中是否存在健康危险因素。通过以下问题了解：如生活空间狭小、通风不良、地面湿滑、湿度或温度不适宜、电线裸露、电器设备不安全、照明不良、噪声超标、锐器或重物放置不稳、饮水不符合卫生标准以及室内有毒物品放置不妥等。

二、健康感知与健康管理型态的检查重点

（1）检查对健康的理解及对自我健康状态的感受。

（2）检查健康维护和健康促进的影响因素。

（3）检查健康状况的危险因素。

（4）检查自我护理和自我检查等健康管理能力。

（5）检查遵从医疗护理计划或健康指导的行为。

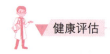

> 重点论是一种辩证的思维方式,在研究任何一种具体的矛盾时,要着重把握主要方面。功能性健康型态的分析要结合各型态的特点给出着重的评估方向,便于更加清晰地、针对性地开展问诊。

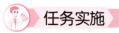

一、问诊

问诊的重点是健康感知、健康感知与健康管理的影响因素、健康危险因素以及自我护理能力。针对病例3-1-1,可以展开如下问诊:

> 护士:陈先生,您好!我是您的管床护士小李。现在想要了解一下您平时的身体状况,以便下一步诊疗,请您配合!
> 护士:您平常身体好吗?
> 答:还可以吧。
> 护士:以前有生过什么病吗?
> 答:没有,高血压算吗?
> 护士:那您高血压多少年了,吃药吗?平常会自己测血压吗?
> 答:高血压要10年了,一天吃一粒络活喜。我不会测血压,我每周去社区医院测3次血压。
> 护士:那您血压控制得好吗?
> 答:一直还可以的,最近这1周不行了,所以过来看了。
> 护士:这周测了几次血压啊?最高多少?最低多少?您有印象吗?
> 答:这周我去了社区医院6~7次,每次都高,最高那次170/70 mmHg,吓死我了,最低都在150/65 mmHg,我从来没这么高过。
> 护士:听您的话,您对自己血压还是很关注的,您知道血压的正常值吗,知道测血压的注意事项吗?
> 答:我是在你们医院确诊高血压的,医生给我说过,让我把血压控制在什么范围的,注意事项我就不清楚了。
> 护士:比如剧烈活动、情绪激动不宜马上测血压,活动过后应间隔15~20分钟测血压,测血压前不要喝酒、咖啡、浓茶。这些您知道吗?
> 答:我知道,社区医院护士给我讲过。
> 护士:那您高血压定期来医院就诊吗?
> 答:你们这边我一般不来,我都去社区医院配药的。
> 护士:那您有糖尿病、冠心病这一类慢性病吗?
> 答:没有。
> 护士:那您有乙肝、结核这些病吗?
> 答:没有。

护士：您开过刀吗？有没有输血过？
答：没有。
护士：身上也没有钢板、金属或者起搏器、支架等？
答：没有。
护士：有过敏的食物或者药物吗？
答：青霉素过敏。
护士：您怎么知道的？
答：之前发烧想用，皮试不行。
护士：那您抽烟喝酒吗？
答：抽烟，不喝酒。
护士：抽多少年还记得吗？
答：不记得了。
护士：您想想呢？10年？20年？大概什么时候？
答：大概30年了。
护士：每天抽多少？
答：1包。
护士：您打算戒烟吗？特别是您有高血压，我们是建议您戒烟的。
答：老烟枪了，戒不了。
护士：那您平常锻炼身体吗？
答：不锻炼，我最多出去钓钓鱼。
护士：家里有高血压的家族史吗？或者有什么家族遗传疾病吗？
答：好像没有，我爸妈都没有高血压。
护士：好的，谢谢您的配合。

二、体格检查

通过视诊可了解个体的一般健康状态、健康管理技能和环境中存在的危险因素，与问诊所获取的资料相互印证。可重点检查体型、步态、运动、皮肤、四肢与关节。

任务评价

一、单选题

请扫描二维码练习。

二、任务训练

1. 对有慢性疾病的患者展开健康感知与健康管理型态评估的注意事项。
2. 病例3-1-1体格检查为何要注意双下肢水肿？

单选题

（张林香）

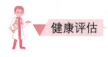

任务二　营养与代谢型态评估

 学习目标

1. 掌握营养与代谢型态评估的问诊要点。
2. 学会判断营养与体液的平衡。

 任务描述

走进病房 病例 5-2-1

患者张某,男性,65岁,既往有冠心病史5年,间断性双下肢水肿。

问题:

1. 如何对该患者进行营养与代谢型态的问诊?
2. 该患者的体格检查应注意什么?
3. 营养与代谢型态评估有哪些检查重点?

学习内容

一、营养与代谢型态的检查方法与内容

1. 问诊

(1) 营养:通过问诊重点了解被检查者食物摄入的合理性,以及对营养状况可能产生的影响。如可按以下方式提问:你近期有无体重增加或减少?增加或减少多少?/体重变化的原因是什么?/你每日进餐几次?喜欢甜食、咖啡,还是菜里多放食盐?/进餐时咀嚼、吞咽困难吗?/有无特殊食物、药物过敏?对什么过敏?/通常独自在家进餐?或与人共餐?/哪些是高热量或富含蛋白质、脂肪及营养价值低的食物吗?/你是否有糖尿病、甲状腺功能亢进症、胃肠切除术、肝硬化、腹泻等?/你服用哪些药物可引起恶心、呕吐、腹痛或腹泻?

(2) 体液:主要包括饮水量、食物中含水量、尿量和出汗等。如可按以下方式提问:你每天喝水或饮料多少?/尿量是多少?出汗多吗?/有无使体液丢失过多的疾病?

(3) 组织完整性:如可按以下方式提问:你受伤过吗?伤口愈合好吗?/是否有皮肤完整性受损的危险因素?/是否有皮肤病?是否有皮肤瘙痒和脱皮等?

(4) 体温:如可按以下方式提问:你是否有引起体温改变的疾病?/是否有严重营养不良?/是否暴露于过热或过冷的环境中?/你的体温变化与年龄有关系吗?

2. 体格检查

（1）一般健康状态：测量体温、脉搏、呼吸、血压；测量身高、体重、肱三头肌皮褶厚度和上臂肌围，判断生长发育是否正常；检查眼、唇、舌、牙龈、皮肤、指甲、毛发等；检查皮肤、黏膜有无破损、溃疡或继发感染；触诊足、踝、腿、臂、骶部或全身皮肤有无指压性凹陷。

（2）体液相关因素：体液量过多，可有体重增加、脉搏增快、呼吸增快、血压增高、皮肤指压性凹陷、颈静脉怒张、肺部有湿啰音等体征；体液量不足，可表现为皮肤黏膜干燥、皮肤弹性降低、双侧眼球内陷等体征。

二、营养与代谢型态的检查重点

（1）检查食物与液体摄入是否合理。
（2）检查营养失调与体液失衡的危险因素。
（3）检查营养与体液是否平衡。
（4）检查营养失调类型与体液失衡类型。
（5）检查皮肤黏膜的完整性。

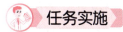
任务实施

一、问诊

> 讲究职业礼仪是塑造、维护良好组织形象的需要，用恰当合理的方式与患者沟通交流，可以使岗位工作事半功倍。

重点是营养、体液、组织完整性、体温有无变化。针对病例 5－2－1，可以展开如下问诊。

护士：张先生，您好！我是您的管床护士小李。现在想要了解一下您平时的身体状况，以便下一步诊疗，请您配合！
护士：您有冠心病多少年了？
答：10 年。
护士：有高血压病、糖尿病、高脂血症这一类疾病吗？
答：没有。
护士：您平常吃饭有什么注意的吗？
答：我不吃肥肉，以蔬菜为主，比较喜欢吃鱼。
护士：您这饮食结构是发现冠心病以后调整的吗？
答：是的。
护士：您抽烟喝酒吗？
答：戒了，有 5 年了。
护士：那您现在生活自理吗？吃饭胃口好吗？
答：还可以。

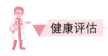

护士:您双下肢或者身上有时候会水肿吗?或者说有时候腿上有没有一按一个坑?
答:有的,有时候两条腿会水肿。
护士:您喝水多吗?
答:不多,一天5~6杯。
护士:那小便多吗?
答:不多,特别是腿水肿的时候。
护士:那您会每天称体重吗?因为对于您这种有水肿的患者,称体重可以发现身体里的水是多还是少?
答:不太称,这我不知道。
护士:那您腿水肿的时候会有什么处理吗?
答:我会去社区医院,那边会让我吃两天药。
护士:吃什么药?您记得吗?
答:速尿片,一天一片。
护士:那您有受过伤吗?
答:没有。
护士:有皮肤病吗?
答:没有。
护士:有食物、药物过敏史吗?
答:没有。
护士:最近有发烧吗?平常容易感冒吗?
答:好像没有。
护士:好的,谢谢您配合。

二、体格检查

体格检查以视诊和触诊为主,关注患者的皮肤完整性及体液平衡情况。

 任务评价

一、单选题

请扫描二维码练习。

单选题

二、任务训练

病例3-2-2 患者,女性,14岁,挑食严重,皮肤干燥无光泽。

问题:
1. 应如何开展营养与代谢型态评估?评估要点是什么?
2. 体格检查应注意什么?

(张林香)

任务三 　排泄型态评估

学习目标

1. 具备对日常排便排尿型态改变的警觉。
2. 具备判断患者排泄的自理水平和知识储备的能力。

走进病房　病例 5-3-1

患者王某,男性,56岁,近1个月常有腹痛、腹泻,大便性状改变,呈黏液脓血便。
问题:
1. 如何对该患者进行排泄型态的问诊?
2. 该患者的体格检查应注意什么?
3. 排泄型态评估有哪些检查重点?

学习内容

一、排泄型态的检查方法与内容

1. 问诊

（1）排便型态:如可按以下方式提问:每天你排便几次? 一般何时排便?/你认为自己的大便和排便习惯正常吗?/近来排便次数、量、颜色、性状有改变吗?/为了保持排便规律,你是怎样做的?/影响你排便的因素有哪些?/你是否服用对胃肠道功能有影响的药物?/是否使用泻药? 一般在什么情况下使用? 如何使用的?/你每天喝多少水? 进食多少蔬菜、水果?/活动与运动是否影响排便?

（2）排尿型态:如可按以下方式提问:你排尿每天几次? 每天尿量多少? 尿液颜色?/解小便时有不正常感觉吗? 排尿间隔是否规律?/是否有尿频、尿急、尿痛、排尿困难、尿潴留和尿失禁?

（3）排尿异常的危险因素:如可按以下方式提问:你是否有尿路感染、结石、肿瘤、外伤、前列腺肥大、糖尿病及中枢神经系统疾病等病史?/是否有影响排尿的饮食、心理因素?/是否服用过影响排尿的药物?/会阴部是否每天清洗? 每次便后能清洗会阴部吗?

2. 体格检查

（1）检查躯体活动能力及意识和精神状态:活动是否受限或行动是否迟缓;是否使用尿垫或导尿管;身上是否有异味,是否有精神紧张、焦虑、恐惧或烦躁不安、自卑、愤怒或抑郁。

(2) 检查腹部：是否有膨隆，肠鸣音是否减弱或增强；触诊耻骨上区是否有张力较高的囊性物，叩诊是否有浊音。

(3) 检查男性是否有前列腺肥大，女性是否有子宫脱垂、膀胱脱垂或直肠脱垂，是否有阴道黏膜干燥、发红或变薄等。

(4) 直肠指检：直肠内是否有粪便嵌顿、肿块或触痛，了解肛门括约肌的紧张度以及肛门及其周围是否有痔疮、肛裂等。

二、排泄型态的检查重点

(1) 检查排泄型态，包括排便排尿的频率、量和习惯。
(2) 检查排泄异常的类型及其严重程度。
(3) 检查引起排泄异常的危险因素。
(4) 检查排泄的自理行为和知识水平。

 任务实施

一、问诊

中老年人出现大便形状改变，特别是腹痛、黏液脓血便、黏液便、里急后重感等，应当心结直肠癌。

针对病例5-3-1，可以展开如下问诊。

> 护士：王先生，您好！我是您的管床护士小李。现在想要了解一下您平时的身体状况，以便下一步诊疗，请您配合！
> 护士：您是因为大便不好过来看的吗？
> 答：是的，最近这1个月大便里有血，还有那种黏黏糊糊的东西，以前从来没有的。
> 护士：大便里的血是什么颜色的？
> 答：鲜红色的。
> 护士：那您大便成形吗？
> 答：最近都不成形，和水一样。
> 护士：那您以前一天排便几次，什么时候大便？现在有变化吗？
> 答：以前我很正常的，每天早上一次，现在一天3~4次。
> 护士：那您大便前有什么不舒服吗？
> 答：左下腹痛得厉害。
> 护士：大便以后会缓解吗？
> 答：会好一点，但还是疼。
> 护士：是什么样的痛？刀割一样还是针刺一样，还是闷闷得疼？
> 答：说不上来，有点闷闷的。
> 护士：那您大便的时候有拉不干净这种感觉吗？
> 答：特别明显。

护士：那您大便的时候有肛门往下坠，频繁想排便，却没有大便吗？
答：有的有的，每次都这样。
护士：您最近有用什么药吗？或者吃的东西有什么变化？
答：没有。
护士：那您有恶心呕吐吗？
答：恶心，但没呕吐过。
护士：放屁正常吗？
答：没发现问题。
护士：小便有问题吗？
答：我小便好的，就是大便不行。
护士：解小便会有不舒服吗？晚上小便多吗？
答：没什么问题，晚上最多起来一次。
护士：好的，谢谢您的配合。

二、体格检查

了解日常排尿、排便型态有无改变。该患者为中老年男性，黏液脓血便，应警惕结直肠癌的可能，注意重点检查腹部及肛门，必要时应完善肛门指检。

 任务评价

一、单选题

请扫描二维码练习。

二、任务训练

病例3-3-2 患者，女性，30岁，顺产育有1女，产后出现漏尿，常于咳嗽等活动后不自主漏尿。

问题：
1. 应如何排泄型态评估？评估要点是什么？
2. 体格检查应注意什么？

单选题

（张林香）

任务四　活动与运动型态评估

学习目标

1. 全面问诊日常活动与运动的能力、耐力及影响因素。
2. 能够判断机体的生理功能是否满足日常生活活动的需要。

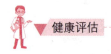

健康评估

走进病房 病例 5-4-1

患者张某,男性,68岁,冠心病10年,长时间冷风中行走或爬5层楼即感胸闷,休息后好转。

问题:
1. 如何对该患者进行活动与运动型态的问诊?
2. 该患者的体格检查应注意什么?
3. 活动与运动型态评估有哪些检查重点?

学习内容

一、活动与运动型态的检查方法与内容

1. 问诊 问诊包括日常活动与运动的形式、活动能力、活动耐力及其影响因素。

(1) 活动与运动形式:如可按以下方式提问:你一般每天如何安排自己的活动?/是否经常身体锻炼?/每日活动量有多少?活动频率、方式、强度以及每次持续的时间是多少?/不能参加锻炼的原因是什么?

(2) 日常生活活动能力:如可按以下方式提问:你穿衣、洗澡、吃饭及去厕所时,是否需要借助辅助用具或需要他人帮助?

(3) 活动耐力:如可按以下方式提问:你活动与运动后感到气急、乏力吗?/平走、上下楼、吃饭时会有气急、乏力吗?休息时会有气急、乏力吗?/活动与运动时摔倒或受伤过吗?是什么时候的事了?

(4) 影响活动耐力的因素:如可按以下方式提问:你患有心血管疾病、呼吸系统疾病吗?患有骨关节疾病吗?你患有肌肉、神经系统疾病吗?/曾服用哪些药物?

2. 体格检查

(1) 视诊个人卫生状况和衣着修饰,判断其日常生活及自理能力是否下降。

(2) 观察体位、步态、面容、表情、皮肤黏膜、指甲颜色,判断被检查者的活动耐力是否下降。

(3) 对生命体征进行连续、动态观察,是检查活动耐力的有效方法之一。

(4) 检查胸部与周围血管,注意胸廓是否畸形,心脏或肺部视诊、触诊、听诊或叩诊是否异常,是否存在周围动脉阻塞或静脉曲张等阳性体征。

(5) 检查骨、关节和肌肉的外形,是否有压痛、红肿、形态异常、肌肉萎缩和关节活动范围缩小,判断躯体活动是否障碍。

(6) 检查是否有视力或听力障碍、肌力减退或消失,是否有平衡或协调功能,判断其感知功能、随意运动、肌力、平衡和协调功能是否有异常。

二、活动与运动型态的检查重点

(1) 检查日常生活活动、休闲娱乐活动和日常体格锻炼习惯。

(2) 检查机体的生理功能是否满足日常生活活动的需要。
(3) 检查活动耐力及影响活动耐力的因素。

任务实施

一、问诊

该患者既往有冠心病,体力活动轻度受限,存在心功能不全症状。
针对病例 5-4-1,可以如下展开问诊。

> 护士:张先生,您好!我是您的管床护士小李。现在想要了解一下您平时的身体状况,以便下一步诊疗,请您配合!
> 护士:您以前有什么疾病吗?
> 答:冠心病10年。
> 护士:平时服药吗?
> 答:吃的。拜阿司匹林,每天1次,1次1片。可定,每晚1次,1次1片。欣康片,每天1次,1次1片。
> 护士:以前还有什么疾病吗?手术或者骨折?
> 答:没有。
> 护士:那您平常会锻炼身体吗?
> 答:打太极。
> 护士:每周几次?每次多长时间?
> 答:每周3~4次,每次半小时。
> 护士:除此以外还有吗?
> 答:每天散步半小时。
> 护士:现在日常生活,比如洗澡、刷牙、吃饭这些需要帮助吗?
> 答:当然不需要。
> 护士:平时走路、爬楼会不舒服吗?
> 答:寒风里走1个小时以上会不舒服,胸闷。爬楼的话,5楼就喘得不行了,需要休息。
> 护士:休息以后会好转吗?还是需要服用药物?
> 答:一般胸闷明显我会吃麝香保心丸。
> 护士:那平常活动有受过伤吗?
> 答:没有,我很当心的。
> 护士:好的,谢谢您的配合。

二、体格检查

考虑患者有冠心病史,体格检查需特别注意心肺检查。运动能力评估需当心患者有无骨折或肌肉萎缩等外伤史,可查肌力、肌张力、指鼻试验、跟膝胫试验等。

任务评价

一、单选题

请扫描二维码练习。

单选题

二、任务训练

病例5-4-2 患者,男性,40岁,右踝扭伤1个月。

问题:
1. 如何进行活动与运动型态评估?
2. 体格检查应注意什么?

(张林香)

任务五 睡眠与休息型态评估

学习目标

1. 能叙述睡眠与休息型态的评估方法和内容。
2. 能说出睡眠需求及其影响因素。
3. 能够正确进行睡眠与休息型态评估,并提出有针对性的护理诊断。
4. 具有耐心细致的职业素质和良好的沟通能力。

走进病房 病例5-5-1

患者林某,女性,25岁。因"入睡困难、早醒5个月,加重7天"入院。5个月前患者因工作紧张,压力大,出现入睡困难,需2个小时左右时间才能入睡。早上4点左右就醒来,醒后难以入睡,每天睡眠时间3小时左右,伴有乏力、易疲劳。曾在当地医院诊断为"睡眠障碍",给予"氯硝西泮、喹硫平"治疗,治疗后睡眠好转。7天前患者出差,停服药物后出现症状加重,有时通宵不能入睡。入院后体格检查:T 36.2℃,P 86次/分,R 18次/分,BP 110/70 mmHg。神志清楚,心肺腹检查正常。实验室检查:血常规、尿常规检查结果正常。头颅CT检查未见明显异常。

问题:
1. 该患者睡眠障碍有哪些表现?
2. 如何对该患者进行睡眠与休息型态的评估?
3. 该患者目前可能的护理诊断和合作性问题有哪些?

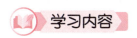

一、睡眠与休息型态评估方法和内容

睡眠与休息型态评估的方法包括问诊、身体评估和多导睡眠图监测等,评估内容包括对日常睡眠型态、睡眠异常及其影响因素的评估。评估目的是了解患者睡眠情况,识别影响睡眠的原因,并评估睡眠异常对患者的影响。

1. 问诊

(1) 日常睡眠型态评估:通过问诊、观察结合多导睡眠图监测等结果了解患者日常睡眠的情况。询问患者"您平时一般几点钟就寝?""一般多长时间可以入睡?""早上几点钟起床?""一般睡眠时间是多少?""白天精神状态如何?""夜间睡眠是否打鼾、说梦话或易醒?""醒来后是否能很快入睡?""白天是否有午睡的习惯?午睡多长时间?""睡眠前有无特殊的习惯比如听音乐、洗脚或阅读?""是否服用镇静安眠药辅助睡眠?"等。

(2) 异常睡眠型态评估:①失眠:询问患者"有无夜间入睡困难、易醒或早醒?""白天的精神状态是否良好?""失眠可能是哪些因素引起?""失眠有多长时间了?"等。在问诊的同时观察患者有无睡眠不足的表现,如精神不振、注意力不集中等,并通过睡眠脑电图和多导睡眠图的监测了解患者的睡眠质量。②嗜睡:询问患者"白天保持觉醒状态是否感到困难?""白天在无强刺激情况下(如静坐或看电视时)是否很容易入睡?"等,了解患者是否有嗜睡及其严重程度。

(3) 影响睡眠的因素:评估有无影响睡眠的因素,询问患者"有无疾病导致的躯体不适如疼痛、严重皮肤瘙痒?""有无情绪上的剧烈变化如焦虑、抑郁、恐惧?""最近睡眠的时间节律有无改变如白班与夜班频繁倒班?""睡眠前的习惯是否改变?""睡眠环境是否改变?""环境是否嘈杂、气温是否过热或过冷、光线是否过强?""有无服用影响睡眠的药物如甲状腺素片等?"

2. 体格检查

(1) 检查白天是否有不断打哈欠、揉眼睛、身体松弛、头低垂、无精打采;表情淡漠、结膜充血、黑眼圈、眼睑下垂等表现;是否有言语不清、发音错误和措辞不当等睡眠不足所致的说话清晰度和用词能力改变;是否有注意力不集中,定向力减退,记忆力、思维和判断能力下降,警觉性下降等表现。

(2) 检查睡眠环境是否存在光线过亮、声音嘈杂、温度过冷或过热等不利于睡眠的因素。

(3) 检查睡眠时是否有呼吸暂停的鼾声、夜惊、梦游、磨牙以及与年龄不符的遗尿等。

二、睡眠与休息型态的检查重点

(1) 被检查者对睡眠和休息的质量与时间的感知。
(2) 睡眠与休息型态紊乱的症状、体征。
(3) 睡眠与休息型态紊乱的类型、原因。

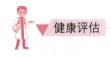

健康评估

任务实施

一、问诊

针对病例5-5-1,可以进行以下问诊。

护士:林女士,您好!我是您的责任护士小张,现在想了解您的相关病情,希望您能配合。
护士:您感到哪里不舒服?
答:入睡困难、易早醒。
护士:从什么时候开始的?有多长时间了?
答:6个月了,近一周特别明显。
护士:你通常什么时候就寝?什么时候睡着,什么时候醒来呢?
答:一般11点半左右就寝,2个小时后才能睡着,4点钟左右就醒了。
护士:睡觉前有没有什么特殊习惯,比如热水泡脚、运动、听音乐等。
答:睡前热水泡脚或洗澡,还有就是必须要吃安眠药。
护士:白天是否精力充沛,是否感到疲劳乏力?
答:感到疲劳、乏力、注意力不集中。
护士:你认为这次发病可能是什么原因引起的?
答:可能是最近没吃药引起的。
护士:你以往有没有心脏病或呼吸系统疾病?
答:我没有心脏病,原来身体很健康。
护士:发病以来,你看过医生,治疗过没有?
答:在门诊看过,服用过药物。
护士:发病以来,饮食、大小便是否正常?
答:发病以来食欲没以前好,大小便正常。
护士:您还有什么特殊情况要告诉我的吗?比如说有无药物过敏史?
答:无药物过敏史。
护士:好的,您的情况我大体了解了,谢谢您的配合。
答:好的。

病例5-5-1　病例分析

1. 本病例引起睡眠障碍的原因分析　根据患者已有的病史资料、临床表现及实验室检查结果分析,该患者由于工作压力大,造成紧张、焦虑等干扰原来睡眠状态,导致入睡困难和早醒,又因为停用药物引起症状加重。

2. 该患者睡眠障碍的特点分析与描述　该患者睡眠障碍表现为夜间入睡困难、早醒,白天因乏嗜睡、精神不振、注意力不集中。

二、护理诊断

1. **分析** 根据患者的主要临床表现分析,患者入睡困难、早醒,存在"睡眠型态紊乱"和"睡眠剥夺"的问题。

2. **病例 5-5-1 护理诊断**
   (1) 睡眠型态紊乱。
   (2) 睡眠剥夺。

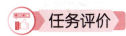

一、单选题
请扫描二维码练习。

二、任务训练

1. 病例 5-5-1 中患者出现睡眠障碍,你在问诊中特别要注意哪些内容?
2. 失眠的定义是什么?影响睡眠的因素有哪些?
3. **病例 5-5-2** 患者张某,男性,55 岁,反复失眠 1 年余,1 年前开始因家庭琐事而出现入睡困难,经常早醒,白天感头昏、头胀,记忆下降,影响患者日常的生活和工作。曾服过"地西泮"等药物助眠,症状时轻时重。无特殊药物过敏史,否认传染病史和心脏病史。

问题:
(1) 该患者睡眠障碍的表现有哪些?
(2) 如何对该患者进行睡眠与休息型态的评估?
(3) 该患者目前可能的护理诊断和合作性问题有哪些?

单选题

(何云海)

任务六 认知与感知型态评估

学习目标

1. 能叙述认知与感知的概念。
2. 能说出认知与感知型态评估的方法和内容。
3. 能够正确对患者进行认知与感知型态评估,并提出有针对性的护理诊断。
4. 具有耐心细致的职业素质和良好的沟通能力。

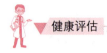

走进病房 病例 5-6-1

患者杨某,男性,67 岁。因"左耳听力下降伴耳鸣 1 年,加重 5 天"入院。近 1 年来无明显诱因出现左耳听力下降,伴间歇性耳鸣,如蝉鸣音,症状时轻时重,未予治疗。近 5 天受凉后感冒导致听力下降症状加重。入院后体格检查:T 36.2℃,P 86 次/分,R 18 次/分,BP 110/70 mmHg。神志清楚,咽部充血,心肺腹检查正常。耳部检查:耳廓外形正常,外耳道无红肿,耳道通畅,左耳听力明显下降。实验室检查:血常规、尿常规检查结果正常。初步诊断:①神经性耳聋。②急性上呼吸道感染。

问题:
1. 该患者听力下降有哪些特点?
2. 如何对该患者进行听力评估?
3. 该患者目前可能的护理诊断和合作性问题有哪些?

学习内容

一、认知与感知型态评估方法和内容

1. 问诊

(1) 感知功能评估:主要对个体视觉、听觉、味觉、嗅觉、痛觉进行评估。

1) 视觉与听觉评估:通过问诊、视力视野检查和听力检测进行综合评估。可询问患者:最近有无视力、听力下降?/有无夜间视物困难?/视力或听力下降对生活有无影响?/有什么影响?/最近感到眼睛疼吗?/有耳鸣、耳痛吗?/有分泌物从耳内流出吗?

2) 味觉与嗅觉评估:通过问诊、味觉和嗅觉检查进行综合评估。可询问患者:最近有无味觉或嗅觉异常?/能正确辨别气味吗?/能尝出食物味道吗?

3) 痛觉评估:通过问诊、身体评估及疼痛数值等级量表进行综合评估。可询问患者:什么部位疼痛?/疼痛的严重程度如何?/什么时候开始疼痛?疼痛持续有多久了?/什么原因使疼痛加重或缓解?/既往有没有类似的疼痛发作史?

(2) 认知功能评估:包括思维能力、语言能力、定向力的评估。思维能力、语言能力评估具体内容见项目四的相关内容。定向力评估可通过询问患者:今天星期几?/今天是几月几日?/你毕业是在哪一年?来判断其时间定向能力。通过询问患者:您现在在什么地方?/您家在什么地方?来判断其地点定向力。通过询问患者:您孩子叫什么名字?/陪您一起来的是谁?来判断其人物定向能力。通过询问患者:电视机遥控器是在右侧还是左侧?/呼叫器在床的右侧还是左侧?判断其空间定向能力。

2. 体格检查

(1) 检查视觉、听觉、味觉、嗅觉和痛觉。

(2) 检查思维能力、语言能力、定向力以及意识状态。

二、认知与感知型态的检查重点

(1) 检查视觉、听觉、味觉和嗅觉等感知功能状态。
(2) 检查思维能力、语言能力、定向力以及意识状态。
(3) 检查感知与认知功能改变而面临的危险。
(4) 检查感知与认知功能改变的反应。

任务实施

一、问诊

通过问诊,了解病史。针对病例 5-6-1,可以进行以下问诊。

护士:杨先生,您好!我是您的责任护士小张,现在想了解您的相关病情,希望您能配合。
护士:您感到哪里不舒服?
答:左耳听力下降、耳鸣。
护士:是什么时候开始的?有多长时间了?
答:1年了,近10天加重。
护士:是听不清楚,还是完全听不见?
答:是左耳听不清楚,右耳还正常。
护士:除了听力下降外,还有哪些不舒服?
答:一阵一阵耳鸣,像蝉鸣一样。
护士:有没有耳痛或耳内有东西流出来吗?
答:没有。
护士:你做过听力测试吗?
答:这次在住院前门诊做过。
护士:听力下降对你的生活有哪些影响?
答:听不清别人的谈话,有时听不到身后车辆的喇叭声。
护士:你有没有心脏病史或呼吸系统疾病史?
答:我没有心脏病,原来身体很健康。
护士:发病以来,饮食、大小便是否正常?
答:发病以来食欲减退,大小便正常。
护士:您还有什么特殊情况要告诉我的吗?比如说有无药物过敏史?
答:无药物过敏史。
护士:好的,您的情况我大体了解了,谢谢您的配合!
答:好的。

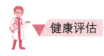

病例 5-6-1 病例分析

1. 本病例引起听力下降的原因分析 根据患者已有的病史资料、临床表现及实验室检查结果分析,该患者由于随着年龄增长,内耳的功能下降引起神经性耳聋。听力下降症状加重与急性上呼吸道感染有关。

2. 该患者听力下降的特点分析与描述 该患者听力下降随年龄增长而加重,伴有蝉鸣样耳鸣音,感冒后症状加重。

二、护理诊断

1. 分析 根据患者的主要临床表现分析,患者听力下降,存在"感知改变"的问题。
2. 病例 5-6-1 护理诊断 **感知改变**。

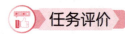

一、单选题

请扫描二维码练习。

二、任务训练

1. 病例 5-6-1 中患者出现听力下降,针对听力下降症状,你在问诊中特别要注意哪些内容?
2. 定向力评估的内容和方法有哪些?
3. **病例 5-6-2** 患者张某,女性,66岁,退休教师。近3年感觉记忆力下降,对刚做过的事转瞬即忘,如做菜时反复放盐,出门有时找不到回家的路,认识家人。身体评估:T 36.1℃,P 70次/分,R 16次/分,BP 130/75 mmHg,神志清楚,心肺腹检查正常。无特殊药物过敏史,否认传染病史和心脏病史。

问题:

(1) 该患者目前存在的主要问题是什么?
(2) 如何对该患者进行评估?
(3) 该患者目前可能的护理诊断和合作性问题有哪些?

(何云海)

任务七 自我概念型态评估

学习目标

1. 能够全面问诊自我概念型态及其相关因素。
2. 掌握自我概念形态存在的危险因素。

走进病房 病例 5-7-1

患者田某,女性,17岁,学生,情绪低落6个月。父母离异,学校住宿生,学习成绩差,注意力不集中。

问题:
1. 如何对该患者进行自我概念型态的问诊?
2. 该患者的体格检查应注意什么?
3. 自我概念型态评估有哪些检查重点?

学习内容

一、自我概念型态的检查方法和内容

1. 问诊　包括身体意象、社会认同、自我认同与自尊、自我概念的现存与潜在威胁。

（1）身体意象:可按下述方式提问:你认为自己身体最重要的是哪一部分?为什么?/你最关注的健康问题是什么?/你最希望外表的什么地方需要改变?他人希望你改变外表的什么地方?/这些身体意象改变对你有影响吗?/你认为这些改变使他人对你的看法有改变吗?

（2）社会认同:可按下述方式提问:你从事的职业是什么?/对家庭情况、工作情况满意吗?/朋友、同事、领导对你如何评价?

（3）自我认同与自尊:可按下述方式提问:你对自己满意吗?/你对自己处理工作和日常生活问题的能力满意吗?不满意的是哪些方面?/对自己的个性特征、心理素质和社会能力满意吗?哪些方面不够满意?/最能引以为豪的个人成就有哪些?

（4）自我概念的现存与潜在威胁:可按下述方式提问:让你感到最忧虑或痛苦的事情有哪些?/让你感到焦虑、恐惧、绝望的事情有哪些?

2. 体格检查

（1）检查其外表是否整洁、穿着打扮是否得体以及肢体语言行为的表现。

（2）检查其语言行为是否有"我真没用"等语言流露。

（3）检查是否有焦虑的表现,如着急、无法平静、颤抖、害怕、惊慌、出汗、脸红、心悸、气急、恶心、呕吐、尿频、失眠、易激惹等。

（4）检查是否有抑郁的表现,如睡眠障碍、食欲减退、体重下降、心慌、易疲劳、哭泣、空茫感、无助感等。

二、自我概念型态的检查重点

（1）检查身体意象、自我认同和自尊方面的自我感受与评价。

（2）检查影响被检查者自我概念的相关因素。

（3）检查自我概念方面现存的与潜在的威胁。

任务实施

一、问诊

针对病例5-7-1,可以如下展开问诊,问诊过程中注意患者有无不自觉叹气、流泪等行为。

> 问诊过程中需要保有严谨、认真的工作态度,同时还需要学会倾听,善于发现,保持耐心,尽量让对方把话说完。充分尊重患者,体现爱心、责任心及人文关怀的价值观。

护士:田同学,您好! 我是您的管床护士小李。现在想要了解一下您平时的情况,以便下一步诊疗,请您配合!
护士:最近不开心吗?
答:一直。
护士:觉得自己这种情绪低落有没有连累其他人?
答:还好。
护士:会反复想是不是自己的问题导致这种不开心吗?
答:有一点,老是瞎想。
护士:有觉得活着没意思吗?
答:有,就很没意思,最近也和男朋友分手了。
护士:那会有不好的想法吗? 会想还不如死了算了这种?
答:那还没有。
护士:睡觉好吗?
答:不好,每天睡2～3个小时。
护士:你还在上学吧?
答:在的。
护士:现在会不想去上学吗?
答:觉得上学没啥意思。
护士:学习成绩好吗? 上课能集中精神吗?
答:现在特别不能集中注意力,成绩也变差了。
护士:和同学相处好吗? 有和朋友谈过你心情不好吗?
答:我没有啥朋友。
护士:你对自己现在这个状态满意吗?
答:当然不满意。
护士:现在担心自己以后怎么办吗?
答:我不知道自己怎么了,也不知道以后怎么办。

护士：吃饭好吗？
答：一般吧，不算多。
护士：会觉得特别容易累吗？
答：会。
护士：有心慌、胸闷这种感觉吗？
答：那倒没有。
护士：最近有变瘦吗？
答：近1个月瘦了5斤吧。
护士：你觉得自己为什么会心情不好呢？
答：我不知道。
护士：最近有发生什么事吗？或者家里有什么情况？
答：我父母离婚了，最近我和男朋友分手了。
护士：你有吃什么药吗？
答：去心理门诊看过，说我抑郁，吃过药，但副作用太大，医生让我停了。
护士：吃的什么药？有什么副作用？
答：吃了好多，不记得了。会吐，一吃就吐。
护士：好的，谢谢您的配合。

二、体格检查

该患者体格检查应注意排除器质性疾病。

任务评价

一、单选题

请扫描二维码练习。

单选题

二、任务训练

病例5-7-2　患者，男性，60岁，脑梗死后出现性格改变，情绪暴躁，易怒，不能适应当前工作。

问题：

1. 应如何进行自我概念型态评估？
2. 体格检查应注意什么？

（张林香）

任务八 角色与关系型态评估

学习目标

1. 关注个体在家庭、工作和社会生活中所承担的不同角色及其影响。
2. 体格检查全面,合理使用评估量表。

走进病房 病例5-8-1

患者曹某,女性,23岁,大学毕业,刚进入传媒工作,工作压力较大,常加班,近期发现自己脱发明显。

问题:
1. 如何对该患者进行角色与关系型态的问诊?
2. 该患者的体格检查应注意什么?

学习内容

一、角色与关系型态的检查方法和内容

1. 问诊

(1) 个体的角色:可按下述方式提问:你是干什么工作的?对工作满意吗?有职务吗?你认为能胜任工作吗?/在家庭和生活中担任什么角色?权利和义务有哪些?/对所处的角色行为是否满意?与期望是否相符?/是否感到压力很大、不能胜任目前的角色?/是否有疲乏、头疼、心悸、焦虑、抑郁等反应?

(2) 家庭角色与家庭关系:可按下述方式提问:能谈谈你的家庭情况吗?/你感觉家庭快乐、和睦吗?家庭中遇事通常谁做主?/你生病会给家庭带来影响吗?

(3) 社会关系:可按下述方式提问:你对自己和家庭的社交范围、社交深度和人际关系满意吗?/最近你感觉到与亲戚、同事或朋友的关系发生了变化吗?

(4) 沟通能力:可按下述方式提问:你能清楚地表达自己的想法吗?能理解阅读材料的内容吗?/听力、视力和语言能力有障碍吗?平时戴眼镜或使用助听器吗?效果好吗?

2. 体格检查

(1) 检查一般状况、语言表达能力、理解能力等。
(2) 检查家庭成员的表现和反应、情绪状态。
(3) 进行听力和视力的检查。

3. 相关量表测评 常用家庭功能量表和家庭支持量表。

二、角色与关系型态的检查重点

（1）被检查者所承担的角色以及被检查者的角色感知与角色行为。
（2）角色紧张的危险因素，角色紧张的生理、心理和行为反应。
（3）被检查者与他人的沟通形式，妨碍有效沟通的因素。
（4）现存的或潜在的家庭功能障碍。

任务实施

一、问诊

问诊应注重患者个体在家庭、工作和社会生活中所承担的角色，对角色的感知与满意情况，是否存在角色适应不良以及社会关系和沟通能力不良。

针对病例 5-8-1，可以展开如下问诊。

> 护士：曹女士，您好！我是您的管床护士小李。现在想要了解一下您平时的情况，以便下一步诊疗，请您配合！
> 护士：您是干什么工作的？
> 答：在传媒公司当编辑。
> 护士：您工作多久了？
> 答：半年不到。
> 护士：这是您第一份工作？
> 答：大学毕业后第一份，我今年刚毕业。
> 护士：对工作满意吗？
> 答：还可以，和我的专业是对口的。
> 护士：您觉得您能胜任现在工作吗？
> 答：勉强可以。
> 护士：勉强是因为什么？
> 答：经常加班，我们这个工作要效率、要成绩，我一直在加班。
> 护士：那您觉得您沟通能力好吗？
> 答：还可以。
> 护士：最近脾气暴躁吗？
> 答：工作上还好，回家容易发脾气。
> 护士：您结婚了？
> 答：和父母住的，没结婚。
> 护士：和父母关系融洽吗？
> 答：挺好的。
> 护士：您现在脱发对您生活有影响吗？
> 答：目前没有，但我怕掉光了，太可怕了，我现在出门都戴帽子。

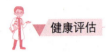

护士：您觉得您现在能平衡生活和工作吗？
答：不能，我几乎都把时间给工作了，而且也没有做得很好。
护士：会很焦虑吗？
答：有一点，我晚上都睡不熟，容易醒。
护士：好的，谢谢您的配合。

二、体格检查

患者精神状况尚可，言语表达清楚，焦虑明显，对答准确，体格检查无异常。

单选题

任务评价

一、单选题

请扫描二维码练习。

二、任务训练

病例5-8-2 患者，男性，40岁，失业在家，妻子欲与其离婚，有自残倾向。

问题：

1. 应如何进行角色与关系型态评估？
2. 体格检查应注意什么？

（张林香）

任务九　性与生殖型态评估

学习目标

1. 注重隐私，言语得体。
2. 体格检查应充分取得患者同意。
3. 熟练掌握生殖器体格检查方法。

走进病房　病例5-9-1

患者沈某，女性，25岁，无业，性生活混乱，因发现外阴菜花状赘生物而就诊。

问题：

1. 如何对该患者进行性与生殖型态的问诊？
2. 该患者的体格检查应注意什么？

项目五 功能性健康型态的评估

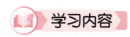 学习内容

一、性与生殖型态的检查方法和内容

1. 问诊 对性与生殖型态问诊的内容应包括性别认同与性别角色、性与生殖的知识、性行为及其满意度、性虐、生育史与生育能力、家族史、生殖系统检查史。

(1) 性别认同与性别角色：可按下述方式提问：你是如何看待性与自己的性别角色？你承担哪些与性别相关的角色？/你的健康状况会限制你性别角色的表现吗？

(2) 性与生殖的知识：可按下述方式提问：你在性和生殖方面有疑问吗？/你知道在性和生殖方面应该注意什么？

(3) 性行为及其满意度：可按下述方式提问：你是否有性生活？满意吗？如不满意其原因是什么？如何改变？/你得过性病吗？

(4) 性虐待：可按下述方式提问：在儿童时期或成年后是否曾遭受过性虐待？

(5) 家族史：可按下述方式提问：你的母亲在怀孕期间是否有服用己烯雌酚预防流产？/是否有乳腺癌或卵巢癌的家族史？

(6) 生育史与生育能力：①女性：可按下述方式提问：你第一次来月经时年龄多大？每次月经持续几天？月经周期一般是几天？/月经量和颜色正常吗？最近一次月经是哪一天？何时停经？/你怀孕几次？有几个小孩？生产顺利吗？/采取避孕措施没有？②男性：可按下述方式提问：你会睾丸自检吗？有异常发现没有？最后一次检查是什么时候？/你采取哪种避孕方法？做过输精管结扎术吗？/你们夫妻接受这种方法吗？

(7) 生殖系统检查史：可按下述方式提问：你是否定期做妇科健康检查，如乳房检查、乳房自检、阴道脱落细胞涂片等？/多长时间检查一次？最后一次检查是的什么时候？结果正常吗？/你最后一次睾丸自检是什么时候？结果正常吗？

2. 体格检查

(1) 注意检查乳房的发育情况，两侧是否完整对称，乳房皮肤有无异常，乳头处有无分泌物，局部有无包块、压痛。

(2) 检查外生殖器的发育状况及有无异常。

二、性与生殖型态的检查重点

(1) 被检查者对性和生殖方面所关心的内容，对性和生殖功能的认知。

(2) 被检查者的性发育水平，包括相关的生理改变。

(3) 被检查者在性和生殖方面存在的问题。

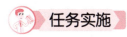 任务实施

一、问诊

性与生殖型态评估须严格尊重患者隐私，询问时确定患者是单独被问诊还是需家属陪同。男性尽量不单独问诊女性患者，须有女性医务人员陪同。言语端正，避免嬉笑，严肃

5-27

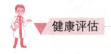

认真。

> 切实尊重和维护患者的合法权益,保护患者的隐私权,构建和谐的护患关系。

针对病例5-9-1,可以展开如下问诊。

护士:沈女士,您好!我是您的管床护士小李。现在想要了解一下您平时的情况,以便下一步诊疗,请您配合!

护士:我是单独问您吗?需要问一些比较隐私的问题,需要家属回避吗?

答:我一个人吧。

护士:这位家属您先在外面等一下,有些问题需要单独和患者沟通。

护士:这样可以吗?就我和您,您会感觉不舒服吗?

答:没有。

护士:我可以问您一些性生活方面的问题吗?这对您的病情很重要。

答:你问吧。

护士:您最近有性生活吗?

答:有的。

护士:对方有性病吗?

答:不知道,应该没有吧。

护士:冒昧问一下,您的性伴侣固定吗?

答:不太固定。

护士:那你们性生活避孕吗?

答:我吃药。

护士:您月经正常吗?

答:正常,没什么问题。

护士:家里父母或亲戚有过妇科肿瘤吗?

答:没有。

护士:好的,谢谢您的配合。

二、体格检查

患者外阴发育正常,大阴唇处见菜花状赘生物,周围皮肤红肿,颜色为污灰色,表面有糜烂。

单选题

任务评价

一、单选题

请扫描二维码练习。

二、任务训练

病例5-9-2 患者,女性,62岁,有人乳头状瘤病毒感染史,停经后阴道流血。

问题：
1. 应如何进行性与生殖型态评估？
2. 体格检查应注意什么？

（张林香）

任务十　压力与应对型态评估

学习目标

1. 问诊表达得体，注意患者情况改变。
2. 体格检查全面，合理使用评估量表。

任务描述

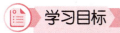 病例 5-10-1

患者张某，女性，24 岁，应届毕业生，求职屡次失败，因情绪低落就诊。
问题：
1. 如何对该患者进行压力与应对型态的问诊？
2. 该患者的体格检查应注意什么？
3. 压力与应对型态评估有哪些检查重点？

学习内容

一、压力与应对型态的检查方法和内容

1. **问诊**　如何展开压力与应对型态问诊？可以从以下 4 个方面进行。

（1）压力源：可按下述方式提问：近来你生活有改变吗？你最关心什么事？/常感到有压力或紧张、焦虑吗？/你的压力来源于疾病、环境、家庭、工作，还是经济方面？

（2）压力感知：可按下述方式提问：压力对你意味着什么？你缓解压力和紧张情绪的方式是什么？

（3）应对方式：可按下述方式提问：当你遇到困难时，你的家人、亲友和同事中谁能帮助你？/你把心事和烦恼会说给谁听？/缓解紧张或压力方式通常有哪些？如想办法解决问题、与他人交谈、寻求帮助、抱怨他人、从事体力活动、试图忘却、祈祷、用药或酗酒、睡觉、什

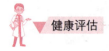

么都不做等。

(4) 压力缓解情况：可按下述方式提问：通常你采取的措施是否能解决你的问题和烦恼？

2. **体格检查**

(1) 检查有无压力所致的生理反应、情绪反应、认知反应和行为反应，应特别关注是否有自杀或暴力倾向与行为，是否有采用心理防御机制及压力应对方式。

(2) 检查皮肤颜色、皮肤温度和湿度、呼吸频率与深度、心率、心律、血压、肠鸣音、肌张力。压力状态下可出现皮肤颜色、温度和湿度的改变、心率加快、收缩压上升、心律失常、呼吸加快或过度通气、肠鸣音加快、全身肌肉紧张伴颤抖。

3. **量表测评** 常用的有社会再适应量表和医院压力评定量表。

二、压力与应对型态的检查重点

(1) 检查面临的压力资源。
(2) 检查对压力的认知与评价。
(3) 检查压力反应与应对方式。
(4) 检查应对方式的有效性。
(5) 检查压力引起的危机征象。

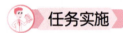

一、问诊

问诊应包括个体面临的压力源、压力感知、压力应对方式以及压力缓解的情况。

> 医护人员对患者的心理问题应采取积极有效的措施，加强心理关怀与疏导。

针对病例 5-10-1，可以展开如下问诊。

> 护士：张女士，您好！我是您的管床护士小李。现在想要了解一下您平时的情况，以便下一步诊疗，请您配合！
> 护士：您最近有什么麻烦或者问题吗？
> 答：找不到工作。
> 护士：您是应届毕业生吗？
> 答：是的。
> 护士：压力很大吗？一直在想这个事情吗？
> 答：觉得自己特别没用。
> 护士：您有什么缓解这种压力的方法吗？
> 答：没有，特别崩溃。

> 护士：这件事你有和父母、朋友说吗？他们什么反应？
> 答：父母不管我，朋友的话，和他们聊了，但是没特别大的作用。
> 护士：您酗酒或抽烟吗？
> 答：不。
> 护士：您现在对生活有信心吗？
> 答：完全没有。
> 护士：会有不好的念头吗？比如和死亡相关的想法。
> 答：这倒没有，就是不开心，很烦。
> 护士：好的，谢谢您的配合。

二、体格检查

体格检查全身皮肤无皮损，无自残或暴力倾向。沟通流畅，无明显隐瞒，呼吸频率较快，心率110次/分，肠鸣音活跃。全身皮肤颜色正常，无明显肌肉抖动。

 任务评价

一、单选题

请扫描二维码练习。

二、任务训练

病例 5-10-2 患者，男性，52 岁，炒股损失约数十万，有自残情绪，酗酒。

问题：

1. 应如何进行压力与应对型态评估？
2. 体格检查应注意什么？

单选题

（张林香）

任务十一 价值与信念型态评估

学习目标

1. 把握价值与信念问诊内容。
2. 体格检查注意外表、服饰、宗教信仰的改变等。

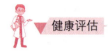

> **走进病房** 病例5-11-1
>
> 患者洪某,女性,30岁,博士,大学教师,因反复头痛到医院就诊,未及明显异常。
> 问题:
> 1. 如何对该患者进行价值与信念型态的问诊?
> 2. 该患者的体格检查应注意什么?
> 3. 价值与信念型态评估有哪些检查重点?

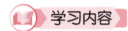

一、价值与信仰型态的评估方法与内容

1. **问诊** 价值与信念型态的问诊内容应包含以下2个方面。

(1) 文化:可按下述方式提问:你出生于哪儿?现居住在什么地方?住多久了?/你是哪个民族?是否有宗教信仰?疾病对你的信仰活动有影响吗?/你有特殊的民族传统或仪式需要我们注意吗?/健康意味着什么?疾病意味着什么?/当你患病时向谁请教?会给你有效的建议吗?/当你不舒服时,你会怎样办?会使用民间偏方吗?/住院是否付出较大费用?值得吗?你的费用是如何解决的?参加医疗保险了吗?

(2) 精神世界:可按下述方式提问:您经常思考人生价值相关的问题吗?生活的意义和目标是什么?/你怎么看待器官捐献?/当你需要精神力量支持时,你认为祈祷对你有帮助吗?谁会帮助你?/宗教信仰对你来说有多重要?哪种宗教书籍或文章对你影响最深刻?

2. **体格检查** 检查个体的外表、服饰,是否有宗教信仰活动或宗教信仰改变,可获取有关个体文化和宗教信仰的信息。宗教信仰活动或宗教信仰的改变可能提示被检查者存在精神困扰。

二、价值与信念型态的检查重点

(1) 检查文化和种族背景。
(2) 检查对于生活、死亡、健康、疾病和精神世界的价值观与信念。
(3) 检查价值观和信念与其所接受的健康照料体系有无冲突。
(4) 检查基于文化的健康行为。
(5) 检查有无精神困扰。

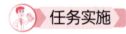

一、问诊

问诊应包括文化和精神世界。

> 医务工作者应当尊重患者的民族风俗习惯和宗教信仰。了解患者的民族、信仰、风俗、习惯、忌语等,使其在不违反医疗、护理规定的原则下得到尊重。

针对病例 5-11-1,可以展开如下问诊。

> 护士:洪女士,您好!我是您的管床护士小李。现在想要了解一下您平时的情况,以便下一步诊疗,请您配合!
> 护士:您是哪里人?现在住在哪里?
> 答:本地人,一直住在这。
> 护士:您是什么职业?
> 答:大学教师。
> 护士:您有宗教信仰吗?
> 答:没有。
> 护士:您是哪个民族的?
> 答:汉族。
> 护士:您觉得自己健康吗?
> 答:不健康,我经常头痛。
> 护士:那您头痛一直在医院看吗?
> 答:我一直在看,住院都住了好几个科了,一直没查明白。
> 护士:您用过民间偏方吗?
> 答:没有。
> 护士:有因为这个疾病去拜佛或者做礼拜吗?
> 答:没有。
> 护士:好的,谢谢您的配合。

二、体格检查

患者着装得体,无明显宗教服饰,体格检查未及明显异常。

任务评价

一、单选题

请扫描二维码练习。

单选题

二、任务训练

病例 5-11-2　患者,男性,62 岁,满族,佛教徒,终年礼佛。

问题:

1. 应如何进行价值与信念型态评估?
2. 体格检查应注意什么?

(张林香)

模块三　身体评估

项目六　一般状态与皮肤、浅表淋巴结评估

项目介绍

一般状态与皮肤、浅表淋巴结评估是从患者走进诊室或医护人员在床边询问病史时开始的,是整个体格检查的第一步,是对患者全身状态的概括性检查,一般检查也是向患者传递一种信息的过程,有利于加强医患沟通和医患合作。

一般状态与皮肤、浅表淋巴结评估的检查方法以视诊为主,配合触诊和听诊。检查内容包括性别、年龄、生命体征、发育与体型、营养状态、意识状态、面容与表情、语调与语态、体位、姿势与步态等,还有皮肤和淋巴结。

相关知识储备

具备正确进行体格检查基本操作的技能并能灵活运用(详见项目一任务二体格检查)。

学习导航

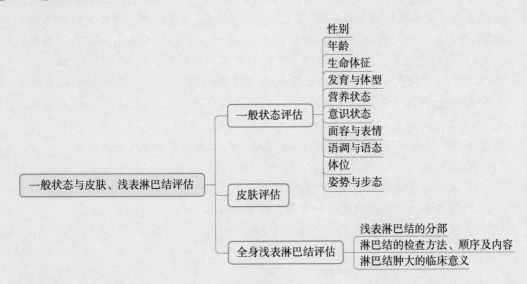

项目六　一般状态与皮肤、浅表淋巴结评估

任务一　一般状态评估

学习目标

1. 能够准确测量体温、脉搏、呼吸、血压并说出正常生命征及生命征变化的临床意义。
2. 能够评估发育与体型以及营养状态并说出常见异常发育与体型、营养状态的临床意义。
3. 能够熟练评估意识状态并说出意识状态变化的临床意义。
4. 能够识别常见的典型病态面容并说出典型病态面容的临床意义。
5. 能够判断体位并说出异常体位的临床意义。
6. 能够识别常见的典型病态步态并说出常见典型病态步态的临床意义。

走进病房　病例6-1-1

患者李某，男性，65岁，胸骨后压榨性痛，伴恶心、呕吐2小时。患者于2小时前搬重物时突然感到胸骨后疼痛，压榨性，有濒死感，休息与口含硝酸甘油均不能缓解，伴大汗、恶心，呕吐过两次，为胃内容物，二便正常。既往无高血压和心绞痛病史，无药物过敏史。吸烟20余年，每天1包。体格检查：T 36.8℃，P 100次/分，R 20次/分，BP 100/60mmHg，急性痛苦病容，平卧位，无皮疹和发绀，浅表淋巴结未触及，巩膜不黄，颈软，颈静脉无怒张，心界不大，心率100次/分，有期前收缩5~6次/分，心尖部有S4，肺听诊无啰音，腹平软，肝脾未触及，下肢无水肿。心电图示：ST段V1~5升高，QRSV1~5呈Qr型，T波倒置和室性期前收缩。

问题：
1. 该患者生命体征有哪些内容异常？
2. 该患者心前区疼痛发作时的面容是哪一种？
3. 该患者心前区疼痛发作时的体位是哪一种？

学习内容

一般状态检查是指对被检查者的全身状态进行概括性检查。检查方法以视诊为主,配合触诊、听诊和嗅诊。一般状态检查内容包括性别、年龄、生命体征、发育与体型、营养状态、意识状态、面容与表情、语调与语态、体位、姿势与步态。

一、性别

性别判断主要依据是性征的发育情况,包括第一性征及第二性征。多采用视诊法检查,成人的性征比较明显。性征发育正常与否受性激素影响较大,当患有某些疾病或性染色体异常时会使性征发生改变。

(1) 某些疾病对性征的影响:如肾上腺皮质肿瘤或长期使用肾上腺皮质激素者,可出现女性患者男性化;而肝硬化、肾上腺皮质肿瘤患者,可出现男性患者女性化和第二性征的改变。

(2) 某些药物对性征的影响:如长期应用雌激素或雄激素引起性征的改变。

(3) 性染色体异常对性征的影响:如性染色体的数目和结构异常导致的两性畸形。

(4) 性别与某些疾病的发生率的关系:如甲状腺疾病和系统性红斑狼疮女性较男性多见,胃癌及食管癌男性较女性多见。

二、年龄

血压测量视频

年龄的大小通常经问诊得知。对于特殊患者如意识不清、死亡或故意隐瞒年龄者,可观察其皮肤黏膜的弹性与光泽、肌肉状态、毛发的颜色及分布情况、牙齿状态等作为判断依据。人的生长、发育、成熟和衰老随年龄增长而不断变化,儿童期重点观察生长发育情况,青少年期重点观察性征的发育,老年期重点观察衰老情况。年龄与疾病的发生、发展和预后有密切的关系。如佝偻病、白喉多见于幼儿与儿童;结核病多见于青少年;高血压、冠心病多见于中老年人等。

三、生命体征

生命体征是评价生命活动存在与否及其质量的重要指标,包括体温、脉搏、呼吸和血压(详见《基础护理学技术》课程)。

> **病例6-1-1 病例分析1**
> 病例6-1-1中的患者四大生命体征即体温、呼吸、脉搏、血压都在正常范围之内。其中呼吸20次/分、脉搏100次/分,达正常范围临界高值,与患者疾病的影响有一定的关系。

四、发育与体型

1. 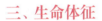发育　发育与遗传、内分泌、营养代谢、体育锻炼等因素密切相关,发育常依据年龄、智力、体格成长状态(如身高、体重、第二性征)的关系进行综合判断,发育正常者相互间均衡一致。成人发育正常的判断指标包括:①头长约为身高的1/7;②两上肢水平展开指间距

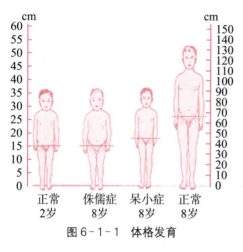

图 6-1-1 体格发育

离约等于身高;③坐高等于下肢的长度;④胸围约等于身高的一半。

临床上的病态发育与内分泌疾病密切相关,常见以下几种:如在发育成熟前,若甲状腺功能减退,可导致体格矮小伴智力低下,称呆小症;若腺垂体功能减退,可致体格异常矮小,但智力正常,称垂体性侏儒症;若腺垂体功能亢进,可导致体格发育异常高大,称巨人症。而性激素分泌异常可导致第二性征的改变,性激素对体格发育亦有一定的影响,性早熟儿童由于其骨骼愈合过早而影响其后期的体格发育(图 6-1-1)。

2. **体型** 体型是身体各部发育的外观表现,包括骨骼、肌肉的生长与脂肪分布状态等。成年人的体型分为以下 3 种。

(1) 正力型(匀称型):身体各部结构匀称适中,见于大多数正常人。

(2) 无力型(瘦长型):体高肌瘦、颈长肩窄、胸廓扁平、腹上角<90°。

(3) 超力型(矮胖型):体格粗壮、颈短肩宽、胸廓宽厚、腹上角>90°。

五、营养状态

营养状态可根据皮肤、黏膜、皮下脂肪、肌肉、毛发、指甲等的发育情况进行判断。最方便快捷的方法是判断皮下脂肪的充实程度,以前臂内侧或上臂背侧下 1/3 处皮下脂肪充实的程度作为常用部位。

1. **营养状态临床分级**

(1) 良好:黏膜红润、皮肤光泽、弹性良好,皮下脂肪丰满,肌肉结实,毛发和指甲润泽。

(2) 不良:皮肤黏膜干燥、弹性减退、皮下脂肪菲薄,肌肉松弛无力,毛发稀疏、干枯、易脱落,指甲粗糙无光泽。

(3) 中等:介于良好与不良两者之间。

2. **体重** 最简单、直接的指标是测量体重。首先根据被检查者的身高计算出其标准体重,再将实际体重与标准体重进行比较。实际体重在标准体重±10%范围内属于正常,低于标准体重的 10% 称消瘦;超过标准体重的 10% 称超重;超过标准体重的 20% 称肥胖。

成人标准体重的粗略计算公式:标准体重(kg) = 身高(cm) − 105(男性)

标准体重(kg) = 身高(cm) − 107.5(女性)

体重指数(body mass index,BMI)是目前国际上常用的衡量人体胖瘦程度以及是否健康的一个指标。

$$体重指数(BMI) = 体重(kg) / 身高^2(m^2)$$

2003 年中国卫生部疾病控制司公布的《中国成人超重和肥胖症预防控制指南》,拟定标准为 BMI 在 18.5~24 时属正常范围,BMI 大于 24 为超重,BMI 大于 28 为肥胖。但应注意种族、地区、性别、年龄等差异,而不能用同一标准进行衡量。

3. **识别异常营养状态** 临床上常见的营养状态异常包括以下2个方面。

（1）营养不良：因摄入不足、消耗增多所致。当体重低于标准体重达10%以上时，称消瘦；极度消瘦者，称恶病质。常见原因：长期摄食障碍、长期消化功能障碍、慢性消耗性疾病等。

（2）营养过度：主要表现为体重增加，体内脂肪积聚过多，临床上分为外源性和内源性肥胖2种。外源性肥胖（单纯性肥胖）主要因摄食过多或运动过少所致，其全身脂肪分布均匀，一般无其他异常表现。内源性肥胖（继发性肥胖）多见于内分泌疾病，如肾上腺皮质功能亢进（Cushing综合征）。

六、意识状态

意识状态是指大脑功能活动的综合表现，是对周围环境的知觉状态。正常人意识清晰、思维和情感合理、反应敏捷、表达能力良好。凡影响大脑活动功能的疾病均可引起不同程度的意识改变，称为意识障碍。临床上按意识障碍的程度由轻到重，可分为嗜睡、意识模糊、昏睡及昏迷。意识状态可通过体格检查、量表评定等方法进行判断（详见模块二项目三任务十意识障碍分析与评估）。

七、面容与表情

> 透过现象看本质，现象是事物的外部联系和表面特征，可以通过感官感知，本质是事物的内在联系和根本特征，只有通过理性思维才能把握。我们在进行面容与表情的视诊时，同样需要透过现象看本质，获取更加准确的体征信息。

健康人表情自然、神态安怡。疾病可引起面容与表情的变化，特别是某些疾病发展到一定程度时，患者可出现特征性的面容与表情。临床常见的典型面容与表情有以下几种。

1. **急性病容** 面色潮红、表情痛苦、兴奋不安、呼吸急促、鼻翼扇动、口唇疱疹。见于急性感染性疾病，如肺炎球菌性肺炎、疟疾、流行性脑脊髓膜炎等。

2. **慢性病容** 面容憔悴、面色灰暗或苍白、目光暗淡、消瘦无力。见于慢性消耗性疾病，如恶性肿瘤、肝硬化、严重结核病等。

3. **贫血面容** 面色苍白、唇舌色淡、表情疲惫。见于由各种原因引起的贫血。

4. **二尖瓣面容** 面色晦暗、双颊紫红、口唇轻度发绀。见于风湿性心脏病二尖瓣狭窄。

5. **甲状腺功能亢进面容** 面容惊愕、眼裂增宽、眼球凸出、目光炯炯、兴奋不安、烦躁易怒。见于甲状腺功能亢进（图6-1-2）。

6. **黏液水肿面容** 面色苍黄、颜面水肿、睑厚面宽、目光呆滞、反应迟钝、毛发稀疏。见于甲状腺功能减退（图6-1-3）。

7. **肝病面容** 面色晦暗，额部、鼻背、双颊有褐色色素沉着。见于慢性肝病。

8. **肾病面容** 面色苍白，眼睑、颜面水肿，舌色淡。见于慢性肾脏疾病。

9. **满月面容** 面如满月，皮肤发红，常伴痤疮和小须。见于Cushing综合征及长期应用糖皮质激素者（图6-1-4）。

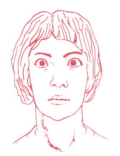
图6-1-2 甲状腺功能亢进面容

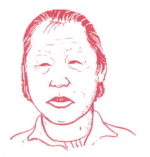
图6-1-3 黏液水肿面容

10. **肢端肥大症面容** 头颅增大,面部变长,下颌增大、向前突出,眉弓及两颧隆起,唇舌肥厚、耳鼻增大。见于肢端肥大症(图6-1-5)。

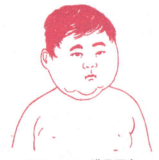
图6-1-4 满月面容

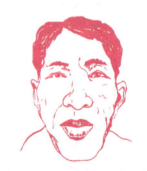
图6-1-5 肢端肥大症面容

11. **脱水面容** 双目无神、眼窝凹陷、鼻骨嶙峋、唇干、皮肤干燥并松弛。见于严重休克、大出血及脱水者。

12. **面具面容** 面容呆板、无表情、似面具样。见于帕金森病、脑炎等。

> **病例6-1-1 病例分析2**
> 根据病例6-1-1体格检查内容提示,患者心前区疼痛发作时面容为急性痛苦面容。

八、语调与语态

1. **语调** 是指言语过程中的音调。神经和发音器官的病变可使音调发生改变,如喉部炎症、结核和肿瘤可引起声音嘶哑,脑血管意外可引起声音变浑和发音困难,喉返神经麻痹可引起音调降低和语言共鸣消失。语言障碍分为失音(不能发音)、失语(不能言语,包括运动性失语和感觉性失语)和口吃,常见于语言中枢病变。

2. **语态** 是指言语过程中的节奏。帕金森病、舞蹈症等可引起语言节奏紊乱、音节不清。

九、体位

体位是指身体在休息时所处的状态。体位的改变对某些疾病的诊断具有一定的意义。

临床常见的体位有以下几种。

1. **自动体位** 是指身体活动自如、不受限制。见于正常人或轻症患者。
2. **被动体位** 是指患者自己不能随意调整或变换肢体位置。见于极度衰弱或意识障碍及瘫痪患者。
3. **强迫体位** 是指患者为减轻病痛,而被迫采取的某种特殊体位。临床常见类型有以下几种。

(1) 强迫仰卧位:患者仰卧,双腿屈曲,减轻腹肌的紧张度,以利缓解病痛。见于急性腹膜炎等。

(2) 强迫俯卧位:患者俯卧以减轻背部肌肉的紧张度。见于脊柱病变等。

(3) 强迫侧卧位:胸膜病变的患者多采取患侧卧位,以减轻疼痛,并有利于健侧代偿性呼吸。如一侧胸膜炎或胸膜腔积液。

(4) 强迫坐位(端坐呼吸):患者坐位,双手置于膝盖或扶持床边,上身稍前倾。此体位既利于膈肌下移,增加肺换气量,又利于减少下肢回心血量,减轻心脏负荷。最常见于左心功能不全,也可见于肺功能不全。

(5) 强迫蹲位:患者在活动过程中,因呼吸困难和心悸而停止活动并采取蹲位或膝胸位以缓解症状。见于先天性发绀型心脏病。

(6) 强迫停立位:患者在步行时,因突然心前区疼痛而被迫立即站住,并以右手按抚心前区,待症状缓解后,才能继续行走。见于心绞痛。

(7) 辗转体位:患者腹痛发作时,辗转反侧,坐卧不安。见于胆石症、胆道蛔虫症、肾绞痛、肠绞痛等。

(8) 角弓反张位:患者颈及脊背肌肉强直,头向后仰,胸腹前凸,背过伸,躯干呈弓形。见于破伤风及小儿脑膜炎。

> **病例 6-1-1　病例分析 3**
> 病例 6-1-1 中患者于搬重物劳作时突发胸骨后疼痛,其体位属于强迫停立位。

十、姿势与步态

1. **姿势** 是指举止的状态,主要靠骨骼结构和各部肌肉的紧张度来保持,并受健康状况及精神状态的影响。健康成人躯干端正,肢体动作灵活适度。疲劳或情绪低落时可表现为垂肩、弯背、步态拖拉等。某些疾病时可出现特殊的姿势,如胃肠痉挛性疼痛者常捧腹而行,充血性心衰患者多喜坐位。颈椎病者多呈颈部活动受限姿势等。

2. **步态** 是指人走路时的姿态。健康人的步态因年龄、机体状态及所受训练等因素影响,表现不同。某些疾病可使步态发生具有一定特征的变化。临床常见的异常步态有以下几种。

(1) 蹒跚步态:走路时身体左右摇摆如鸭行,故又称鸭步。见于佝偻病、大骨节病、进行性肌营养不良、双侧先天性髋关节脱位等。

(2) 醉酒步态:走路时躯干重心不稳,步态紊乱不准确,似醉酒状。见于小脑疾病、酒精或巴比妥中毒。

（3）共济失调步态：起步时一脚高抬，骤然垂落，且双目向下注视，两足间距宽，以防身体倾斜，闭目时则无法保持平衡。见于脊髓病变。

（4）慌张步态：起步后小步急速前冲，身体前倾，难以止步。见于帕金森病。

（5）剪刀步态：移步时下肢内收过度，两腿交叉呈剪刀状，原因是双下肢肌张力增高，特别是内收肌张力增高明显所致。见于脑瘫、截瘫。

（6）间歇性跛行：走路时常因下肢突发酸痛乏力而被迫停止行进，需休息片刻方能继续。见于高血压、动脉硬化者。

（7）保护性跛行：走路时患侧足刚一落地，健侧足便迅速起步前移。导致患侧足着地时间短，健侧足着地时间长，患肢负重小，健肢负重大。多见于下肢损伤或疼痛者。

十一、相关护理诊断

（1）**营养失调：低于机体需求量**　与机体消耗增加、摄入减少有关。

（2）**营养失调：高于机体需求量**　与机体摄入增加、消耗减少有关。

（3）**有营养失调的危险**　与不良生活习惯有关；与父母肥胖有关。

（4）**体温过高**　与感染有关。

（5）**体温过低**　与麻醉有关。

（6）**急性意识障碍：昏迷**　与肝性脑病有关。

（7）**慢性意识障碍：昏迷**　与脑血管疾病有关。

（8）**有急性意识障碍的危险**　与血氨升高有关。

（9）**活动无耐力：贫血面容/慢性病面容**　与慢性消耗性疾病有关。

（10）**有活动无耐力的危险**　与慢性消耗性疾病有关。

（11）**移动能力障碍：被动体位**　与偏瘫有关。

（12）**行走障碍：偏瘫**　与下肢肌力减退有关。

任务评价

一、单选题

请扫描二维码练习。

二、任务训练

病例6-1-2　患者，男性，60岁，有高血压心脏病多年，在输液过程中突发呼吸困难，咳粉红色泡沫痰。体格检查：面色灰白，强迫坐位，大汗、烦躁，呼吸急促，每分钟30~40次，两肺满布湿性啰音和哮鸣音，心率快，肺动脉瓣第二心音亢进。

问题：

1. 该患者一般状态可见哪些体征？
2. 该患者为何会出现强迫坐位？
3. 请根据病例资料，分析患者可能存在哪些护理诊断？

（顾志刚）

任务二　皮肤评估

学习目标

1. 能够熟练进行皮肤评估，掌握正常人的皮肤特点及皮肤异常改变的临床意义。
2. 能够熟练评估有无水肿、皮疹、出血、压疮、蜘蛛痣，能够熟练掌握水肿、皮疹、出血、压疮、蜘蛛痣的临床意义。
3. 能够开展体格检查，针对病情提出可能的护理诊断。

走进病房　病例6-2-1

患者李某，男性，70岁，于7日前无意中发现颈左后部皮肤红，伴触痛，触摸表面不光滑，有多个凸点。患者4天前出现发热症状，最高38.5℃，伴畏寒，颈左后部红肿皮肤破溃，有腐败味分泌物流出。患者既往糖尿病病史15年，高血压病病史20年，最高血压170/110 mmHg。

问题：
1. 该患者皮肤颜色主要变化是什么？为什么？
2. 该患者皮肤温度发生什么变化？
3. 该患者皮肤发生破溃属于压疮吗？

学习内容

一、皮肤评估

皮肤评估相关检查主要包括皮肤颜色、湿度、弹性、蜘蛛痣与肝掌、皮疹、皮下出血、水肿等。皮肤本身有许多疾病，许多全身性疾病也可出现皮肤的病变。皮肤检查要注意视诊与触诊相互结合。

（一）皮肤颜色

皮肤颜色与种族、毛细血管的分布、血液充盈程度、色素的多少、皮下脂肪的厚薄有关。

1. 苍白　　是由于贫血、末梢血管痉挛或充盈不足所致。多发生于寒冷、惊恐、贫血、休克、虚脱及主动脉瓣关闭不全等疾病。检查的部位为颜面、睑结膜、口唇、甲床等。

2. 发红　　是由于毛细血管扩张充血、血流加速及红细胞数量增多所致。生理情况下见于酒后、情绪激动、运动后；病理情况下见于发热性疾病、阿托品、一氧化碳中毒等。

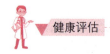

3. **发绀** 皮肤黏膜呈青紫色,主要由单位容积血液中还原血红蛋白增多大于 50 g/L,皮肤黏膜即可发生青紫色。血液中若含有异常血红蛋白,如亚硝酸盐中毒所致的高铁血红蛋白血症亦可引起发绀。常见部位有口唇、舌、面颊、耳廓、肢端等末梢循环比较丰富的部位。

4. **黄染** 指皮肤黏膜发黄。

(1) 黄疸:详见模块二项目三任务九黄疸。

(2) 高胡萝卜素血症:过多食用胡萝卜、南瓜、桔子等可引起血中胡萝卜素增多,表现于手掌、足底、前额及鼻部皮肤黄染,一般不发生于巩膜及口腔黏膜;且血中胆红素不增高,停用含胡萝卜素的蔬菜或果汁后,皮肤黄染逐渐消退,可与黄疸相鉴别。

(3) 长期服用含黄色素的药物:如阿的平、呋喃类等含黄色素的药物可引起皮肤黄染,严重者可出现巩膜黄染,但以角膜周围最明显,远离角膜处黄染轻。

5. **色素沉着** 是指全身或局部皮肤色泽加深,因表皮基底层的黑色素增多所致。生理情况下,身体外露部位、乳头、生殖器、肛门周围等处皮肤色素较深,如这些部位色泽明显加深或其他部位出现色素沉着时,才有临床意义。全身性色素沉着常见于肾上腺皮质功能减退、肝硬化、肝癌、肢端肥大症、黑热病及某些抗肿瘤药物应用等。妊娠妇女面部、额部可出现棕褐色对称性色素斑,称妊娠斑。老年人全身或面部可出现散在的色素沉着,称老年斑。

6. **色素脱失** 是指皮肤失去原有的色素,表现为全身或部分皮肤色素脱失,色泽变浅,称色素脱失。局部皮肤色素脱失见于白癜风或白斑;全身皮肤色素脱失见于白化病。

> **病例 6-2-1 病例分析 1**
>
> 病例 6-2-1 患者李某颈部皮肤颜色发红,根据患者发热、畏寒,皮肤红肿热痛等特点,考虑患者有局部皮肤感染情况。

(二) 皮肤湿度

皮肤湿度与汗腺分泌有关。出汗少者皮肤较干燥,出汗多者皮肤较湿润。生理情况下,在气温高、湿度大的环境中,出汗增多。病理情况下,风湿病、甲状腺功能亢进、佝偻病等出汗量较多。盗汗是指夜间睡眠中出汗,醒觉后汗止,是结核病活动的特征之一。自汗是指醒觉时出汗,为交感神经兴奋性增高所致。冷汗通常见于休克或虚脱,表现为手脚皮肤发凉而大汗淋漓。少汗或无汗见于维生素 A 缺乏、硬皮病、尿毒症以及脱水等。

(三) 皮肤温度

检查者用手背触摸被检查者皮肤温度。全身皮肤发热见于发热、甲状腺功能亢进;局部皮肤发热见于疖肿、丹毒等炎症。全身皮肤发凉见于休克、甲状腺功能减退症等;肢端发冷见于雷诺病。

> **病例 6-2-1 病例分析 2**
>
> 病例 6-2-1 患者发热,体温达 38.5 ℃,则其皮肤温度升高。

(四) 皮肤弹性

皮肤弹性检查方法通常以手背或上臂内侧的皮肤,用示指和拇指将皮肤捏起,然后松开观察皮肤平复的速度,松手后很快恢复常态表明皮肤弹性良好,皱褶持久不消表明皮肤弹性减退。皮肤弹性与年龄、营养状况、皮下脂肪及组织间隙液体量有关。儿童及青年人皮肤富有弹性,老年人皮肤弹性差,长期慢性消耗性疾病或严重脱水者皮肤弹性差。

(五)皮疹

皮疹可以是皮肤疾病,亦可以是全身性疾病的征象之一,多见于传染病。检查皮疹时应注意其形态、色泽、分布部位、发展顺序、表面情况、发生时间、压之是否褪色、有无瘙痒、脱屑及是否有自觉症状等。临床上常见的皮疹如下。

皮肤弹性检查视频

1. **斑疹** 为病灶局部皮肤血管扩张充血发红所致,不隆起于皮面,按压皮疹消退,松开复现,见于斑疹伤寒、丹毒、风湿性多形性红斑等。

2. **玫瑰疹** 为特殊的斑疹,直径2~3 mm,多发生于胸腹部,色鲜红圆形,为伤寒或副伤寒的特征性皮疹。

3. **丘疹** 为局部皮肤颜色改变、较小实质性隆起于皮面,见于药物疹、麻疹、湿疹、猩红热等。

4. **斑丘疹** 在丘疹周围有皮肤发红的底盘,见于风疹、猩红热及药物疹等。

5. **荨麻疹** 亦称风疹块,大小不等,形态不一,高出皮肤,常伴瘙痒和烧灼感。见于食物或药物过敏。

(六)压疮

压疮又称压力性溃疡,是指局部组织长时间受压,局部血液循环障碍,持续缺血、缺氧、营养不良所致软组织溃烂和坏死,旧称褥疮。易发生在骨质凸出的部位,如骶尾部、股骨大转子、坐骨结节、足跟部等。见于瘫痪、昏迷长期卧床的患者或体质衰弱卧床不起的患者等。压疮检查应注意发生的部位、大小、数目、深度、有无坏死组织和分泌物,以及疮面颜色、基底、边缘及周围组织情况等进行综合判断。对已发生的压疮,应根据组织损伤的程度对其评估分期。

1. **瘀血红润期(Ⅰ度)** 受损皮肤为暗红色,伴有红肿热痛、麻木,但解除压迫30分钟以上发红尚无改善者,此期为急性炎症反应期,表皮无损伤。

2. **炎性浸润期(Ⅱ度)** 受损皮肤为紫红色,红肿扩大,有硬结、有渗出、有水疱、有痛感,易破溃,无坏死组织。

3. **浅表溃疡期(Ⅲ度)** 表皮水疱破溃,露出炎症创面,可见坏死、溃疡创面,痛感加重、继发感染。

4. **坏死溃疡期(Ⅳ度)** 为压疮严重期。坏死组织侵入真皮下层和肌层,感染向深部扩展,可破坏深筋膜,继而破坏骨膜及骨质,严重时可引起败血症和脓毒败血症,危及生命。

护理安全不良事件分析——压疮

患者陈某,男,72岁,因胆囊坏疽、感染性休克、MODS于4月20日由外院转入ICU治疗,入院时神志模糊,双下肢及背部皮肤呈花斑样改变,全身皮肤黄染,脑梗后右侧肢体活动障碍,入院后予以呼吸机辅助呼吸、抗休克等治疗。4月21日4:55急诊胆探术后气管插管带呼吸机回ICU,经一系列生命支持治疗后4月25日脱机拔管,4月28日22:00发现臀裂靠左侧5 cm处有1.5 cm×1 cm大小水疱,立即予以水胶体敷料保护下抽取水疱等处理,5月1日患者出院,与家属沟通并告知出院后更换水胶体敷料等护理方法,家属表示理解无异议。

1. 原因分析
(1) 责任护士对压疮风险防范意识不强,交接班制度落实不到位。
(2) 该患者高危评分29分,责任护士未引起高度重视,未立即上报并采取预防措施。
(3) 责任护士对患者的动态评估不仔细。
(4) 护士长、高级责任护士督导不到位。

2. 整改措施
(1) 认真落实交接班内容。
(2) 强化责任护士责任心及对压疮高危患者发生压疮的风险意识,及时采取有效的预防措施尽量避免压疮发生。
(3) 每班进行压疮高危评分,及时评估和申报难免压疮。
(4) 科内培训压疮预防和治疗的方法。
(5) 护士长、高级责任护士加强督察指导。

3. 效果评价　经过近1个月来的压疮高危防范措施的具体执行,落实了岗位职责和核心制度;实行ICU床旁交接班流程,细化了交接班程序,对于压疮的防范意识增强,责任护士的工作责任心大大加强,主动服务意识增强,团队协作能力凝聚,无压疮等护理不良事件发生。

病例6-2-1　病例分析3

病例6-2-1中患者皮肤发生的破溃不一定属于压疮,从提供的病历资料看,并未提及患者长期卧床,且皮肤破溃处位于颈左后方,非常见的受压部位。

(七) 皮下出血

皮下出血是指皮肤、黏膜毛细血管破裂,血液流出血管分布于组织间隙。根据其分布直径大小,可有以下几种。

1. 瘀点　指皮肤、黏膜下出血,直径<2 mm者。
2. 紫癜　指皮肤、黏膜下出血,直径在3~5 mm者。
3. 瘀斑　指皮肤、黏膜下出血,直径>5 mm者。
4. 血肿　是指皮肤、黏膜下片状出血,伴皮肤显著隆起者称血肿。

皮下出血主要见于出血性疾病、重症感染、某些中毒及外伤等。较小的皮下出血应注意与红色的皮疹或小红痣鉴别,皮疹受压时可褪色或消失,瘀点、紫癜和小红痣压之不褪色,但小红痣触之稍高于皮面且表面光滑。

(八) 蜘蛛痣与肝掌

1. 蜘蛛痣　是指皮肤小动脉末端分支扩张所形成的形似蜘蛛的血管痣。主要出现于上腔静脉分布的区域内(如面、颈、手背、上臂、前胸和肩部等处),直径可从帽针头至数厘米不等,以火柴头压迫痣的中心,可见辐射状小血管网立即消失,松开后复现(图6-2-1)。

蜘蛛痣视频

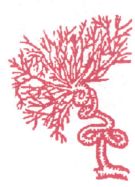
图6-2-1　蜘蛛痣

其发生机制与肝脏对雌激素灭活作用减弱、体内雌激素水平增高有关,常见于急、慢性肝炎或肝硬化,妊娠期妇女或偶见正常人。

2. **肝掌** 是指大、小鱼际处毛细血管充血掌面发红,压之褪色,称为肝掌,其发生机制及临床意义同蜘蛛痣。

(九) 水肿

水肿是指皮下组织细胞及组织间隙内液体积聚过多(详见项目三相关内容)。

二、相关护理诊断

(1) **皮肤完整性受损:压疮** 与长期卧床有关。
(2) **有皮肤完整性受损的危险** 与心功能不全导致下肢水肿有关。
(3) **体液过多:全身水肿** 与右心衰有关。
(4) **有体液不足的危险:皮肤弹性减退** 与高热有关。
(5) **有体液失衡的危险:皮肤弹性减退** 与频繁呕吐有关。

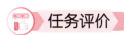
任务评价

一、单选题
请扫描二维码练习。

二、任务训练
病例6-2-2 患者洗澡时感头痛、头晕、心悸、四肢无力、嗜睡、昏迷,被其爱人发现送来医院。体格检查:口唇黏膜呈桃红色,对疼痛刺激有反应,瞳孔对光反射和角膜反射迟钝,腱反射减弱,呼吸、血压和脉搏加快。

问题:
1. 该患者皮肤评估有哪些异常?
2. 引起这种异常的原因是什么?
3. 目前患者主要存在哪些护理问题?

单选题

(顾志刚)

任务三 全身浅表淋巴结检查

学习目标

1. 能够熟练进行全身浅表淋巴结评估。
2. 能够熟练掌握浅表淋巴结的触诊顺序及注意事项,能够熟练掌握局部与全身淋巴结肿大的临床意义。

走进病房　病例6-3-1

患者,女性,24岁,全身乏力半年,右侧颈部发现肿块4个月入院。患者自觉全身乏力半年许,活动后多汗,未给予重视;4个月前发现右侧颈部有一肿块约黄豆样大小,不痛不痒,表面光滑,亦未给予重视;因天气渐热着衣渐单薄,发现肿物渐增大(有鸽蛋样大小),感觉影响美观而来就诊。体格检查:神志清楚,检查配合。心肺阴性,腹部阴性,四肢无异常。右侧颈部有鸽蛋样大肿物,无压痛,质地稍硬,与周围有粘连。半年来体重减少3 kg。实验室检查:血红蛋白90 g/L,白细胞计数12.5×10^9/L,中性粒细胞81%。

问题:
1. 该患者淋巴结肿大的特点有哪些?
2. 本病例可能的诊断是什么?

学习内容

淋巴结分布于全身,正常浅表淋巴结直径多为0.2～0.5 cm,质地柔软,表面光滑,不易触及,与周围组织无粘连,无压痛。

一、浅表淋巴结的分布

人体浅表淋巴结分为以下几个组群,分别收集相关区域淋巴液(图6-3-1)。

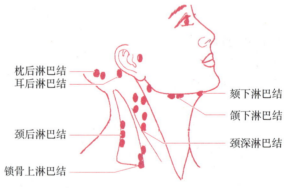

图6-3-1　颈部淋巴结分布

1. **耳后、乳突**　收集头皮范围的淋巴液。
2. **颌下淋巴结**　收集口底、颊部黏膜、牙龈等处的淋巴液。
3. **颏下淋巴结**　收集颏下三角区组织、唇、舌部的淋巴液。
4. **颈深淋巴结上群**　收集鼻咽部淋巴液,下群收集咽喉、气管、甲状腺等处的淋巴液。
5. **锁骨上淋巴结**　左侧收集食管、胃等器官的淋巴液,右侧收集气管、胸膜和肺的淋巴液。
6. **腋窝淋巴结**　收集乳房、前后胸壁及臂部淋巴液。

7. **腹股沟淋巴结** 收集会阴部及下肢的淋巴液。

分析淋巴结收集淋巴液的区域对判断病变来源有一定意义,如局部炎症或肿瘤可引起相应区域的淋巴结肿大。

二、淋巴结的检查方法、顺序及内容

> 强化全身浅表淋巴结的检查顺序,避免误诊漏诊,培养和养成规则意识,更加深入的理解中国传统文化,"不以规矩,不能成方圆"。

1. **检查方法** 检查者主要用滑动触诊,常用部位及检查方法如下。

(1) 颈部淋巴结:被检查者最好取坐位,头稍低或偏向被检查部位,使检查部位皮肤或肌肉放松。检查者面对被检查者,用双手进行触诊,四指并拢,紧贴检查部位,左手触诊右侧,右手触诊左侧,由浅入深滑动触诊。

(2) 锁骨上窝淋巴结:被检查者可取坐位或仰卧位,检查者面对被检查者,双手进行触诊,左手触诊右侧,右手触诊左侧,示指与中指并拢,由浅入深触诊。

(3) 腋窝淋巴结:检查者面对被检查者,以右手检查左侧,以左手检查右侧,由浅入深达腋窝顶部,再沿腋窝侧壁向下触诊。①外侧淋巴结群,在腋窝外侧壁;②胸肌淋巴结群,在胸大肌下缘深部;③肩胛下淋巴结群,在腋窝后皱襞深部;④中央淋巴结群,位于腋窝内侧壁近肋骨及前锯肌处;⑤腋尖淋巴结群,腋窝顶部。

2. **检查顺序** 耳前、耳后、乳突区、枕骨下区、颌下、颏下、颈后三角、颈前三角、锁骨上窝、腋窝、滑车上、腹股沟、腘窝等。

3. **检查内容** 触及肿大的淋巴结时应注意其大小、数目、硬度、压痛、活动度、有无粘连,局部皮肤有无红肿、瘢痕、瘘管等,注意寻找引起淋巴结肿大的原发病灶。

淋巴结检查视频

> **病例6-3-1 病例分析1**
> 病例6-3-1患者淋巴结肿大的特点如下。
> (1) 大小:鸽蛋样。　　　　(4) 质地:稍硬。
> (2) 数量:一枚。　　　　　(5) 与周围有粘连。
> (3) 压痛:无。　　　　　　(6) 位置:右侧颈部。

三、淋巴结肿大的临床意义

1. **局限性淋巴结肿大**

(1) 非特异性淋巴结炎:急性炎症初期,肿大的淋巴结一般质软、表面光滑、有压痛、无粘连。慢性炎症时,肿大淋巴结质地较硬,最终可缩小或消失,由所属部位的急、慢性炎症引起。

(2) 淋巴结结核:常发生在颈部血管周围,呈多发性,质稍硬,大小不等,多无压痛,可相互粘连,或与周围组织粘连,晚期破溃后形成瘘管,愈后可形成瘢痕。

(3) 恶性肿瘤淋巴结转移:转移淋巴结质地坚硬,与周围组织粘连,一般无压痛。如肺

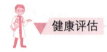

癌多向右锁骨上淋巴结转移;胃癌或食管癌多向左锁骨上淋巴结转移;腋下淋巴结肿大多见于乳腺癌转移。

2. **全身性淋巴结肿大** 淋巴结肿大的部位遍及全身,大小不等,无粘连,质地与病变性质有关。

(1)感染性疾病:病毒感染见于传染性单核细胞增多症、艾滋病等;细菌感染见于布氏杆菌病、血行播散型肺结核、麻风等;螺旋体感染见于梅毒、鼠咬热、钩端螺旋体病等;原虫与寄生虫感染见于黑热病、丝虫病等。

(2)非感染性疾病:结缔组织疾病,如系统性红斑狼疮、干燥综合征、结节病等。血液系统疾病,如急慢性白血病、淋巴瘤、恶性组织细胞病等。

病例 6-3-1　病例分析 2

病例 6-3-1 可能的诊断为颈部淋巴结结核。

根据病例描述,患者的淋巴结肿大初期为独立、表面光滑、无压痛。近 4 个月以来逐渐开始有伴随症状——乏力,且体重减轻,随后淋巴结持续增大,质地变硬,与周围粘连,可能是因为病变进一步发展,发生了淋巴结周围炎。以上均符合淋巴结结核的诊断依据。但要确诊,需要做进一步的检查与鉴别。

任务评价

一、**单选题**

请扫描二维码练习。

二、**任务训练**

根据本任务学习内容,2 人一组,完成全身浅表淋巴结检查,边检查边报告结果。

(顾志刚)

◆ 模块三　身体评估

项目七　头面部与颈部评估

项目介绍

头面部是人体最重要的外形特征之一,是评估者最先和最容易见到的部分。通过仔细评估,常常能提供很多有价值的资料。头面部评估以视诊、触诊为主。评估内容包括头发、头皮、头颅及头部器官。

颈部是继头面部评估后第二个评估部位。评估时应在安静、自然的状态下进行,被评估者最好采取舒适的坐位,暴露颈部和肩部;如被评估者为卧位,也应充分暴露。女性检查时注意暴露部位合适,做好人文关怀。评估时手法应轻柔,如怀疑颈椎有疾患则更应注意。

学习导航

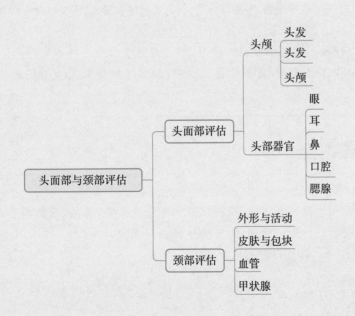

项目七 头面部与颈部评估

任务一 头颅及头部器官评估

学习目标

1. 学会正确的头颅及头部器官的评估方法。
2. 能对头面部评估结果进行分析和判断。
3. 尊重关爱服务对象,具有良好的沟通能力。
4. 培养学生爱岗敬业,友善关爱的职业态度。

走进病房 病例7-1-1

患者,男性,16岁,学生。因与同学发生口角,撕扯时不慎撞击到头部。在经过问诊后,为明确患者头部是否受伤,哪些部位受伤,有没有潜在隐患,需要进行头面部评估。

问题:

1. 结合模块一中问诊知识的学习,该患者问诊的具体内容有哪些?
2. 进一步体格检查,着重检查头面部,按顺序检查头发→头皮→头颅→眼→耳→鼻。

学习内容

病例7-1-1 了解病史

根据已学的问诊技巧和方法,从护理专业的角度出发,收集、分析和整合患者目前的生理、心理、社会和精神等方面问题,并做体格检查评估。

针对病例7-1-1,可以进行以下问诊。

护士:弟弟,你好!我是您的管床护士李护士,你可以叫我小李姐姐。现在想要了解一下你的具体情况,请你配合!

护士：发生了什么事情呀？

答：打架撞到头了。

护士：哪里不舒服？

答：头有点儿疼。

护士：能给我指一下具体部位吗？

答：这里。

护士：有没有弄伤和出血？

答：没有。

护士：有没有头晕、呕吐？

答：没有。

护士：鼻子、耳朵有没有流水？

答：没有。

护士：还有没有其他地方不舒服？

答：没有。

护士：什么时候发生的呢？

答：1小时前。

护士：出现问题以来精神状态还好吗？

答：还好，就是有点头痛，昏沉沉的。

护士：有无腹痛、腹泻？

答：没有。

护士：你最近还生过什么病吗？有其他疾病史吗？

答：没有，平时身体很健康。

护士：你还有什么特殊情况需要告诉我的吗？比如，有没有什么特殊的药物过敏史？

答：没有。

护士：好的，谢谢你的配合！你的情况我大体了解了，接下来我将给你做进一步的体格检查。

答：好的。

> 1. 以人为本，善用同理心，友善关爱，正确引导，以专业态度对待每一位患者。
> 2. 尊重患者，敬佑生命，保护患者敏感部位和私密部位。

问诊结束后，需进一步进行体格检查。注意：体格检查需要与患者有身体直接接触，检查前应告知患者取得配合。同时应认真清洗双手，必要时可戴手套，保护患者和自身安全，按顺序、要求进行身体评估。注意敏感部位、私密部位的保护，动作应轻柔、力度适中，边评估边与患者交流，既能减轻患者的焦虑，又能获取第一手资料。

一、头发评估

检查头发要注意颜色、疏密度、脱发的类型与特点。头发的颜色、曲直和疏密度可因遗

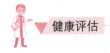

传因素和年龄而不同。正常的头发光滑柔亮、质地良好,儿童和老年人头发较稀疏,老年人头发逐渐变白。脱发可由疾病或物理、化学等因素引起,如脂溢性皮炎、甲状腺功能减退、斑秃、化疗、放疗等,检查时要注意其发生的部位、形状、与头发改变的特点。

> **注意事项**
>
> 问诊中应注意保持微笑,观察患者的语言、动作行为、情绪等,根据患者出现的反应,适度地调整问题。注重把尊重、关心等人文关怀理念融入问诊中,必要时也可以加入部分肢体动作,表示鼓励、关心等。另外,回顾问诊学习中的相关要求和方法,结合头面部患者的特点,有针对性地询问一些特殊问题,如有没有头晕、呕吐?

病例 7-1-1　病例分析 1

该患者因与同学发生争执而撞到头部,应重点评估有无头发缺损,特别是因牵拉头发而至的头皮撕脱伤。

二、头皮评估

正常头皮色白,有少许头皮屑,无充血、外伤及瘢痕等。

病例 7-1-1　病例分析 2

患者头部受到撞击,应先分开头发露出头皮进行检查,观察头皮颜色、头皮屑,应重点评估有无外伤、血肿、出血、瘀斑等。便于及时发现损伤,做进一步处理。

三、头颅评估

> 爱伤意识,爱国家,爱患者。

头颅检查应注意观察头颅大小、形状和运动情况。触诊时,应用双手仔细触摸头颅的每一个部位,了解其外形,有无压痛、异常隆起或凹陷等。

1. **头围**　用软尺自眉间向侧方绕到颅后,通过枕骨粗隆绕头一周进行头围测量。头围是衡量头颅大小的方法,新生儿头围约 34 cm,成人头围≥53 cm。

2. **头颅形状**　临床上常见的头颅大小异常和畸形有方颅、小颅、巨颅等。①方颅,前额左右突出,头顶平坦呈方形,见于小儿佝偻病或先天性梅毒。②小颅,前囟过早闭合引起的小头畸形,常伴有智力发育障碍。③巨颅,额、颞、枕及顶部突出膨大呈圆形,头皮静脉充盈,对比之下颜面相对很小。由于颅内高压,压迫眼球,形成双目下视、巩膜外露的特殊表情,称落日现象,见于脑积水。

3. **头部运动**　正常人头部活动自如。①头部运动受限,见于颈椎疾病;②头部不随意颤动,见于震颤麻痹(帕金森病);③与颈动脉搏动节律一致的点头运动,称 Musset 征,见于严重主动脉瓣关闭不全。

4. **囟门**　囟门是婴幼儿颅骨结合不紧所形成的颅骨间隙,分为前囟和后囟。正常情况下,婴幼儿出生时后囟很小或已闭合,最迟生后 6~8 周闭合;而前囟平坦,多在 12~18 月龄闭合。矢状缝和其他颅骨缝一般在出生后 6 个月内骨化,过早骨化会影响颅脑的发育。①前囟隆起,是颅内高压的征象,见于颅内出血、脑膜炎;②前囟凹陷,见于脱水和极度消瘦;③前囟迟闭,见于小儿佝偻病、脑积水;④颅骨缝早闭,矢状缝与冠状缝过早闭合时头顶部尖突高起,造成与颜面的比例异常,形成尖颅,亦称塔颅,见于先天性尖颅并指(趾)畸形,即 Apert 综合征。

> **病例 7-1-1　病例分析 3**
> 　　该患者曾有过暴力事件,因此应特别注意头部运动的评估,观察是否存在头部运动受限。

四、头部器官评估

头围测量视频

　　头部前面不被头发遮盖的部分,我们称为颜面或脸。面部肌群很多,有丰富的血管和神经分布,是构成表情的基础。通过视诊和触诊评估患者有无面部及面部器官的损伤。

　　首先应认真观察患者面部各处皮肤有无破损、出血、淤青及抓痕等;如存在损伤,应准确记录其部位、大小、范围、受损程度等。再用手行浅部触诊,评估患者面部有无压痛、关节错位等,并仔细记录。接下来,仔细对头部器官进行逐一评估。

(一) 眼

　　眼是最重要的面部器官之一,包括眼睑、泪囊、结膜、角膜、巩膜、虹膜、瞳孔及眼球等几个方面,应逐一进行评估。

> **病例 7-1-1　病例分析 4**
> 　　根据该患者的情况,应着重注意评估有无外伤、出血、器官损伤等。除此之外,还应该注意患者有无其他眼部疾患,瞳孔的评估能反映较多疾病,因此应重点评估。

1. 眼睑

> 严谨的工作态度,有爱心、耐心、同理心。

　　(1) 眼睑水肿:双侧眼睑水肿见于肾炎、贫血、营养不良、慢性肝病等;单侧眼睑水肿常为血管神经性水肿。

　　(2) 眼睑闭合障碍:双侧眼睑闭合障碍见于甲状腺功能亢进症;单侧眼睑闭合障碍见于面神经麻痹。

　　(3) 上睑下垂:双侧上睑下垂见于先天性上眼睑下垂、重症肌无力;单侧上睑下垂见于各种原因所致的动眼神经麻痹,如蛛网膜下隙出血、脑炎、脑脓肿、脑外伤等。

　　(4) 睑内翻:由于瘢痕形成使眼睑缘向内翻转,见于沙眼。

2. 泪囊　检查时嘱受检查者向上看,检查者用双手拇指轻压受检者双眼内眦下方,即骨性眶缘下内侧,挤压泪囊,同时观察有无分泌物或泪液自上、下泪点溢出。若有黏液脓性分泌物流出,应考虑慢性泪囊炎。有急性炎症时应避免做此检查。

3. 结膜　结膜分为睑结膜、穹隆部结膜与球结膜 3 个部分。检查下睑结膜时,嘱受检者眼向上看,检查者拇指置于下眼睑的中部边缘,将下眼睑牵拉向下,即可暴露下睑结膜。检查上睑结膜时,检查者右手检查受检者左眼,左手检查右眼。翻转眼睑时,嘱受检者眼向

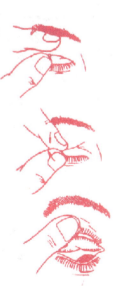

图 7-1-1　翻转上眼睑的方法

下看,检查者用示指和拇指捏住上睑中外 1/3 交界处的边缘,轻轻向前下方牵拉,然后示指向下压迫睑板上缘,拇指配合将睑缘向上捻转,即可将上眼睑翻开,暴露上睑结膜(图 7-1-1)。翻转眼睑时动作要轻柔,以免引起受检者的痛苦和流泪。

结膜常见的异常改变有:①结膜充血,结膜发红,血管充盈,见于结膜炎、角膜炎;②结膜苍白,见于贫血;③颗粒与滤泡,睑结膜有半透明白色颗粒,见于沙眼;④结膜散在出血点,见于感染性心内膜炎;⑤结膜下片状出血,见于外伤、出血性疾病、高血压、动脉硬化等;⑥球结膜水肿,球结膜透明而隆起,见于重度水肿、脑水肿、输液过多等。

4. 角膜　检查时注意角膜的透明度,有无角膜软化、溃疡、云翳、白斑及新生血管等。正常角膜透明清澈,表面有丰富的感觉神经末梢,无血管。

角膜常见的异常改变有:①角膜软化,见于维生素 A 缺乏、婴幼儿营养不良;②老年环,角膜缘周围出现灰白色混浊环,是类脂质沉积所致,见于老年人;③角膜溃疡,见于感染和外伤;④云翳与白斑,如出现在角膜瞳孔部位可引起视力障碍;⑤圆角膜色素环(Kayser-Fleischer 环),角膜边缘出现的黄色或棕褐色环,环外缘清晰,内缘模糊,是铜代谢障碍的体征,见于肝豆状核变性(Wilson 病);⑥角膜血管增生,见于严重沙眼。

5. 巩膜　正常巩膜不透明,血管极少,呈瓷白色。显性黄疸时巩膜先出现均匀的黄染。巩膜黄染以角膜缘周围明显者,提示血液中其他黄色色素增多,如长期服用米帕林、呋喃类药物等。正常中年人内眦部可出现淡黄色或黄褐色斑块,分布不均匀,是脂肪沉积所致。

6. 虹膜　虹膜是眼球葡萄膜的最前部分,中央有圆形孔洞即瞳孔,虹膜的瞳孔括约肌与扩大肌能调节瞳孔的大小。正常虹膜纹理近瞳孔部分呈放射状排列,周边呈环形排列。虹膜纹理模糊或消失,见于虹膜炎症、水肿和萎缩虹膜;虹膜形态异常或有裂孔,见于虹膜粘连、外伤、先天性虹膜缺损等。

7. 瞳孔　正常瞳孔双侧等大、等圆,直径 3~4 mm。瞳孔缩小(瞳孔括约肌收缩),由动眼神经的副交感神经纤维支配;瞳孔扩大(瞳孔扩大肌收缩),由交感神经支配。检查时注意瞳孔大小、形状,双侧是否等大、等圆,有无对光反射及调节与聚合反射等。

(1) 瞳孔大小改变:①瞳孔缩小(<2 mm),见于虹膜炎症、有机磷农药中毒及吗啡、毛果芸香碱、氯丙嗪等药物作用。②瞳孔扩大(>5 mm),见于颈交感神经受刺激、外伤、视神经萎缩、青光眼绝对期及阿托品、可卡因等药物反应。③双侧瞳孔大小不等,常提示有颅内病变,见于脑外伤、脑肿瘤、中枢神经性梅毒、脑疝等。

(2) 对光反射(图 7-1-2):①直接对光反射,用电筒光源直接照射一侧瞳孔,瞳孔立即

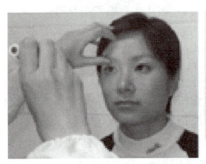
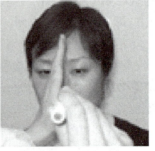

图 7-1-2　瞳孔对光反射的检查方法

缩小,移开光源后瞳孔迅速复原。②间接对光反射,用手隔开双眼,当电筒光源照射一侧瞳孔时,另一侧瞳孔也立即缩小,移开光源后瞳孔迅速复原。深昏迷患者瞳孔对光反射迟钝或消失。③调节反射,嘱受检者注视1m以外的目标(通常为检查者的示指),然后将目标迅速移近眼球,如双侧瞳孔逐渐缩小,称为调节反射。④会聚反射(又称辐辏反射),将目标缓慢移近眼球、距眼球约10cm处,双侧眼球向内聚合,称为会聚反射。动眼神经麻痹时,调节反射与会聚反射均消失。集合反射包括调节反射和会聚反射。

8. **眼球** 检查时注意眼球的外形、运动、震颤及眼压等。

9. **视力与色觉**

(1) 视力:视力分为中心视力和周边视力。中心视力是指眼底黄斑中心凹的功能,即检查一定距离内视力表在黄斑形成清晰图像的能力。周边视力是指中心凹以外的视网膜功能,即检查视野的范围。

常见眼球异常病变

中心视力检查通常采用国际标准视力表进行,即选用远距离视力表和近距离视力表,两眼分别检查。①远距离视力表:在距离视力表5m处能看清1.0行视标为正常视力;②近距离视力表:在距离视力表33cm处能看清1.0行视标为正常视力。近距离视力通常指阅读视力,其检查还能了解眼的调节功能。远、近视力表配合应用,可初步判断有无屈光不正(远视、近视、散光)及眼底病变等。

视力不到0.1者,让被检查者逐步走近视力表,直至认出0.1视标为止。如在1m处不能辨认0.1者,改为"数手指";如手指在眼前5cm仍数不清,改为手指在被检查者眼前摆动;不能看到手动者,在暗室内用手电筒照射眼睛,看到光亮为光感,不能看到光亮为无光感。

(2) 色觉:色觉是检查被检查者对颜色的辨认能力。检查时应在适宜的光线下进行,让被检查者在距离色盲表50cm处读出上面的彩色数字或图像。如在5~10秒内不能读出,则可按色盲表的使用说明判断为色弱或色盲。①色弱:是指对颜色的识别能力减低;②色盲:是指对颜色的识别能力丧失。色盲分为先天性和后天性2种,先天性色盲是遗传性疾病,以红绿色盲最常见;后天性色盲多见于视网膜病变、球后视神经炎和视神经萎缩等。

色觉异常的择业限制

10. **眼底检查** 需借助检眼镜才能检查眼底。眼底检查一般要求在不扩瞳情况下检查,医师和患者都不戴眼镜。正常眼底的视乳头为卵圆形或圆形,边缘清楚,色淡红,颞侧较鼻侧稍淡,中央凹陷。动脉色鲜红,静脉色暗红,动静脉管径的正常比例为2∶3(图7-1-3)。检查眼底主要观察的项目有视神经乳头、视网膜血管、黄斑区、视网膜各象限,应注意视乳头的颜色、边缘、大小、形状、视网膜有无出血和渗出物、动脉有无硬化等。

图7-1-3 眼底示意图

病例 7-1-1　病例分析 5

病例中患者发生冲突,也有可能造成耳部的外伤或颅底骨折等导致耳部出现渗液,因此应从外耳、中耳、乳突、听力 4 个方面进行评估。同时应注意对其他耳部疾病进行评估。

(二) 耳

1. 外耳

(1) 耳廓:注意耳廓的外形、大小、位置和对称性,是否有发育畸形、外伤瘢痕、红肿、瘘口、低垂耳等。耳廓上触及痛性小结见于痛风,为尿酸钠沉着的结果。耳廓红肿并有局部发热和疼痛,见于感染。牵拉和触诊耳廓引起疼痛,提示有炎症。

(2) 外耳道:注意外耳道有无红肿、溢液、流脓、疼痛及皮肤是否正常。外耳道局部红肿疼痛,并有耳廓牵拉痛,见于外耳道疖肿。外耳道有黄色液体流出并有痒痛,见于外耳道炎。外耳道有脓液流出并有全身症状,见于急性中耳炎。外耳道有血液或脑脊液流出,多考虑为颅底骨折。有耳鸣者考虑为外耳道瘢痕狭窄、耵聍或异物堵塞。

2. 中耳
观察鼓膜是否穿孔,注意穿孔位置,表皮样瘤(胆脂瘤)时常伴有恶臭的脓性分泌物。

3. 乳突
化脓性中耳炎引流不畅时可蔓延至乳突形成乳突炎,表现为乳突明显压痛,并伴有耳廓后方皮肤红肿,有时可见瘘管,严重时可导致耳源性脑脓肿或脑膜炎。

4. 听力
体格检查时可先用粗略的方法了解受检者的听力。检测方法为:让受检者闭目静坐于安静的屋内,用手指堵塞一侧耳道,检查者持手表或以拇指与示指互相摩擦,自 1m 以外逐渐移近受检者耳部,直到受检者听到声音为止,测量距离。正常人一般在 1m 处可闻机械表声或捻指声。听力减退见于耳道有耵聍或异物、中耳炎、听神经损害、局部或全身血管硬化等。粗测发现受检者有听力减退,应进行精确的听力测试和其他相应的专科检查。

病例 7-1-1　病例分析 6

鼻作为面部正中重要器官,极易在撕扯中出现损伤。在评估中,除应注意外伤、出血外,也应重点评估有无血液、脑脊液、分泌物等流出,以及有无其他鼻部疾病。应从鼻的外形、鼻翼扇动、鼻中隔、鼻窦等方面进行评估。

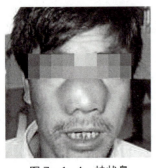

图 7-1-4　蛙状鼻

(三) 鼻

1. 鼻的外形
观察鼻部皮肤颜色和鼻外形的改变。鼻梁部皮肤出现红色斑块,病损处高出皮面并向双侧面颊扩展,见于系统性红斑狼疮。鼻梁皮肤出现黑褐色斑点或斑片,见于日晒后、慢性肝脏疾病等。鼻尖和鼻翼部位的皮肤发红,并有毛细血管扩张和组织肥厚,见于酒渣鼻。鼻腔完全堵塞,鼻梁宽平如蛙状,称为蛙状鼻(图 7-1-4),见于鼻息肉。鼻骨破坏后鼻梁塌陷,称为鞍鼻,见于鼻骨骨折、鼻骨发育不良、先天性梅毒。

2. 鼻翼扇动
是严重呼吸困难的表现,表现为吸气时鼻孔

张大,呼气时鼻孔回缩,见于大叶性肺炎、支气管哮喘和心源性哮喘发作时。

3. **鼻中隔** 正常成人的鼻中隔可稍有偏曲。鼻中隔向一侧或两侧明显偏曲或局部有突起,并引起鼻腔功能障碍,称为鼻中隔偏曲,见于鼻中隔外伤、肿瘤或异物压迫鼻中隔等。严重的高位鼻中隔偏曲可压迫鼻甲,引起神经性头痛、鼻出血等。鼻中隔出现孔洞,称为鼻中隔穿孔,检查时用小型手电筒照射一侧鼻孔,可见对侧有亮光透入,见于鼻腔慢性炎症、外伤等。

4. **鼻出血** 单侧鼻出血见于外伤、鼻腔感染、鼻咽癌、鼻中隔偏曲、局部血管损伤等。双侧鼻出血多由全身性疾病引起,如流行性出血热、伤寒等发热性传染病,血小板减少性紫癜、再生障碍性贫血等血液病,高血压、肝脏疾病、维生素 C 或维生素 D 缺乏等也可引起。女性发生周期性鼻出血应考虑子宫内膜异位症。

5. **鼻腔黏膜与鼻腔分泌物** 鼻黏膜肿胀,伴有鼻塞和流涕,见于急性鼻炎。鼻黏膜肿胀,并有鼻黏膜组织肥厚,见于慢性鼻炎。鼻黏膜萎缩,鼻甲缩小,鼻腔宽大,鼻腔分泌物减少,嗅觉减退或丧失,见于慢性萎缩性鼻炎。鼻黏膜受到刺激时可产生过多的分泌物,清稀无色的分泌物为卡他性炎症,黏稠发黄或发绿的分泌物为鼻或鼻窦的化脓性炎症。

6. **鼻窦** 鼻窦为鼻腔周围含气的骨质空腔,鼻窦内黏膜与鼻腔黏膜相连,各有窦口与鼻腔相通。鼻窦共有 4 对,位置参见图 7-1-5。当鼻窦引流不畅时易发生鼻窦炎,表现为鼻塞、流涕、头痛及鼻窦区压痛。各鼻窦区压痛检查方法如下。

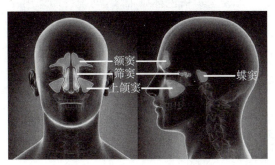

图 7-1-5 鼻窦正面、侧面

(1) 额窦:检查者一手扶持受检者枕部,用另一手拇指或示指置于眼眶上缘内侧;或双手固定头部,双手拇指置于眼眶上缘内侧,用力向后上方按压。

(2) 筛窦:检查者双手固定于受检者两侧耳后,双手拇指分别置于鼻根部与眼内眦之间向后方按压。

(3) 上颌窦:检查者双手固定于受检者两侧耳后,将拇指分别置于左、右颧部向后按压。

(4) 蝶窦:因解剖部位较深,不能进行体表检查。

病例 7-1-1 病例分析 7

口位于面部正下方,是进食和说话的部位,在撕扯斗殴中也是经常损伤的部位之一,因此在评估中应着重注意口角、牙齿、口腔黏膜等处的外伤,同时也应评估有无其他疾病。

(四)口腔

1. 口唇　健康人口唇红润光泽。口角糜烂见于核黄素缺乏症。口唇干燥并有皲裂,见于严重脱水。口唇单纯疱疹多为单纯疱疹病毒感染引起,常见于大叶性肺炎、感冒、流行性脑脊髓膜炎等。口唇苍白见于贫血、主动脉瓣关闭不全、虚脱。口唇发绀多为缺氧所致,见于心力衰竭和呼吸衰竭。口唇深红见于急性发热性疾病。唇裂为口唇先天性发育畸形。口唇突然发生非炎症性、无痛性肿胀,见于血管神经性水肿。口唇肥厚增大见于呆小病、黏液性水肿、肢端肥大症等。口角歪斜见于面神经麻痹。

2. 口腔黏膜　正常口腔黏膜光洁呈粉红色。口腔黏膜见大小不等的黏膜下出血点或瘀斑,见于各种出血性疾病或维生素C缺乏症。黏膜充血、肿胀并伴有小出血点,多为对称性,称为黏膜疹,见于风疹、猩红热、某些药物中毒。口腔黏膜斑片状蓝黑色色素沉着,见于慢性肾上腺皮质功能减退症(Addison病)。在相当于第二磨牙的颊黏膜处出现小米粒大的白色斑点,周围有红晕,称为麻疹黏膜斑(Koplik斑),为麻疹的早期特征。雪口病(鹅口疮)为白假丝酵母菌感染所致,多见于衰弱的病儿或老年患者,也可出现于长期使用广谱抗生素和抗癌药之后。黏膜溃疡可见于慢性复发性口疮。

3. 牙齿　检查牙齿时应注意有无龋齿、缺牙、残根、义齿及牙齿的色泽与形状,并记录牙齿名称及部位。单纯性牙间隙过宽,见于肢端肥大症。中切牙切缘呈月牙形凹陷,伴牙间隙过宽,见于先天性梅毒。牙齿呈黄褐色称斑釉牙,见于长期饮用含氟量高的水或服用四环素等药物后。

记录牙齿部位的方法:如 $\dfrac{}{2|}$ 为右下侧切牙;$\dfrac{4|}{\ |6}$ 为右上第一前磨牙和左下第一磨牙(图7-1-6)。

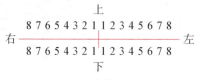

图7-1-6　牙齿排列顺序示意图

注:1.中切牙;2.侧切牙;3.尖牙;4.第一前磨牙;5.第二前磨牙;6.第一磨牙;7.第二磨牙;8.第三磨牙。

4. 牙龈　正常牙龈为粉红色。牙龈出血见于牙周炎、牙石、坏血病及血液病等。牙龈水肿见于慢性牙周炎。牙龈溢脓见于慢性牙周炎、牙龈瘘管等。牙龈萎缩见于萎缩性牙周病。在牙龈游离缘出现蓝灰色点线称为铅线,是铅中毒的特征。牙龈出现黑褐色点线状色素沉着,见于慢性铋、汞、砷等重金属中毒。

5. 舌　检查时嘱受检者伸舌,注意舌的颜色、舌质、舌苔及舌的位置与运动。正常人舌质淡红,舌面湿润,覆有薄白苔,伸舌居中,活动自如。

常见舌异常病变:①草莓舌,舌乳头肿胀发红,状若草莓,见于猩红热或长期发热。②镜面舌,舌乳头萎缩,舌体较小,舌面光滑呈粉红色或红色,见于恶性贫血、慢性萎缩性胃炎及缺铁性贫血。③牛肉舌,舌面绛红如生牛肉状,见于糙皮病(烟酸缺乏)。④地图舌,舌面上出现黄色不规则的隆起,状若地图,隆起部分可剥脱消退恢复正常,或再形成新的黄色隆起,称为移行性舌炎。其发生原因尚不明确,也可由核黄素缺乏引起。⑤干燥舌,见于大量吸烟、张口呼吸、鼻部疾病和阿托品作用;严重时舌体缩小,舌面出现纵向裂纹,并伴有皮肤干燥、弹性减退,见于严重脱水。⑥裂纹舌,舌面出现纵向裂纹而无脱水的其他表现,见于梅毒性舌炎;舌面出现横向裂纹,见于核黄素缺乏、先天愚型(Down 综合征),前者伴有舌痛。⑦舌体增大,暂时性舌体增大见于舌炎、口腔炎、舌的蜂窝织炎、血管神经性水肿等。长期的舌体增大见于呆小病、黏液性水肿、先天愚型及舌肿瘤等。⑧毛舌,舌面出现黑色或黄褐色毛,也称毛舌,见于久病衰弱或长期使用广谱抗生素。⑨舌的运动异常,伸舌有细微震颤见于甲状腺功能亢进症;伸舌偏斜见于舌下神经麻痹。

6. **咽部及扁桃体** 咽部分为鼻咽、口咽、喉咽 3 个部分(图 7-1-7)。

(1) 鼻咽:位于软腭平面以上、鼻腔的后方。儿童时期该部淋巴组织丰富,称为腺状体,青春期前后逐渐萎缩。如腺状体过度肥大,可发生鼻塞、张口呼吸和语音单调。鼻咽部出现血性分泌物,单侧持续鼻塞,伴耳鸣、耳聋等,应考虑早期鼻咽癌。

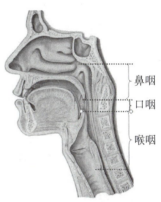

图 7-1-7 咽喉部矢状面

(2) 口咽:口咽位于软腭平面之下、会厌上缘的上方;前方直对口腔,软腭向下延续形成前后两层黏膜皱襞,前面的黏膜皱襞称为舌腭弓,后面的黏膜皱襞称为咽腭弓。扁桃体位于舌腭弓和咽腭弓之间的扁桃体窝中。咽腭弓的后方称咽后壁。

咽部检查方法:受检者取坐位,头略后仰,口张大发"啊"音,检查者用压舌板在舌的前 2/3 与后 1/3 交界处迅速下压,此时软腭上抬,在照明的配合下可见软腭、腭垂、舌腭弓、咽腭弓、扁桃体及咽后壁等。

咽部黏膜充血红肿,分泌物增多,见于急性咽炎。咽部黏膜充血,表面粗糙,并有淋巴滤泡簇状增生,见于慢性咽炎。急性扁桃体炎时,可见腺体红肿增大,扁桃体隐窝内有黄白色渗出物或苔片状易剥离假膜,强行剥离易引起出血。扁桃体肿大可分为 3 度:Ⅰ度,扁桃体不超过咽腭弓;Ⅱ度,扁桃体超过咽腭弓,但未达咽后壁中线;Ⅲ度,扁桃体达到或超过咽后壁中线(图 7-1-8)。

(3) 喉咽:位于口咽与喉腔之间,其前方通喉腔,下端通食管。喉咽的检查需用间接或直接喉镜才能进行。

7. **喉** 位于喉咽之下,喉下为气管。喉为软骨、肌肉、韧带、纤维组织及黏膜所组成的管腔结构,是发音的主要器官。急性声音嘶哑或失音见于急性喉炎;慢性失音见于喉癌、喉结核。突然发生的窒息性呼吸困难见于喉头水肿。纵隔或喉肿瘤导致喉返神经受损时,也可出现声音嘶哑或失音。

8. **口腔气味** 健康人口腔无特殊气味。疾病引起口腔的特殊气味称为口臭。引起口臭的口腔疾病为牙龈炎、牙周炎、龋齿等;血腥味为牙龈出血;腥臭味为牙槽脓肿。全身性疾病也可引起口臭,如肝臭味见于肝性脑病;尿臭味见于尿毒症;烂苹果味见于糖尿病酮

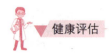
扁桃体肿大
分度视频

咽及扁桃体
检查视频

图 7-1-8 扁桃体肿大的分度

1. 上唇
2. 软腭
3. 舌腭弓
4. 咽腭弓
5. 舌
6. 悬雍垂
7. 扁桃体
8. 咽后壁
9. 下唇

症酸中毒;大蒜味见于有机磷农药中毒。

> **病例 7-1-1　病例分析 8**
> 患者斗殴中,一般不会引起腮腺的损伤。但在头部评估中也应该对该器官进行检查,以避免漏诊。

(五) 腮腺

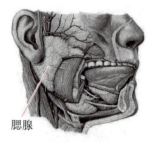

图 7-1-9　腮腺及导管

腮腺位于耳屏、下颌角、颧弓所构成的三角区内。正常腮腺体薄而软,不易触及。腮腺导管开口位于上颌第二磨牙相对的颊黏膜上(图 7-1-9)。腮腺肿大时可见以耳垂为中心的隆起,并可触及包块。如腮腺迅速胀大,先为单侧,继而双侧,触诊边缘不清,有压痛,腮腺导管口红肿,见于急性流行性腮腺炎。如单侧腮腺肿大发生于抵抗力低下的重症患者,在导管开口处加压后有脓性分泌物流出,见于急性化脓性腮腺炎。腮腺肿大,质韧呈结节状,边界清楚,可以移动,见于腮腺混合瘤。腮腺肿大迅速,质硬,有痛感,与周围组织有粘连,可伴有面瘫,见于腮腺恶性肿瘤。

五、相关护理诊断

(1) **体液不足:双侧眼球下陷/口唇干燥皲裂**　与腹泻引起消化液丢失有关。

(2) **体液过多:双侧眼睑水肿**　与肾病综合征引起血浆清蛋白减少有关。

(3) **有体液不足的危险**　与高热有关。

(4) **有体液失衡的危险**　与肾脏功能调节障碍有关。

(5) **急性意识障碍:瞳孔对光反射消失**　与脑血管疾病有关。

(6) **慢性意识障碍**　与脑血管疾病有关。

(7) **体像紊乱**：口角歪斜　与脑血管疾病所致面瘫有关。
(8) **牙齿受损**：龋齿　与不良生活习惯有关。
(9) **口腔黏膜受损**：口腔黏膜溃疡　与口腔炎症有关。
(10) **有跌倒的危险**：视力下降　与白内障所致视力受损有关。

任务评价

一、**单选题**
请扫描二维码练习。
二、**任务训练**
　1. 扁桃体肿大的分度是什么？
　2. 正常鼻窦有几对？哪一对无法在体表检查？

单选题

（罗　丹）

任务二　颈部评估

学习目标

1. 学会正确的颈部评估方法。
2. 熟悉颈部的评估内容，能对颈部评估的结果进行分析与判断。
3. 尊重关爱服务对象，具有良好沟通能力。

走进病房　病例7-2-1

　　患者张女士，40岁，因昨夜睡姿不正，落枕致颈部后方肌肉疼痛，头转动时疼痛更剧，自行照镜子查看，偶然发现脖子增粗，来院就诊。近日常感心慌不安，经常与家人为鸡毛蒜皮的小事发生争执。根据该患者的情况，进行体格检查。
　　问题：
　　1. 结合前面问诊知识的学习，该患者问诊的具体内容有哪些？
　　2. 体格检查着重检查颈部，按照常规检查顺序为颈部外形与活动评估→颈部包块评估→颈部血管评估→甲状腺评估→气管评估。

操作严谨规范，精益求精。

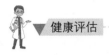

健康评估

学习内容

病例 7-2-1　了解病史

继续练习前面所学的关于问诊的技巧和方法,收集、分析和整合患者目前的生理、心理、社会和精神等方面问题,并做体格检查评估。

针对病例 7-2-1,可以进行以下问诊。

> 护士:张女士,您好!我是您的管床护士李护士,你可以叫我小李。现在想要了解一下您的具体情况,请您配合!
> 护士:你哪里不舒服呀?
> 答:昨天晚上睡觉落枕了,脖子痛。
> 护士:能扭动一下脖子吗?
> 答:痛,动不了。
> 护士:好的,稍后我们进行一个详细的检查。
> 答:好的。
> 护士:还有其他问题吗?
> 答:我落枕后照镜子,发现脖子长粗了,最近冬天都穿高领毛衣没注意,突然发现,很着急。
> 护士(配合视诊):的确有点儿粗大,不要着急,我会给你做进一步检查。
> 答:好的。
> 护士:你最近工作和生活上有没有什么不适呢?
> 答:没有,就是感觉有点儿心慌,对了,有一天中午 11 点过,突然感到头晕目眩,差点儿昏倒,我立刻躺下,同事给我吃了一颗糖才缓过来。
> 护士:最近有没有数过自己的心率?
> 答:没有。
> 护士:最近脾气怎么样?
> 答:就是脾气不好,跟家人爱闹矛盾,经常为一点点儿小事就吵起来了,情绪很容易激动。
> 护士:出现问题以来精神状态还好吗?
> 答:还好,就是经常觉得有点儿亢奋。
> 护士:有无腹痛、腹泻?
> 答:没有。
> 护士:您最近还生过什么病吗?有没有其他的疾病病史?
> 答:没有,平时身体很健康。
> 护士:您还有什么特殊情况需要告诉我的吗?比如有没有什么特殊的药物过敏史?
> 答:没有。

同理心,友善关爱,以人为本。

护士：好的，谢谢您的配合！您的情况我大体了解了，接下来我给您做进一步的体格检查。

答：好的。

病例 7-2-1　病例分析 1

根据病例 7-2-1，患者情况应考虑 2 个方面的问题：一是落枕，着重注意颈部活动的评估；二是疑似甲状腺功能亢进，着重注意甲状腺评估及脉搏、血管评估。按照正常颈部评估流程依次进行。

一、颈部外形与活动评估

病例 7-2-1　病例分析 2

该患者因睡姿不正，落枕导致颈部后方肌肉疼痛，头转动时疼痛更加剧烈，这是典型的落枕致颈肌扭伤，评估时应以视诊为主，辅以触诊，边触边观察边与患者交流，注意动作轻柔、缓慢，避免对患者造成进一步的疼痛或损伤。

注意事项

颈部检查应充分暴露出颈部，检查前应告知患者取得配合。评估者应视诊、触诊相互配合，同时注意与患者交流，边评估边交流，了解患者身体情况的同时也能适当减轻患者的焦虑和不适。

1. **颈部外形**　评估的第一步是检查颈部外形。正常人颈部直立，两侧对称；男性甲状软骨较为突出，女性则平坦不易显露；瘦长型者其颈部细长，矮胖型者其颈部粗短；坐位时颈部静脉血管不显露，胸锁乳突肌在转头时明显可见。颈部检查时，将头稍后仰容易观察颈部两侧是否对称及有无包块和瘢痕。为了便于描述和标记病变部位，将颈部两侧各分为 2 个大的三角区域。

   （1）颈前三角区：为胸锁乳突肌内缘、下颌骨下缘与前正中线之间的区域。

   （2）颈后三角区：为胸锁乳突肌后缘、锁骨上缘与斜方肌前缘之间的区域。

病例 7-2-1　病例分析 3

该患者颈部直立，双侧对称，颈部中段略微凸起，应进一步检查。

2. **颈部运动**　正常人颈部前屈、后伸、侧弯、旋转活动自如。

病例 7-2-1　病例分析 4

该患者颈部疼痛剧烈，活动明显受限，这是由于睡姿不正，颈肌扭伤所致，评估时应注意观察颈部运动幅度和疼痛程度。

动作轻柔，平等关爱。

常见的颈部异常改变

二、颈部皮肤与包块

检查颈部皮肤时,应注意观察有无包块、瘢痕、瘘管、蜘蛛痣、疖、痈、结核及皮肤病等。

> **病例 7-2-1　病例分析 5**
> 该患者颈部中段增粗,应注意观察是否为颈部包块所致,同时也应通过触诊判断患者颈部其他部分有无包块,因此应在取得患者配合的情况进行颈部皮肤和包块的检查。

1. **皮肤**　视诊中如发现颈部皮肤出现瘘管、瘢痕,常见于颈部淋巴结结核;而疖肿或痈常见于糖尿病;皮肤病常见的有神经性皮炎、银屑病等。

2. **包块**　检查颈部包块时,应以触诊为主,请患者低头配合,保持颈部肌肉松弛,触及时注意其包块的部位、大小、数目、质地、活动度、压痛及与邻近器官的关系等特点。

颈部常见的包块有:①良性肿瘤,如甲状腺腺瘤、腮腺瘤、舌下囊肿和血管瘤等。②颈部囊肿,如甲状腺舌骨囊肿、胸腺咽管囊肿、颏下皮样囊肿等。③肿大的淋巴结,如质地不硬、轻度压痛,可能为非特异性淋巴结炎;如质地稍硬、无痛、大小不等,可相互粘连或与周围组织粘连,应考虑淋巴结结核;如质地坚硬、无压痛、表面光滑或凸起、与周围组织粘连且界限不清,不易推动,并伴有纵隔、胸腔、腹腔等病变,则应考虑恶性肿瘤的淋巴结转移;如为全身性无痛性淋巴结肿大,则多见于血液系统疾病。④恶性肿瘤,如恶性淋巴瘤、甲状腺癌、涎腺癌等。⑤肿大的甲状腺和来源于甲状腺的包块可随吞咽动作上下移动。

> **病例 7-2-1　病例分析 6**
> 该患者颈部包块随吞咽上下移动,初步考虑为甲状腺肿大,应进一步做甲状腺检查。

三、颈部血管评估

正常人在坐位或半坐位时颈外静脉常不显露,去枕平卧时颈静脉可充盈,充盈的水平仅限于锁骨上缘至下颌角距离的下 2/3 以内。在坐位或半坐位时见到明显颈静脉充盈,称为颈静脉怒张。提示上腔静脉压增高,见于右心衰竭、心包积液、缩窄性心包炎及上腔静脉阻塞综合征。

正常人无颈静脉搏动。当三尖瓣关闭不全时可看到明显的颈静脉搏动。颈静脉搏动柔和,范围弥散,触诊时无搏动感。

正常人颈动脉搏动看不到,在剧烈运动后心搏出量增加时可出现微弱搏动。如在安静状态下出现明显的颈动脉搏动,提示脉压增大或心排血量增加,常见于主动脉瓣关闭不全、甲状腺功能亢进症、严重贫血及单纯收缩期高血压等。颈动脉搏动为膨胀性,触诊时强劲有力。

听诊颈部血管时,患者多取坐位,用钟型听诊器听诊,并注意其部位、强度、性质、音调、传播方向、出现时间与患者呼吸、体位及姿势变动的关系等。颈部可听到的血管音分为 2 种。

甲状腺触诊
前面触诊法
视频

1. **生理性静脉血管音**　是指正常人坐位或立位时,在右锁骨上窝听到的低调、柔和、连续性的静脉嗡鸣音,平卧位或用手指压迫颈静脉后即可消失。

2. 异常血管性杂音 颈部大血管区听到高音调、吹风样、收缩中期血管性杂音,应考虑颈动脉粥样硬化狭窄或椎动脉狭窄;在锁骨上窝处听到杂音可能为锁骨下动脉狭窄,见于颈肋压迫。

> **病例 7-2-1 病例分析 7**
> 评估病例 7-2-1 患者时,应注意从视、触、听 3 个方面评估患者颈部血管情况,避免误诊或漏诊。

四、甲状腺评估

甲状腺包括甲状腺峡部和甲状腺侧叶,位于甲状软骨下方和两侧,表面光滑,薄而柔软,不易触及。

> 同理心,树立爱伤意识,培养关爱患者的职业素养。

> **病例 7-2-1 病例分析 8**
> 病例 7-2-1 患者照镜子时发现颈部变粗,有包块,应首先确定是颈部包块还是甲状腺。该患者颈部包块随吞咽运动而上下移动,考虑为甲状腺肿大,因此应按顺序进行甲状腺评估。

1. **视诊** 受检者取坐位,头稍后仰,嘱其做吞咽动作的同时,观察甲状腺的大小和对称性。正常人甲状腺多不易看到,女性青春发育期甲状腺可略增大。
2. **触诊** 检查时应注意甲状腺大小、硬度、表面形态、压痛、对称性及有无震颤等(图 7-2-1)。

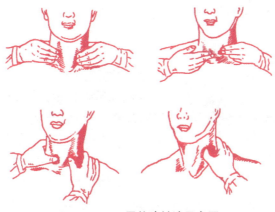

图 7-2-1 甲状腺触诊示意图

(1)从前面触诊甲状腺:受检者取坐位,检查者站在受检者前面。触诊甲状腺峡部,用拇指从胸骨上切迹向上触摸,可感到气管前软组织,判断有无增厚。触诊甲状腺侧叶,一手拇指施压于一侧甲状软骨,将气管推向对侧;另一手示指、中指在对侧胸锁乳突肌后缘向前推挤甲状腺侧叶,拇指在胸锁乳突肌前缘触诊,可触及被推挤的甲状腺。触诊时配合吞咽动作,如随吞咽运动而上、下移动则为甲状腺。用同样的方法检查另一侧甲状腺。

(2)从后面触诊甲状腺:受检者取坐位,检查者站在受检者身后。触诊甲状腺峡部,用示指从胸骨上切迹向上触摸,可感到气管前软组织,判断有无增厚。触诊甲状腺侧叶,一手示指、中指施压于一侧甲状软骨,将气管推向对侧;另一手拇指在对侧胸锁乳突肌后缘向前推挤甲状腺,示指、中指在胸锁乳突肌前缘触诊甲状腺,配合吞咽动作进行检查。用同样方法检查另一侧甲状腺。

3. **听诊** 当触到甲状腺肿大时,用听诊器钟型体件直接放在肿大的甲状腺上进行听诊。甲状腺功能亢进症时,常可听到低调的、连续性的静脉嗡鸣音,是本病的特殊体征;在弥漫性甲状腺肿伴功能亢进症者可听到吹风样收缩期血管杂音。

4. **甲状腺肿大的分度** 甲状腺肿大分为3度:Ⅰ度不能看出肿大但能触及;Ⅱ度能看出肿大又能触及,但在胸锁乳突肌以内;Ⅲ度肿大超过胸锁乳突肌。

5. **甲状腺肿大的临床意义** 生理性肿大见于女性青春期、妊娠或哺乳期,甲状腺轻度肿大,表面光滑,质地柔软,常不伴其他症状。病理性肿大常见的原因有以下几种(二维码)。

甲状腺病理性肿大的常见原因

> **病例7-2-1 病例分析9**
>
> 该患者甲状腺双侧对称增大,表面光滑,边界清楚,与周围组织无粘连,加之有心慌、心率增快、脾气暴躁等,初步考虑为甲亢,应进一步进行实验室、B超等检查甲状腺功能。

五、气管评估

正常人气管位于颈前正中部,在胸骨上窝前正中线上。

1. **检查方法** 受检者取坐位或仰卧位,颈部处于自然直立状态。检查者将右手示指和环指分别置于两侧胸锁关节上,中指置于胸骨上窝气管正中进行触诊,观察中指距示指和环指之间的距离是否相等,或将中指置于气管与两侧胸锁乳突肌所构成的间隙,根据两侧间隙是否等宽来判断气管有无偏移(图7-2-2)。正常人两侧距离相等,如距离不等表示气管移位。

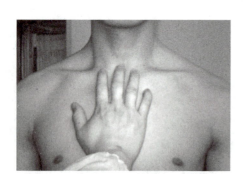

图7-2-2 气管检查示意

2. **气管移位的临床表现** 根据气管移位的方向可以判断病变的性质。

(1)气管向健侧移位:见于一次大量胸腔积液、积气、纵隔肿瘤及单侧甲状腺肿大;

(2)气管向患侧移位:见于一侧阻塞性肺不张、胸膜增厚粘连及肺硬化。主动脉弓动脉瘤时,由于心脏收缩时瘤体膨大将气管压向后下,因而随心脏搏动可触及气管的向下曳动,称为 Oliver 征。

> **病例 7-2-1　病例分析 10**
> 　　病例 7-2-1 中患者气管居中，无异常。

六、护理诊断

（1）**体像紊乱：斜颈**　与颈部肌肉受损有关。

（2）**体液过多：颈静脉怒张**　与右心功能不全所致体循环淤血有关。

（3）**体液不足：平卧位时不能看到颈静脉充盈**　与低血容量有关。

> **病例 7-2-1　护理诊断**
> 　　1. **疼痛**　与颈部肌肉扭伤有关。
> 　　2. **体像紊乱**　与甲状腺肿大有关。

任务评价

一、单选题

请扫描二维码练习。

二、任务训练

1. 简述甲状腺肿大的分度。
2. 气管检查的方法及移位的意义。

单选题

（罗　丹）

模块三　身体评估

项目八　胸廓与胸膜肺评估

项目介绍

胸廓所在的位置在解剖上属于颈部之下至膈肌以上的部位。里面包含了很多重要的器官,主要是心脏与肺部,因此,很多循环系统和呼吸系统的疾病都需要用到本章知识。在本项目,我们将学习如何对患者进行胸廓与胸膜肺评估,这将有助于我们诊断呼吸系统与循环系统疾病,为以后学习内科护理的相关疾病打下重要的基础,并为日后临床上对患者进行体格检查做好相关的知识储备。

学习导航

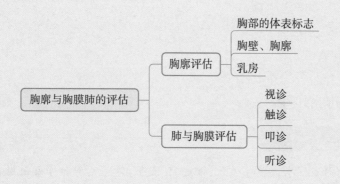

项目八　胸廓与胸膜肺评估

任务一　胸廓评估

学习目标

1. 学会胸廓评估的基本方法
2. 学会乳房评估的内容和方法
3. 能正确运用胸廓评估的基本方法进行胸廓评估，为护理诊断提供客观详细的评估资料。
4. 培养尊重患者、爱护患者、保护患者隐私的行为规范，具备良好敬业的护理道德。
5. 以习近平新时代中国特色社会主义思想为指导，培养学生配合互助观念，树立集体主义观念，帮助提高学生思想政治修养和人文修养。

学习内容

一、胸壁与胸廓评估

走进病房　病例 8-1-1

患者，男性，65 岁。慢性咳嗽、咳痰 10 余年，伴有喘息和呼吸困难，且以冬春季更甚，长期氧疗，每次用力咳嗽或打喷嚏时易出现气胸，已经反复发生右侧气胸 3 次，现在第 4 次因气胸入院。查体：胸壁皮下气肿，皮下出现握雪感，桶状胸。临床诊断：慢性阻塞性肺疾病并气胸。

问题：
1. 对患者的哪些方面需要进行评估？为什么？
2. 患者出现了什么阳性体征？

（一）胸壁

1. **静脉**　正常胸壁无明显静脉显露。当上腔或下腔静脉阻塞建立侧支循环时，胸壁静脉可以充盈、曲张。当上腔静脉阻塞时，血流方向自上而下；下腔静脉阻塞时，血流方向自下而上(图8-1-1)。

2. **皮下气肿**　是指胸部皮下组织有气体积存。触诊皮肤能感觉到气体在组织内的移动，似捻发感或握雪感，见于气管、肺和胸膜破裂后气体逸至皮下。

3. **胸壁压痛**　正常胸壁无压痛。当肋骨骨折、肋软骨炎、胸壁软组织炎、肋间神经炎时，受累胸壁局部可有压痛。若胸骨下端有明显压痛和叩痛，见于白血病。

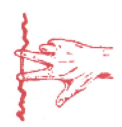

图8-1-1　胸壁、静脉充盈、曲张

（二）胸廓评估

正常人胸廓两侧大致对称，呈椭圆形。成人胸廓前后径短于左右径，两者的比例约为1∶1.5(图8-1-2)。小儿和老年人胸廓前后径略小于左右径或近似相等，呈圆柱形。常见的异常胸廓如下。

（1）正常胸　　（2）扁平胸　　（3）桶状胸

图8-1-2　部分胸廓外形横截面图

1. **扁平胸**　胸廓呈扁平状，前后径明显短于左右径，两者的比例约为1∶2(图8-1-2)，见于无力体型者，亦可见于慢性消耗性疾病，如肺结核、肿瘤晚期等。

2. **桶状胸**　胸廓呈圆桶状，前后径与左右横径近似相等，两者的比例约为1∶1，肋骨平举，肋间隙增宽、饱满，腹上角增大呈钝角(图8-1-2)。见于严重肺气肿患者，也可见于老年人或超力体型者。

3. **佝偻病胸**　为佝偻病所致的胸廓改变，多见于儿童。包括：

（1）鸡胸：前后径常略长于左右径，胸骨上下距离较短，胸骨下端向前凸，胸廓前侧胸壁肋骨凹陷。

（2）佝偻病串珠：沿胸骨两侧各肋软骨与肋骨交界处的隆起，形似串珠状。

（3）肋膈沟：下胸部前面的肋骨外翻，自剑突沿膈附着部位向内凹陷形成的沟。

（4）漏斗胸：为胸骨剑突明显凹陷，形似漏头状。

4. **脊柱畸形引起的胸廓变形**　脊柱畸形可表现为脊柱前凸、后凸、侧凸，使胸廓两侧不对称，肋间隙增宽或变窄，胸内器官与体表标志关系发生改变，严重者可影响呼吸、循环功能。常见于脊柱结核、外伤等。

5. **胸廓局部隆起**　见于肋骨骨折、胸壁炎症、心脏明显增大、心包大量积液、胸部肿瘤。

6. **胸廓一侧变形**　胸廓一侧隆起，常见于大量胸腔积液、气胸等。胸廓一侧凹陷，常见于该侧肺不张、肺纤维化、广泛胸膜增厚和粘连等。

胸部体表标志

> **病例8-1-1　病例分析**
>
> 针对病例8-1-1，医护人员主要通过胸壁、胸廓的视诊、触诊对患者进行评估。不同的疾病，患者的胸壁与胸廓会发生不同的变化，通过胸壁与胸廓的视诊、触诊，收集客观

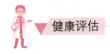

资料,推断患者可能发生了什么疾病,为护理方案的制定做准备。

本例患者主要采用了胸廓视诊和触诊。视诊和触诊应在安静、温度适宜、光线充足的环境下进行。患者采取坐位或卧位,充分暴露胸廓。

(1)视诊:患者胸廓呈桶状改变,胸廓的前后径增长至于左右径相等。肋骨呈水平位,肋间隙增宽,胸廓外形饱满,腹上角变钝。

(2)触诊:用手按压患者胸部皮肤,手部可感觉捻发感、握雪感。

医护人员履行本职工作,认真为患者检查,体现医护人员对患者负责的态度及职业情怀,对职业具有认同感。

(三)相关护理诊断

(1)**气体交换障碍** 与肺部炎症有关。

(2)**清理呼吸道无效** 与呼吸无力、痰液阻塞气道有关。

(3)**活动无耐力** 与缺氧乏力有关。

二、乳房评估

乳腺癌

走进病房 病例8-1-2

患者杨某,女性,58岁,半年前无意中发现左乳腺外侧有一约花生米大小的肿块,按压无疼痛,无其他不适,故未前往医院就诊。近1个月来,杨女士自觉肿块较前变硬,稍有疼痛,乳房表面皮肤粗糙,乳头时有溢液,往当地医院就诊。经过诊治后确诊为左乳腺癌、左侧腋窝淋巴结转移。

问题:

1. 乳房检查时应该着重检查什么部位?
2. 对杨女士进行乳房检查可能会出现什么阳性体征?

乳房的检查包括乳房皮肤检查和乳房质地、相关部位淋巴结的检查,主要评估方法为视诊和触诊。当评估乳房时,患者可取坐位或仰卧位,因乳房属于隐私部位,故检查时应注意保护,但不能隔着衣服检查。检查顺序从视诊开始。

乳房评估涉及患者个人隐私,开展检查时要顾及患者的感受,检查前做好沟通与解释,消除患者的紧张疑虑,予以充分的人文关怀,检查过程中注意遮挡或单人单间检查,保护隐私。

(一)视诊

正常儿童和男性乳房一般不明显,其乳头位置约位于锁骨中线第4肋间隙。检查时应注意以下内容。

1. **对称性** 正常女性两侧乳房基本对称,如一侧乳房明显增大,可见于先天畸形、囊肿形成、炎症或肿瘤等。一侧乳房明显缩小,则多因发育不全。

2. **处理** 注意乳房皮肤的颜色,有无溃疡、色素沉着、瘢痕或局部回缩。皮肤发红、肿、热、痛提示局部炎症;局部皮肤呈深红色、不伴热痛提示乳腺癌;局部皮肤外观呈"橘皮"样改变,提示乳腺癌。橘皮样改变为癌肿侵犯致乳房浅表淋巴管堵塞引起淋巴水肿,毛囊和毛囊孔明显下陷所致。

3. **皮肤回缩** 嘱被检查者双手上举过头或两手叉腰,背部后伸,使乳房悬韧带拉紧,视诊乳房皮肤是否有回缩。如果局部皮肤回缩且无确切的乳房炎症病史,则常提示乳腺癌。

4. **乳头** 注意位置、大小、两侧是否对称、内陷。乳头内陷可为发育异常;如为近期发生则可能为乳腺癌。乳头出现分泌物,血性分泌物提示良性乳头状瘤或见于乳腺癌,绿色或黄色分泌物提示慢性囊性乳腺炎等。

(二)触诊

1. **触诊方法** 先检查健侧乳房,再检查患侧。嘱被检查者取坐位,先在两臂下垂时进行检查;然后再双臂高举过头做进一步检查。检查者手指和手掌一定要平置于被检查者的乳房上,指腹轻施压力,由浅入深地进行滑动触诊。

2. **乳房分区** 为便于检查和记录,通常以乳头为中心分别作一垂直线和水平线,将乳房分为4个象限(图8-1-3)。检查左侧乳房时,按顺时针方向由外上象限开始,依次检查4个象限;用同样方式按逆时针方向检查右侧乳房。

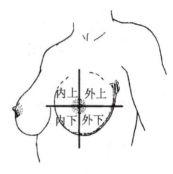

图8-1-3 乳房分区

3. **触诊内容**

(1)质地与弹性:正常乳房触诊时有弹性颗粒感和柔韧感;青年人乳房柔软,质地均匀一致;中年人乳房可触及乳腺小叶;老年人乳房多呈纤维结节感;乳房炎症和乳腺癌浸润时局部硬度增加,弹性消失。

(2)压痛:炎症时乳房局部出现压痛,乳腺肿瘤较少出现压痛。

(3)包块:触及包块时应注意其部位、大小、形态、质地、压痛、活动度、边缘是否清晰、与周围组织有无粘连等。乳房触诊后还应常规检查双侧腋窝、锁骨上及颈部淋巴结有无肿大(图8-1-4)。

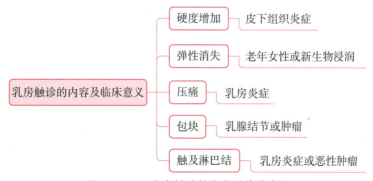

图8-1-4 乳房触诊的内容及临床意义

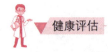

(三)乳房的常见病变及临床意义

1. **急性乳腺炎** 有明显的红、肿、热、痛,触诊有硬结包块,局限于某一象限,伴全身中毒症状,见于哺乳期妇女。

2. **良性肿瘤** 边界清楚、表面光滑、质地较软、有一定活动度的包块。见于乳腺囊性增生、乳腺纤维瘤。

3. **乳腺癌** 可触及形态不规则、边界不清楚、质地硬、固定的包块,单发多见,多无炎症表现,多无压痛,皮肤弹性下降,局部皮肤可呈"橘皮"样外观。

病例 8-1-2　病例分析

1. 乳房检查时应该着重检查什么部位?

应着重检查双侧乳房的外观、大小、肿块质地,注意乳头有无溢液,因乳腺癌常伴有腋窝淋巴结转移,故还应该检查双侧腋窝淋巴结。

2. 对杨女士进行乳房检查可能会出现什么阳性体征?

(1) 患侧乳房变小,橘皮样外观。

(2) 患侧乳房外侧可触及一大小约 1 cm×1 cm 肿块,质地坚硬固定,移动性小,有触痛感,乳头有溢液。

(3) 左侧腋窝可触及数个淋巴结,质地较硬,移动性差。

  任务评价

一、单选题

请扫描二维码练习。

二、任务训练

1. 对病例 8-1-1,患者可提出哪些护理诊断措施?

2. 进行乳房评估应该注意哪些事项?

3. 分组进行操作练习,小组相互讨论,观察组员在操作上是否存在疑问或误区,及时予以帮助交流。充分体现团结互助、团队协作精神。

(吴晓芳)

任务二　肺与胸膜评估

学习目标

1. 学会肺与胸膜评估的基本方法。
2. 掌握肺与胸膜评估常见的阳性体征及临床意义。
3. 能正确运用胸廓评估的基本方法进行胸廓评估,为护理诊断提供详细确定的评估资料。
4. 培养尊重患者、爱护患者、保护患者隐私的思想,具备良好敬业的护理道德。
5. 以习近平新时代中国特色社会主义思想为指导,坚持知识传授与价值引领相结合,提高学生的团结友善、敬业奉献的能力。

走进病房　病例 8-2-1

患者,男性,75 岁,因反复咳嗽、咯痰 35 年,气喘 3 年,加重伴发热 3 天入院。患者近 35 年来有反复咳嗽、咳痰,每年发作时间至少 3 个月。3 年前出现气喘,但能忍受,故未予理会。自诉 3 天前因家里人感冒被传染,出现流涕发热,原有的咳嗽气喘症状加重,咯痰量增多,为白黏痰。身体评估:T 37.8 ℃,P 100 次/分,R 24 次/分,BP 140/90 mmHg。入院时患者神志清晰,腹式呼吸,桶状胸。胸廓扩张度减少,语音震颤减弱,肺部叩诊过清音,肺下界移动范围减小,听诊呼吸音减弱,双肺可闻及干湿啰音。

问题:
1. 应该对患者进行哪些方面的评估?
2. 为什么要对患者进行这些评估?

学习内容

一、视诊

视诊内容包括呼吸运动、呼吸频率、节律及深度的变化。

(一)呼吸运动

正常人胸式呼吸与腹式呼吸并存,男性和儿童以腹式呼吸为主,女性以胸式呼吸为主。疾病可导致呼吸类型发生改变:①胸式呼吸受限制而减弱,见于肺和胸膜、胸壁病变,如肺炎、严重肺结核、胸膜炎等可使胸式呼吸减弱或肋骨骨折时,腹式呼吸运动相对增强;②腹式呼吸受限制而减弱,见于急性腹膜炎、大量腹水、腹腔内巨大肿瘤等,而胸式呼吸运动相对增强。

(二)呼吸困难类型

详见模块二项目三任务四。

(三)呼吸频率及深度

健康成年人平静呼吸时呼吸频率16～20次/分,呼吸与脉搏之比为1∶4,节律均匀整齐,深浅适宜。新生儿呼吸频率约为44次/分,随着年龄的增长而逐渐减慢。

1. **呼吸过速**　是指呼吸频率超过24次/分,见于剧烈运动、强体力劳动、发热、疼痛、情绪激动、心力衰竭、胸腔积液、气胸、贫血、甲状腺功能亢进等。一般体温升高1℃,呼吸频率可增加4次/分。

2. **呼吸过缓**　是指呼吸频率低于12次/分,见于颅内压增高、麻醉剂或镇静剂过量等。

3. **呼吸深度的变化**　正常人呼吸幅度适中,双侧对称。当严重代谢性酸中毒时,呼吸频率加快、深大,称为酸中毒深大呼吸或库氏(Kussmaul)呼吸,见于糖尿病酮症酸中毒和尿毒症酸中毒等。

(四)呼吸节律的变化

健康人平静呼吸时节律规则。在病理状态下,可出现下列节律变化(图8-2-1)。

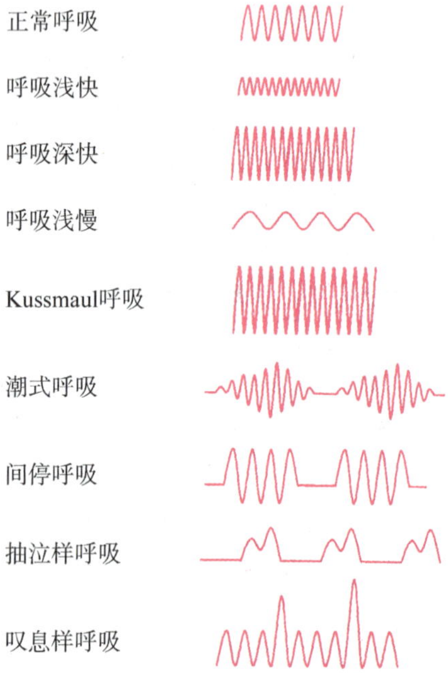

1. **潮式呼吸(陈-施二氏呼吸)**　是一种由浅慢逐渐变为深快,再由深快转为浅慢,随之出现一段呼吸暂停,然后又开始上述变化的周期性呼吸节律。潮式呼吸周期可长达30秒～2分钟,暂停期可持续5～30秒,所以要较长时间仔细观察才能了解周期性节律变化的全过程。

2. **间停呼吸(毕奥呼吸)**　表现为有规律呼吸几次后突然停止一段时间,又开始呼吸,如此周而复始。

以上2种周期性呼吸节律变化的发生机制是呼吸中枢的兴奋性降低,使调节呼吸的反馈系统失常。只有当缺氧严重、二氧化碳积聚到一定程度,才能刺激兴奋呼吸中枢,使呼吸恢复和加强;当累积的二氧化碳被呼出,呼吸中枢又失去有效的兴奋,使呼吸再次减弱进而暂停。多见于中枢神经系统病变,如脑炎、脑膜炎、颅内压增高及某些中毒等。间停呼吸较潮式呼吸更为严重,常见于濒死前患者。必须注意

图8-2-1　呼吸频率、幅度及节律变化示意图

的是,有些老年人深睡时亦可出现潮式呼吸,多为脑动脉硬化、中枢神经供血不足的表现。

3. **叹息样呼吸**　在正常呼吸节律中出现一次深大呼吸,并常伴有叹息声。多为功能性改变,常见于神经衰弱、精神紧张或忧郁症。

4. **抽泣样呼吸**　表现为连续两次吸气,很似哭后的抽泣,常提示病情严重,见于颅内高压和脑疝前期。

5. **抑制性呼吸**　因胸部剧烈疼痛导致吸气相突然中断,表情痛苦,呼吸浅快,见于急性

胸膜炎、恶性肿瘤、肋骨骨折及胸部外伤等。

二、触诊

> 触诊时应注意保护患者隐私,但不宜隔着衣服触诊,要顾及患者的感受,检查前做好沟通与解释,消除患者的紧张疑虑,予以充分的人文关怀。

(一)胸廓扩张度

胸廓扩张度是指呼吸时胸廓的扩张程度,可在前胸部和后背部进行检查(图8-2-2)。

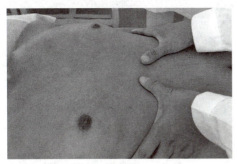 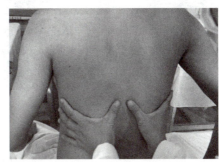

前胸部　　　　　　　　　　　　背部

图8-2-2　胸廓扩张度检查

1. 评估方法

(1)前胸部触诊:评估者5个手指分开,左右拇指分别沿两侧肋缘指向剑突,其余4个手指贴于患者胸廓的前侧下部,再嘱患者深呼吸,评估者双手始终不能离开患者身体,在患者深吸气时观察双手的移动距离是否相等。

(2)后背部触诊:评估者双手拇指置于患者后背部正中线两侧,平第10肋水平,再嘱患者深呼吸,评估者双手始终不能离开患者身体,在患者深吸气时观察双手的移动距离是否相等。

2. 临床意义

(1)一侧胸廓扩张度降低:见于一侧胸腔积液、肺不张、肺萎缩等。

(2)双侧胸廓扩张度降低:见于双侧胸膜炎、胸膜增厚或肺气肿。

(3)双侧胸廓扩张度增加:见于呼吸运动增强,如发热、Kussmaul呼吸或使腹式呼吸减弱胸式呼吸代偿性增强的疾病。

(二)语音震颤

语音震颤是指患者发出的声音通过气管、支气管传递到胸壁时所引起的振动,又称触觉语颤。

1. 评估方法

(1)前胸部触诊(图8-2-3):评估者5个手指并拢或用左右手掌尺侧缘,轻放于患者两侧胸壁的对称部位,再嘱患者用同等的语速及强度发出"yi"的声音。每次患者停止发声时,评估者应双手交叉再次评估以比较左右手的感觉是否相同。评估顺序自上而下、从内向外。

(2)背部触诊(图8-2-4):评估者5个手指并拢或用左右手掌尺侧缘,轻放于患者肩

语音震颤
检查视频

胛上区、肩胛间区及肩胛下区的对称部位,再嘱患者用同等的语速及强度发出"yi"的声音。每次患者停止发声时,评估者应双手叉再次评估以比较左右手的感觉是否相同。评估顺序自上而下、从内向外。

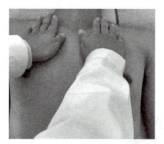

图8-2-3　前胸部语音震颤

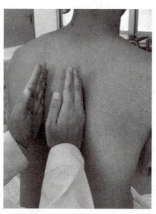

图8-2-4　背部语音震颤

2. 临床意义

（1）生理变化:受解剖位置、年龄、性别及体型的影响,语音震颤可稍有不同。表现为震颤强度右上＞左上;前胸上＞前胸下;成人＞儿童;男＞女;瘦＞胖。

（2）病理变化:如图8-2-5所示。

（三）胸膜摩擦感

正常时胸膜脏层与壁层之间滑润,呼吸运动时无摩擦感。当急性胸膜炎症时,因纤维蛋白渗出,沉积于胸膜,胸膜脏层与壁层表面变粗糙,呼吸

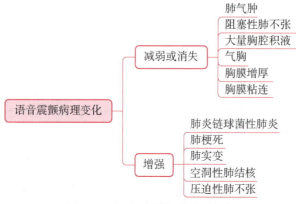

图8-2-5　语音震颤的病理变化

运动时胸膜相互摩擦,产生震动,触诊时有皮革相互摩擦的感觉,称为胸膜摩擦感。评估者把双手手掌轻贴于患者前下侧胸壁。如手掌下出现摩擦的感觉,为胸膜摩擦感阳性,但患者屏住呼吸时,胸膜摩擦感消失(与心包摩擦感鉴别)。通常呼气、吸气均可触及,但吸气末更明显,下胸部腋前线处最易触及。常见于急性纤维素性胸膜炎、肺梗死、胸膜肿瘤、尿毒症。

三、叩诊

（一）叩诊方法

被检查者取坐位或卧位。坐位时,双臂自然下垂或上举抱头。检查者可采用直接叩诊法和间接叩诊法(图8-2-6,图8-2-7),一般后者常用。叩诊时,板指应平贴于肋间隙并与肋间隙平行;当叩诊肩胛间区时,板指与脊柱平行。自肺尖开始,自上而下,由前到后,注

意左右、上下、内外对称部位的比较,仔细判别叩诊音变化。

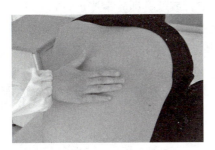

图8-2-6 直接叩诊法

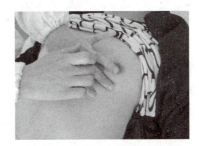

图8-2-7 间接叩诊法

(二) 肺界叩诊

1. **肺上界** 叩诊肺上界实际上是叩诊肺尖的宽度。评估过程如下:从斜方肌前缘中点开始,叩向外侧,当清音变成浊音时,即达到肺上界外侧的终点。再从斜方肌前缘中点,叩向内侧,当清音变浊音时,即为肺上界内侧的终点。测量清音之间的距离则可得出肺上界的宽度,正常值为4~6cm。肺上界小于正常值,常提示肺尖结核。肺上界增宽,若伴过清音,提示阻塞性肺气肿。

2. **肺前界** 正常肺前界相当于心脏的绝对浊音界;右肺前界相当于胸骨线的位置;左肺前界相当于胸骨旁线第4~6肋间隙的位置。

3. **肺下界** 在锁骨中线、腋中线和肩胛线上分别是第6、第8、第10肋间隙。肺下界降低见于肺气肿、腹腔脏器下垂;肺下界上移见于肺不张、腹水、气腹、肝脾肿大、腹腔内巨大肿瘤、膈肌麻痹等。

4. **肺下界移动度** 相当于深呼吸时膈肌的移动范围,正常6~8cm。肺下界移动度减弱见于肺气肿、肺不张、肺纤维化、肺水肿和肺部炎症;肺下界移动度减弱或消失见于气胸、胸水、胸膜肥厚粘连或膈肌麻痹(图8-2-8)。

(三) 胸部正常叩诊音

正常肺部叩诊音为清音,其音响强弱和音调高低与肺泡含气量、胸壁厚薄以及邻近器官的影响有关。前胸上部较下部稍浊;右上肺叩诊较左上肺稍浊;左侧心缘稍浊;左侧腋前线下方因靠近胃泡,可叩得半月状鼓音区(又称Traube鼓音区);右腋下部因受肝影响叩诊稍浊;背部较前胸部稍浊(图8-2-8,图8-2-9)。

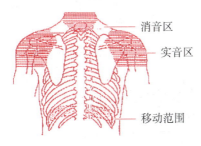

图8-2-8 后背正常叩诊音与肺下界移动范围

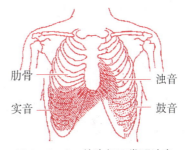

图8-2-9 前胸部正常叩诊音

(四)胸部异常叩诊音

在胸部清音分布区域内如出现浊音、实音、过清音或鼓音即异常叩诊音。

1. 异常浊音或实音 ①肺组织含气量减少,如肺炎、肺结核、肺梗死、肺不张、肺水肿等;②肺内不含气的病变,如肺肿瘤、肺包囊虫病等;③胸水、胸膜肥厚粘连等;④胸壁疾病,如胸壁水肿等。

2. 异常鼓音 见于气胸,靠近胸壁直径大于3~4cm的浅表肺空洞,如空洞型肺结核、肺脓肿等。

3. 过清音 见于肺泡过度充气,如肺气肿、支气管哮喘急性发作期。

四、听诊

听诊是肺部检查的重要方法之一,听诊内容主要包括正常呼吸音、异常呼吸音、啰音。

(一)检查方法

患者取坐位或卧位,微张口作均匀呼吸,必要时作深呼吸或咳嗽后听诊。听诊顺序自上而下,分别检查前胸、侧胸、后胸,并注意上下、左右对比。

(二)正常呼吸音

正常呼吸音分为气管呼吸音、支气管呼吸音、肺泡呼吸音、支气管肺泡呼吸音4种,其听诊特点及听诊部位见表8-2-1、图8-2-10。

表8-2-1 正常呼吸音的听诊特点及听诊部位

呼吸音	听诊特点	听诊部位
气管呼吸音	粗糙、响亮且高调,吸气相=呼气相	胸外气管
支气管呼吸音	音强而高调声音,似呼气时发"ha"的声响,吸气相<呼气相	喉部、锁骨上窝,背部第6、第7颈椎及第1、第2胸椎附近
肺泡呼吸音	似上齿咬下唇吸气时发出"fu"的声响,吸气相>呼气相	除支气管呼吸音及支气管肺泡呼吸音听诊区域的其余肺野
支气管肺泡呼吸音	兼有支气管呼吸音和肺泡呼吸音的特点,吸气相等于呼气相	胸骨角附近,肩胛间区第3、第4胸椎水平及肺尖前后部

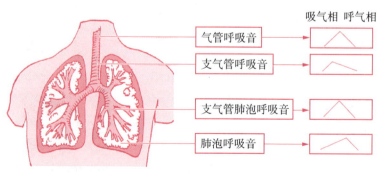

图8-2-10 4种正常呼吸音的分布

(三) 异常呼吸音

异常呼吸音包括异常肺泡呼吸音、异常支气管呼吸音、异常支气管肺泡呼吸音3种，其临床意义见图8-2-11。

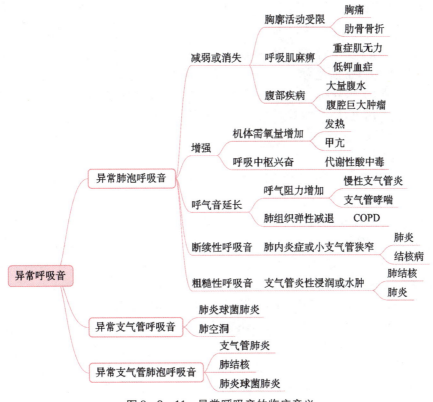

图8-2-11 异常呼吸音的临床意义

(四) 啰音

啰音是指呼吸音以外的附加音，正常人无啰音。按性质不同分为干啰音和湿啰音（图8-2-12）。

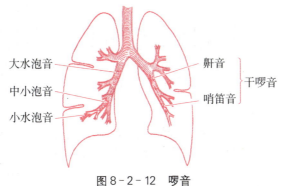

图8-2-12 啰音

1. 干啰音

（1）发生机制：是由于呼吸时气流通过狭窄的气道发生湍流产生振动的音响。气道狭窄的病理基础是：①支气管平滑肌痉挛；②气道炎症引起黏膜水肿、分泌物增多；③管腔内有肿瘤或异物阻塞；④腔外肿大的淋巴结或肿瘤挤压、压迫。

(2) 干啰音听诊特点：①音调较高，持续时间长；②呼气末最明显，吸气期也可听到；③其强度和性质易变性大，短时间内可增多或减少。

(3) 干啰音分类：①鼾音，是一种低调而响亮的干性啰音，类似人在熟睡时打呼噜的鼾声，多发生于气管和主支气管，见于昏迷患者。②哨笛音，是一种高音调的干啰音，类似吹笛或射箭所发生的声音，常描述为鸟鸣音、哮鸣音等，多发生于小支气管或细小支气管。

(4) 临床意义：干啰音局限分布，持续存在于同一部位的局限性干啰音常见于支气管内膜结核、支气管肿瘤。广泛分布双侧肺部哨笛音见于慢性喘息型支气管炎、支气管哮喘发作、心源性哮喘等。

2. 湿啰音

(1) 发生机制：由于呼吸时气流通过支气管或空洞中稀薄的液体，形成的水泡破裂后所产生的音响，又称水泡音。

(2) 湿啰音听诊特点：①断续而短暂，一次常连续多个出现；②吸气明显，呼气也可听到；③听诊部位较固定、性质较恒定；④中小水泡音可并存；⑤咳嗽后可减轻或消失。

(3) 湿啰音分类：因支气管管腔的直径或空洞大小不同、液体量多少不同，湿性啰音可分为大、中、小水泡音和捻发音。①大水泡音，亦称粗湿啰音，发生于气管、主支气管或空洞部位，多出现在吸气早期。见于肺内大空洞、肺水肿、垂危患者无力排痰等。②中水泡音，亦称中湿啰音，发生于中等大小支气管，多出现在吸气中期。见于支气管炎、支气管肺炎等。③小水泡音，亦称细湿啰音，发生于细支气管，在吸气后期出现。见于细支气管肺炎、肺结核、肺瘀血等。④捻发音，是一种极细而均匀的声音，在吸气末易闻及，类似于耳旁用手捻搓一束头发所发生的音响。一般认为捻发音是由于液体分泌增多，使细支气管壁或肺泡壁相互黏着陷闭，在吸气时被气流冲开复张，而产生的细小破裂音响。

(4) 临床意义：局限性湿啰音见于该处局部病变，如支气管扩张、肺结核或肺炎等；两肺底部湿啰音多见于左心功能不全所致的肺淤血、两肺底部支气管肺炎等；两肺满布湿啰音多见于急性肺水肿、两肺严重支气管肺炎等。

(五) 语音共振

语音共振又称听觉语音，其产生机制及检查方法与语音震颤基本相似。嘱被检查者重复发"123"的长音，喉部发音产生的振动经气管、支气管和肺泡传至胸壁，用听诊器听取语音，正常人可闻及含糊难辨的语音，检查时应注意两侧比较。语音共振增强或减弱，其临床意义同语音震颤。

(六) 胸膜摩擦音

正常人胸膜脏壁两层光滑，呼吸时无摩擦振动，听不到胸膜摩擦音。胸膜炎症时，胸膜脏层和壁层上有纤维素沉积而变得粗糙，呼吸时胸膜脏层和壁层互相摩擦而发出的振动音响，称为胸膜摩擦音。听诊特点为：颇似用一手掩耳、用另一手指在其手背上摩擦所产生的声音。十分近耳，呼气吸气均可听到，但吸气末或呼气初较明显；听诊器加压、深呼吸时，摩擦音增强，屏气消失为其特征性表现。摩擦音可发生于胸部任何部位，以腋前线下部胸壁最易闻及，发生胸腔积液时，脏、壁两层胸膜被分开，胸膜摩擦音消失。胸膜摩擦音见于干性胸膜炎、肺梗死、胸膜肿瘤及尿毒症等。

> **病例 8-2-1　病例分析**
>
> 1. **分析**　患者是一位75岁的老年男性,所表现的症状如反复咳嗽、咳痰、气喘等,提示患者现在所患的疾病主要是呼吸系统疾病,所以评估者主要针对呼吸系统进行专科检查,包括了胸廓与胸膜肺的视诊、触诊、叩诊、听诊。
>
> 　　通过胸部的视诊,看到患者的胸廓呈桶状胸,而且患者的胸廓扩张度减少,提示患者的胸廓运动度降低;患者的语音震颤减弱,听诊呼吸音减弱,提示患者胸壁传导欠佳;叩诊过清音,提示患者肺泡含气量增加;双肺闻及干湿啰音是患者肺部有炎症的表现。通过体格检查,把所得资料进行综合整理,可以推断出这是一位慢性阻塞性肺气肿、慢性支气管炎患者。
>
> 2. **相关护理诊断**
> (1) **气体交换障碍**　与呼吸困难有关。
> (2) **疼痛**　与呼吸道炎症有关。
> (3) **清理呼吸道无效**　与呼吸无力、痰液阻塞气道有关。
> (4) **潜在并发症:可能发生心力衰竭、肺淤血等。**

 任务评价

一、单选题

请扫描二维码练习。

二、任务训练

单选题

病例 8-2-2　患者,男性,19岁,学生。昨日下午下课后跑步时淋雨,今日上午出现高热、体温40℃,呼吸急促,咳嗽,咳痰,来医院就诊。

问题:

1. 护理人员需要对该患者做哪些胸廓与胸膜肺相关的项目评估?
2. 患者可能出现什么阳性体征?
3. 分组进行操作练习,小组相互讨论,观察组员在操作上是否存在疑问或误区,及时予以帮助交流。充分体现团结互助、团队协作精神。

(吴晓芳)

模块三　身体评估

项目九　心脏与血管评估

项目介绍

心脏评估是全身体格检查的重要部分。在详细询问患者病史的基础上，进一步仔细进行心脏评估，在许多情况下能够及早地做出准确的判断，而给予患者及时的处理。即使在现代医学高度发展、检查手段不断更新的今天，心脏评估也起到了非常重要的作用，比如心音的改变、心脏杂音、奔马律等重要的体征，是目前常规仪器检查所不能发现的。并且评估者只有结合患者病史、心脏评估结果和仪器检查结果，进行综合考虑，才能对疾病做出正确的判断。

学习导航

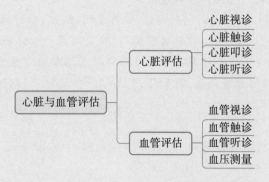

项目九　心脏与血管评估

任务一　心脏评估

学习目标

1. 学会正确的心脏评估方法。
2. 能对心脏评估结果进行分析和判断。
3. 能与患者进行有效沟通、注意保护患者隐私、注重人文关怀。
4. 培养学生实事求是的科学精神,医者仁心的大爱情怀。

走进病房　病例9-1-1

患者,男性,36岁。劳累后心悸、气促2年,受凉后加重1周,夜间间断咳少量粉红色泡沫样痰2天入院治疗。入院时体格检查:T 38.1℃,P 96次/分,R 25次/分,BP 120/80 mmHg,半卧位,两颧暗红,口唇发绀,咽红,颈静脉怒张,心尖搏动向左下移位,心界向两边扩大,心律绝对不规则,心尖部第一心音强弱不等,心尖部闻及向左腋下传导的4/6级收缩期杂音及隆隆样舒张期杂音伴震颤。两肺底闻及湿啰音。腹微隆,移动性浊音阳性,肝肋下3 cm,质韧,无触痛,双下肢明显凹陷性水肿。18岁时曾患"风湿热"。

问题:

1. 作为护士,应从哪些方面对患者进行心脏评估?护士进行评估时,如何体现对患者的人文关怀?
2. 根据评估结果,患者有哪些异常的症状和体征?
3. 该患者可能的病因是什么?
4. 该患者可能的护理诊断和合作性问题有哪些?

学习内容

心脏评估是心血管疾病评估的基本方法,通过心脏评估,能初步判断有无心脏疾病,并对心脏疾病病因、性质、部位、程度等判断都有很大帮助。要正确地对心脏进行评估,规范地进行心脏视诊、触诊、叩诊、听诊等操作,除需要从书本中认真学习前人从实践中总结的经验外,更重要的是在临床中反复实践,逐步掌握这一临床技能。另外,在进行心脏评估时,应注意全身性疾病对心血管系统的影响和心血管疾病的全身表现,以便做出正确的判断,并提出护理诊断。

一、心脏评估方法

在进行心脏评估时,需有一个温度适宜、安静、光线充足的环境。患者多取卧位,门诊条件下也有取坐位,但必要时仍需取多个体位反复检查比较,护士多位于患者右侧。评估时,患者应完全暴露胸部,采取视诊、触诊、叩诊、听诊依次进行,以全面地了解心脏情况;在确定某一异常体征时,也可同时将这几种检查方法交替应用,以利于做出正确的判断。

心脏评估方法视频

1. **视诊** 患者尽可能取卧位,充分暴露胸部,光线最好来源于左侧。护士视线与患者的胸廓同高或与搏动点呈切线位置,以便更好地了解心前区有无隆起、心尖搏动情况以及心前区有无异常搏动等(图9-1-1)。

2. **触诊** 心脏触诊除可进一步确定视诊检查发现的心尖搏动位置以及心前区的异常搏动外,尚可发现心脏疾病特有的震颤及心包摩擦感,与视诊同时进行,能起互补效果。

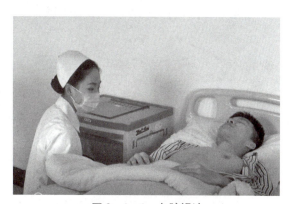

图9-1-1 心脏视诊

触诊方法:护士先用右手全手掌开始检查,置于心前区,然后逐渐缩小到用手掌尺侧(小鱼际)或示指及中指指腹并拢同时触诊,必要时也可单指指腹触诊。具体方法:①全手掌或手掌尺侧触诊:用手掌尺侧(小鱼际)在心底部、胸骨左缘第3、第4肋间或心尖部触诊,可以确定有无心包摩擦感和震颤,并判断震颤的具体位置,以及判定震颤处于收缩期还是舒张期。②中指、示指并拢触诊:中指和示指并拢,用指腹可以确定心尖搏动的准确位置、范围和强度,是否弥散,有无抬举性搏动(图9-1-2)。

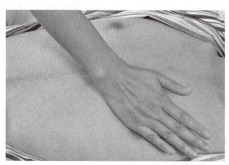 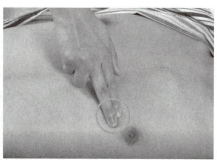

图9-1-2 心脏触诊方法

3. 叩诊 叩诊可确定心界,判定心脏和大血管的大小、形状及其在胸腔内的位置。心脏不含气,不被肺掩盖的部分叩诊呈实音(绝对浊音),其边界为绝对浊音界;心脏两侧被肺脏遮盖的部分叩诊呈浊音(相对浊音),其边界为相对浊音界。叩诊心界是叩诊心脏相对浊音界,反映心脏的实际大小和形态(图9-1-3)。

(1) 叩诊方法:①叩诊法:心脏叩诊通常采用间接叩诊法,叩诊时,板指平置于心前区拟叩诊的部位,以右手中指借右腕关节活动均匀叩击板指,并且由外向内逐渐移动板指,以听到声音由清变浊来确定心浊音界。通常测定左侧的心浊音界用轻叩诊法较为准确,而右侧叩诊宜使用较重的叩诊法,叩诊时也要注意根据患者胖瘦程度等调整力度。②体位:患者一般取平卧位,护士以左手中指作为叩诊板指,板指与肋间平行放置;如果某种原因患者取坐位时,板指可与肋间垂直,必要时分别进行坐、卧位叩诊,并注意2种体位时心浊音界的不同改变。另外,必须注意叩诊时板指每次移动距离不宜过大,并在发现声音由清变浊时,需进一步往返叩诊几次,以免测出的心界范围小于实际大小(图9-1-4)。

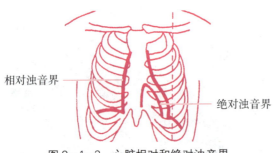

图9-1-3 心脏相对和绝对浊音界

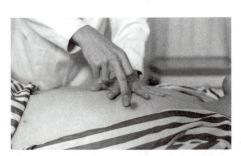

图9-1-4 心脏叩诊方法(仰卧位)

(2) 叩诊顺序:①心脏叩诊先叩左界,再叩诊右界。②叩诊左界时,从心尖搏动最强点外2~3cm处开始,沿肋间由外向内叩诊,叩诊音由清变浊时翻转板指,在板指中点相应的胸壁处做标记。如此自下而上,叩至第2肋间,分别标记。③叩诊心脏右界时,需先叩出肝上界,沿右锁骨中线,自上而下叩诊,当叩诊音由清变浊时为肝上界。然后从肝上界的上一肋间(一般为第4肋间)开始,由外向内叩诊,再逐渐向上移动一个肋间,直至叩出心脏的右界,并做标记。④标出胸骨中线和左锁骨中线,用直尺测量左锁骨中线至胸骨中线间的垂直距离,以及左右两侧相对浊音界各标记点距胸骨中线的垂直距离,并按表9-1-1做记录。

表9-1-1 正常成人心脏相对浊音界

右界(cm)	肋间	左界(cm)
2~3	Ⅱ	2~3
2~3	Ⅲ	3.5~4.5
3~4	Ⅳ	5~6
	Ⅴ	7~9

注:左锁骨中线距前正中线的距离为8~10cm。

> 牢记心脏叩诊的顺序是先左右后、从内向外、从下往上,叩诊后需准确记录心脏相对浊音界大小,养成实事求是的科学精神。

4. 听诊

(1) 心脏瓣膜听诊区:心脏各瓣膜开放与关闭时所产生的声音传导至体表最易听清的部位称心脏瓣膜听诊区,与其解剖部位不完全一致。通常有5个听诊区(图9-1-5),分别为:①二尖瓣区:位于心尖搏动最强点,又称心尖区,即第5肋间左锁骨中线稍内侧;②肺动脉瓣区:在胸骨左缘第2肋间;③主动脉瓣区:位于胸骨右缘第2肋间;④主动脉瓣第二听诊区:在胸骨左缘第3、第4肋间,又称Erb区;⑤三尖瓣区:在胸骨下端左缘,即胸骨左缘第4、第5肋间。需要指出的是,这些通常的听诊区域是假定心脏结构和位置正常的情况下设定的。当心脏的结构和位置发生改变时,需根据心脏结构改变的特点和血流的方向,适当移动听诊部位和扩大听诊范围。对于某些心脏结构异常的心脏病尚可取特定的听诊区域。

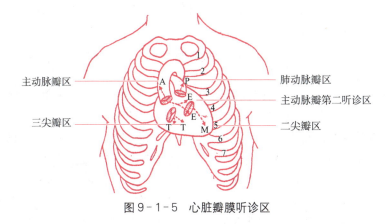

图9-1-5 心脏瓣膜听诊区

> 按顺序进行心脏听诊,避免遗漏,培养严谨的科学态度。

(2) 听诊顺序:通常的听诊顺序可以从心尖区开始,逆时针方向依次听诊。先听心尖区,再听肺动脉瓣区,然后为主动脉瓣区、主动脉瓣第二听诊区,最后是三尖瓣区。

(3) 体位:听诊时,患者多取卧位或坐位。然而,对疑有二尖瓣狭窄者,宜嘱患者取左侧卧位(图9-1-6);对疑有主动脉瓣关闭不全者宜取坐位,且上半身前倾。

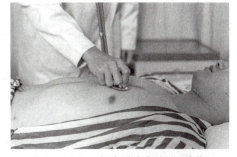

图9-1-6 心脏听诊方法(仰卧位)

(4) 听诊内容:听诊内容包括心率、心律、心音、额外心音、杂音和心包摩擦音。通常,先用听诊器膜型体件听诊每一个位置,以辨别心音及杂音;在听诊胸骨下端左缘及心尖部时应加用听诊器钟型体件来辨别舒张期额外心音或舒张期杂音;对于某些患者也应该听诊颈动脉、腋下及胸骨体下部右侧位置。

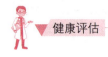

二、心脏评估内容

> **病例 9-1-1　心脏视诊心尖搏动点位置变化的原因与发生机制分析**
> 根据病例,可见患者有劳力性呼吸困难、端坐呼吸、咳粉红色泡沫痰、两肺底闻及湿啰音,表明该患者因为左心衰导致肺循环淤血及心源性呼吸困难;同时,有颈静脉怒张、腹部移动性浊音阳性,肝肿大,为右心衰引起体循环淤血所致。所以该患者为全心衰,心室重构,左、右心室均有肥大,故心界向两边扩大,视诊可见心尖搏动向左下移位。

(一)视诊

1. 心前区外形　心前区外形是指心脏在体表的投影区域。正常人心前区无隆起和饱满,胸廓两侧对称。心前区隆起见于右心室增大的先天性心脏病患儿如法洛四联征,大量心包积液时可见心前区饱满。

与心脏有关的胸廓畸形

2. 心尖搏动　心室收缩时,心尖向前冲击前胸壁,使相应部位的肋间组织向外搏动,称心尖搏动。正常成人心尖搏动位于第5肋间,左锁骨中线内侧0.5~1.0 cm,搏动范围直径为2.0~2.5 cm。体型胖者或女性乳房垂悬时心尖搏动不易看见,需要结合触诊判断。

(1)心尖搏动移位:心尖搏动位置的改变可受多种生理性和病理性因素的影响。

1)生理性因素:①体型:肥胖体型者心脏呈横位,心尖搏动可向外上方移至第4肋间左锁骨中线外;消瘦体型者(特别是处于站立或坐位)心脏呈垂悬位,心尖搏动可向内下方移至第6肋间。②年龄:婴儿及儿童的心脏呈横位,心脏体积与胸廓容积的比例较成年人大,因此心尖搏动的位置可在第4肋间左锁骨中线偏外处。③体位:卧位时膈的位置较坐位稍高,心尖搏动的位置亦可稍高;右侧卧位时,心尖搏动可向右移1.0~2.5 cm;左侧卧位时,心尖搏动则向左移2~3 cm。需注意,侧卧位时心尖搏动位置若无变动,提示胸腔内可能有病变,如粘连性心包胸膜炎。④妊娠:妊娠时横膈升高,心脏呈横位,心尖搏动向外上方移位。

2)病理性因素:包括心脏本身因素(如心脏增大)或心脏以外的因素(如纵隔、横膈位置改变),如表9-1-1所示。

表9-1-1　心尖搏动移位的常见病理因素

因素		心尖搏动移位	临床常见疾病
心脏因素	左心室增大	向下移位	主动脉瓣关闭不全等
	右心室增大	向左侧移位	二尖瓣狭窄等
	左右心室增大	向左下移位,伴心浊音界两侧扩大	扩张型心肌病等
	右位心	心尖搏动位于右侧胸壁	先天性右位心
心脏以外因素	纵隔移位	心尖搏动向患侧移位	一侧胸膜增厚或肺不张等
		心尖搏动向健侧移位	一侧胸腔积液或气胸等
	横膈移位	心尖搏动向左外侧移位	大量腹水等
		心尖搏动移向内下,可达第6肋间	严重肺气肿等

心尖搏动强度的影响因素

(2)心尖搏动强度与范围的改变:也受生理和病理因素的影响。

(3)负性心尖搏动:心脏收缩,心尖搏动内陷,称负性心尖搏动。90%以上的缩窄性心包炎患者可见负性心尖搏动。当心包与周围组织有广泛粘连时,此现象又称为 Broadbent 征。另外,由于重度右心室肥大所致心脏顺时针转位,而使左心室向后移位也可引起负性心尖搏动。

3. 心前区异常搏动

(1)胸骨左缘第 2 肋间收缩期搏动:多见于肺动脉高压或肺动脉扩张患者,有时也可见于少数正常青年人(特别是瘦长体型者)在体力活动或情绪激动时。

(2)胸骨右缘第 2 肋间及胸骨上窝收缩期搏动:多见于升主动脉瘤、主动脉弓瘤或升主动脉及主动脉弓扩张,也可见于主动脉瓣关闭不全、严重贫血、甲状腺功能亢进症时。

(3)胸骨左缘第 3、4 肋间搏动:当心脏收缩时,在此部位出现强有力而较持久的搏动,可持续至第二心音开始,为右心室持久的压力负荷增加所致的右心室肥厚征象,多见于先天性心脏病所致的右心室肥厚,如房间隔缺损等。

(4)剑突下搏动:该搏动可能是右心室收缩期搏动,也可由腹主动脉搏动产生。

剑突下异常搏动的病因鉴别

(二)触诊

> **病例 9-1-1　心脏触诊发生震颤的原因与发生机制分析**
> 　　根据病例病情,患者在心尖部触及舒张期和收缩期震颤,心尖部为二尖瓣区,并且震颤发生的机制常为某些先天性心血管病或狭窄性瓣膜病变,由此可推测其病因可能为二尖瓣狭窄。在视诊中,患者出现两颧暗红,口唇发绀,此为"二尖瓣面容",可进一步佐证。

1. 心尖搏动、心前区搏动　　通过触诊,能进一步判断心尖搏动或其他搏动的位置、强弱和范围,尤其是视诊不能发现或看不清楚的心尖搏动及心前区搏动,了解心脏搏动的速率及节律变化。由于心尖搏动冲击胸壁的时间标志着心室收缩期的开始,通过触诊,有助于确定第一心音、收缩期还是舒张期震颤或杂音,判断心尖或心前区的抬举性搏动。如位于胸骨左下缘的收缩期抬举性搏动是右心室肥厚的可靠指征,多由先天性心脏病所致。

2. 震颤　　震颤是指心脏搏动时,用手掌尺侧或手指指腹触诊感觉到的一种细小振动。此振动与猫在安静时在猫喉部摸到的呼吸震颤相似,故又称为"猫喘",是器质性心血管病的特征性体征之一。震颤的发生机制与心脏杂音相同,是由于血流经狭窄的口径,或循异常的方向流动而产生的涡流,造成瓣膜、心壁或血管壁震动,传至胸壁所致。如发现震颤,应注意其部位及时期,判断其临床意义(表 9-1-2)。

表 9-1-2　心前区震颤的临床意义

部位	时期	常见病变
胸骨右缘第 2 肋间	收缩期	主动脉瓣狭窄
胸骨左缘第 2 肋间	收缩期	肺动脉瓣狭窄
胸骨左缘第 3~4 肋间	收缩期	室间隔缺损
胸骨左缘第 2 肋间	连续性	动脉导管未闭
心尖区	舒张期	二尖瓣狭窄
心尖区	收缩期	重度二尖瓣关闭不全

3. **心包摩擦感** 心包膜发生炎性变化时,渗出的纤维蛋白使其表面变得粗糙。当心脏搏动时,心包脏层和壁层间的摩擦产生振动传至前胸壁,触诊时可感觉到的摩擦感,称为心包摩擦感。通常,心包摩擦感在心前区或胸骨左缘第3、4肋间处较易触及,多呈收缩期和舒张期双相的粗糙摩擦感,以收缩期、前倾体位和呼气末更为明显。

(三)叩诊

> **病例9-1-1 心脏叩诊心界扩大的原因及发生机制分析**
> 根据前面的分析,已知该患者全心衰,左心室、右心室均增大。右心室增大,心脏绝对浊音界增大,相对浊音界向左右两侧增大;左心室增大,相对浊音界向左下增大。相对浊音界能反应心脏真实大小,故叩诊心界扩大。

1. **心浊音界各部的组成** 心脏左界第2肋间处相当于肺动脉段,第3肋间为左心耳,第4、第5肋间为左心室,其中血管与左心交接处向内凹陷,称心腰。右界第2肋间相当于升主动脉和上腔静脉,第3肋间以下为右心房(图9-1-7)。

2. **心浊音界的变化及临床意义** 心浊音界大小、形态和位置可因心脏本身病变或心外因素的影响而发生变化。

(1)心脏本身病变:包括心房、心室增大和心包积液等,详见表9-1-3。

表9-1-3 心浊音界改变的心脏因素和临床常见疾病

因素	心浊音界变化	临床常见疾病
左心室增大	向左下增大,心腰加深,心界似靴形(图9-1-8)	主动脉瓣关闭不全等
右心室增大	轻度增大:绝对浊音界增大,相对浊音界无明显改变 显著增大:心界向左右两侧增大	肺源性心脏病或房间隔缺损等
左、右心室增大	心浊音界向两侧增大,且左界向左下增大,呈普大型	扩张型心肌病等
左心房增大或合并肺动脉段扩大	左心房显著增大:胸骨左缘第3肋间心界增大,心腰消失; 左心房与肺动脉段均增大:胸骨左缘第2、3肋间心界增大,心腰更为丰满或膨出,心界如梨形(图9-1-9)	二尖瓣狭窄等
主动脉扩张	胸骨右缘第1、2肋间浊音界增宽,常伴收缩期搏动	升主动脉瘤等
心包积液	两侧增大,相对、绝对浊音界几乎相同,心浊音界可随体位而改变,坐位时心界呈三角形烧瓶样,卧位时心底部浊音区增宽	心包积液

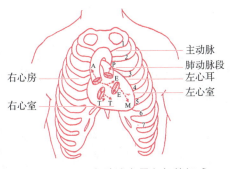
图9-1-7 心脏浊音界各部的组成

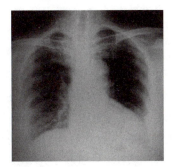
图9-1-8 主动脉瓣关闭不全的靴形心

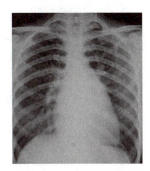
图9-1-9 二尖瓣狭窄的梨形心

（2）心脏以外因素：详见表9-1-4。

表9-1-4 心浊音界改变的心外因素和临床常见疾病

临床常见疾病	心浊音界变化
胸壁较厚、肺气肿	心浊音界变小，有时难以叩出
胸腔积液、肺浸润或实变、肺部肿块或纵隔淋巴结肿大等	心脏浊音区与胸部病变浊音区重叠，使心脏本身的浊音区无法辨别
一侧大量胸腔积液或气胸	心界移向健侧
一侧胸膜粘连、增厚与肺不张	心界移向患侧
大量腹腔积液、腹腔巨大肿瘤	心脏呈横位，叩诊时心界向左、向上扩大

（四）听诊

心脏的听诊应做到细致、耐心、认真辨识，不可遗漏异常的声音，做到科学严谨、实事求是。

病例9-1-1　心率、心律异常、心脏杂音发生的原因及机制分析

根据体格检查，患者心律绝对不规则，心尖部第一心音强弱不等，脉搏短绌（脉搏96次/分，心率110次/分），符合心房颤动的特点；心脏杂音的出现主要是因为血流加速、异常血流通道等原因，改变血流的层流状态，心脏杂音从以下几个方面进行分析。①部位：杂音最响部位常与病变部位有关，该患者在心尖部闻及杂音，此为二尖瓣区；②时期：该患者同时在收缩期和舒张期均闻及杂音，为双期杂音；③性质：在心尖部闻及隆隆样舒张期杂音，可判断患者二尖瓣狭窄；④强度：4/6级杂音伴震颤，说明杂音明显，且为器质性心脏病；⑤传导：杂音的传导往往具有规律性，一般二尖瓣关闭不全的杂音多向左腋下传导。根据分析，可知患者为器质性心脏病，二尖瓣关闭不全、二尖瓣狭窄。

听诊内容包括心率、心律、心音、额外心音、杂音和心包摩擦音。

1. **心率**　指每分钟心跳的次数。正常成人在安静、清醒的情况下心率范围为60～100

次/分,儿童稍快,小于3岁的儿童心率多在100次/分以上,老年人多偏慢。成年人心率超过100次/分,婴幼儿心率超过150次/分,称为心动过速。心率低于60次/分,称为心动过缓。心动过速与过缓可有短暂性或持续性,可由多种生理性、病理性或药物性因素引起。

2. 心律 指心脏跳动的节律。正常人心律基本规则,部分青少年可出现随呼吸改变的心律,吸气时心率增快,呼气时减慢,称窦性心律不齐,一般无临床意义。听诊所能发现的心律失常最常见的有期前收缩和心房颤动。

(1) 期前收缩:是在规则心律基础上,突然提前出现一次心跳,其后有一较长间歇。如果期前收缩规律出现,可形成联律,例如连续每一次窦性搏动后出现一次期前收缩,称二联律;每两次窦性搏动后出现一次期前收缩,称三联律,以此类推。

(2) 心房颤动的听诊特点:①心律绝对不齐;②第一心音强弱不等;③脉率低于心率,这种脉搏脱漏现象称为脉搏短绌。产生的原因是心房颤动时心室率绝对不规则,其中过早的心室收缩,使心室内仅有少量的血液充盈,不能将足够的血液输送到周围血管所致。心房颤动的常见原因有二尖瓣狭窄、高血压、冠状动脉粥样硬化性心脏病和甲状腺功能亢进症等。少数原因不明称特发性。

心音产生机制和听诊特点

3. 心音 按其在心动周期中出现的先后次序,可依次命名为第一心音(first heart sound,S_1)、第二心音(second heart sound,S_2)、第三心音(third heart sound,S_3)和第四心音(fourth heart sound,S_4)。其产生机制和听诊特点见二维码。通常情况下,健康人只能听到第一、第二心音(表9-1-5)。第三心音可在部分青少年中闻及。第四心音一般听不到,如听到第四心音,属病理性。

表9-1-5 第一心音与第二心音听诊鉴别

特 征	第一心音	第二心音
音调	较低	较高
强度	较响	较低
性质	较钝	较脆
所占时间	较长,持续约0.1秒	较短,0.08秒
与心尖搏动关系	同时出现	之后出现
听诊最响部位	心尖部	心底部
S_1和S_2间隔	S_1和S_2间隔较短	S_2与下一个心动周期S_1间隔较长

心脏听诊最基本的技能是判定第一和第二心音,由此才能进一步确定杂音或额外心音所处的心动周期时相。

(1) 心音强度改变:除肺含气量多少、胸壁或胸腔病变等心外因素和是否有心包积液外,影响心音强度的主要因素是心肌收缩力与心室充盈程度(影响心室内压增加的速率)、瓣膜位置的高低、瓣膜的结构和活动性等。

1) 第一心音强度的改变:主要决定因素是心室内压增加的速率,心室内压增加的速率越快,S_1越强;其次受心室开始收缩时二尖瓣和三尖瓣的位置和上述其他因素影响。

2) 第二心音强度的改变:体循环或肺循环阻力的大小和半月瓣的病理改变是影响S_2的

主要因素。S_2有2个主要部分即主动脉瓣部分(A_2)和肺动脉瓣部分(P_2),通常A_2在主动脉瓣区最清楚,P_2在肺动脉瓣区最清晰。一般情况下,青少年$P_2>A_2$,成年人$P_2=A_2$,而老年人$P_2<A_2$。

心音强度改变的影响因素

(2)心音性质改变:心肌严重病变时,S_1失去原有性质且明显减弱,S_1、S_2极相似,可形成"单音律"。当心率增快,收缩期与舒张期时限几乎相等,心音类似钟摆的"di-da"声,又称"钟摆律"或"胎心律",提示心肌严重受损,如大面积急性心肌梗死和重症心肌炎等。

(3)心音分裂:正常生理条件下,心室收缩与舒张时2个房室瓣与2个半月瓣的关闭并不绝对同步,三尖瓣较二尖瓣延迟关闭0.02~0.03秒,肺动脉瓣迟于主动脉瓣约0.03秒,由于上述时间差不能被人耳分辨,听诊仍为一个声音。如果S_1或S_2的2个主要成分之间的间距延长,导致听诊闻及心音分裂为2个声音的现象,称心音分裂。

第二心音分裂类型

1)S_1分裂:生理情况下,S_1分裂可见于青少年及儿童。病理情况下,常见于心室电活动或机械活动延迟,使三尖瓣关闭明显迟于二尖瓣。电活动延迟见于完全性右束支传导阻滞,机械活动延迟见于肺动脉高压、肺动脉瓣狭窄等。

2)S_2分裂:临床上较常见,以肺动脉瓣区明显。

4. 额外心音 指在原有的S_1、S_2之外听到的附加心音,与心脏杂音不同,多数为病理性。大部分出现在S_2之后即舒张期,与原有的心音S_1、S_2构成三音律,如奔马律、开瓣音和心包叩击音等;也可出现在S_1之后即收缩期,如收缩期喷射音;少数可出现2个附加心音,则构成四音律。

(1)舒张期额外心音

1)奔马律:发生在舒张期的三音心律,由于同时常存在心率增快,额外心音与原有的S_1、S_2组成类似马奔跑时的蹄声,故称奔马律。奔马律是心肌严重损害的体征。按其出现时间的早晚可分3种:①舒张早期奔马律:最为常见,是病理性的S_3,其发生机制与S_3相似,也称第三心音奔马律,但两者应予以鉴别。一般认为舒张早期奔马律是由于心室舒张期负荷过重,心肌张力减低与顺应性减退,以致心室舒张时,血液充盈引起室壁振动。舒张早期奔马律的出现,提示有严重器质性心脏病,常见于心力衰竭、急性心肌梗死、重症心肌炎与扩张型心肌病等。②舒张晚期奔马律:又称收缩期前奔马律或房性奔马律,发生于S_4出现的时间,为增强的S_4。该奔马律的发生与心房收缩有关,是由于心室舒张末期压力增高或顺应性减退,以致心房为克服心室的充盈阻力而加强收缩所产生的异常心房音。多见于阻力负荷过重引起心室肥厚的心脏病,如高血压性心脏病、肥厚型心肌病、主动脉瓣狭窄等。③重叠型奔马律:为舒张早期和晚期奔马律在快速性心率或房室传导时间延长时在舒张中期重叠出现所致,使此额外音明显增强。当心率较慢时,两种奔马律没有重叠,则听诊为4个心音,呈"ke-len-da-la"4个音响,称舒张期四音律,常见于心肌病或心力衰竭。

奔马律和S_3鉴别

2)开瓣音:又称二尖瓣开放拍击音,常位于第二心音后0.05~0.06秒,听诊特点为音调高、历时短促而响亮、清脆,呈拍击样,在心尖内侧较清楚。见于二尖瓣狭窄而瓣膜尚柔软时。由于舒张早期血液自高压力的左心房迅速流入左心室,导致弹性尚好的瓣叶迅速开放后又突然停止,使瓣叶振动引起拍击样声音。开瓣音的存在可作为二尖瓣瓣叶弹性及活动尚好的间接指标,是二尖瓣分离术适应证的重要参考条件。

(2)收缩期额外心音:心脏在收缩期也可出现额外心音,分为收缩早期喀喇音和收缩中、晚期喀喇音。前者常见于主动脉瓣狭窄和关闭不全、原发性高血压、肺动脉高压、肺动脉瓣轻中度狭窄,后者常见于二尖瓣脱垂。

5. **心脏杂音** 是指在心音与额外心音之外,在心脏收缩或舒张过程中的异常声音,杂音性质的判断对于心脏病的诊断具有重要的参考价值。

(1) 杂音产生的机制:正常血流呈层流状态,在血流加速、异常血流通道、血管管径异常等情况下,可使层流转变为湍流或漩涡,冲击心壁、大血管壁、瓣膜、腱索等使之振动而在相应部位产生杂音。具体机制如图9-1-10所示。

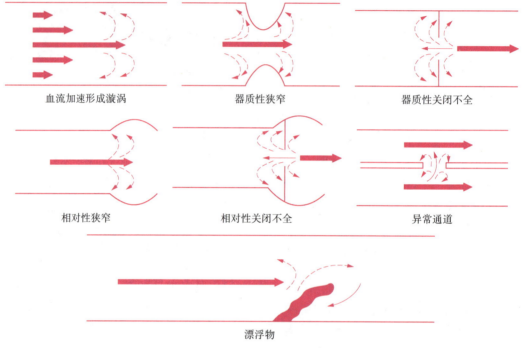

图9-1-10 杂音产生机制

(2) 杂音的特性与听诊要点:杂音的听诊有一定的难度,应根据以下要点进行仔细分辨并分析。

1) 最响部位:杂音最响部位常与病变部位有关,在某瓣膜区闻及杂音最响,提示病变位于相应瓣膜。如杂音在心尖部最响,提示二尖瓣病变;杂音在主动脉瓣区或肺动脉瓣区最响,则分别提示为主动脉瓣或肺动脉瓣病变。

2) 心动周期中的时期:不同时期的杂音反映不同的病变。可分收缩期杂音、舒张期杂音、连续性杂音和双期杂音(收缩期与舒张期均出现但不连续的杂音)。还可根据杂音在收缩期或舒张期出现的早晚而进一步分为早期、中期、晚期或全期杂音。一般认为,舒张期杂音和连续性杂音均为器质性杂音,而收缩期杂音则可能系器质性或功能性。

3) 性质:指由于杂音的不同频率而表现出音调与音色的不同。临床上常用于形容杂音音调的词为柔和、粗糙。杂音的音色可形容为吹风样、隆隆样(雷鸣样)、机器样、喷射样、叹气样(哈气样)、乐音样和鸟鸣样等。不同音调与音色的杂音反映不同的病理变化,临床上可根据杂音的性质,推断不同的病变。如心尖区舒张期隆隆样杂音是二尖瓣狭窄的特征;心尖区粗糙的吹风样全收缩期杂音,常指示二尖瓣关闭不全;心尖区柔和而高调的吹风样杂音常为功能性杂音;主动脉瓣第二听诊区舒张期叹气样杂音为主动脉瓣关闭不全等。

4) 强度与形态:杂音的强度取决于瓣膜口的狭窄程度、血流速度、瓣膜口或异常通道两侧压力差、心肌收缩力等。收缩期杂音的强度一般采用 Levine 6 级分级法。其记录方法是杂音级别为分子,6 为分母。如响度为 2 级的杂音则记为 2/6 级杂音。

杂音强度分级

5) 杂音的传导方向:杂音可沿着血流方向传导,也可经周围组织传导。杂音越响,传导越广。可根据杂音的最响部位和传导方向来判断杂音的来源及性质。

常见疾病杂音的传导方向

6) 体位、呼吸和运动对杂音的影响:采取某一特定的体位或体位改变、适当运动、深吸气或深呼气、屏气等动作可使某些杂音增强或减弱,有助于杂音的判别。①体位:左侧卧位可使二尖瓣狭窄的舒张期隆隆样杂音更明显;前倾坐位时,易于闻及主动脉瓣关闭不全的叹气样杂音;仰卧位则二尖瓣、三尖瓣与肺动脉瓣关闭不全的杂音更明显。此外,迅速改变体位,由于血流分布和回心血量的改变也可影响杂音的强度,如从卧位或下蹲位迅速站立,使瞬间回心血量减少,从而使二尖瓣、三尖瓣、主动脉瓣关闭不全及肺动脉瓣狭窄与关闭不全的杂音均减轻,而肥厚型梗阻性心肌病的杂音则增强。②呼吸:深吸气时,胸腔负压增加,回心血量增多和右心室排血量增加,从而使与右心相关的杂音增强,如三尖瓣或肺动脉瓣狭窄与关闭不全。如果深吸气后紧闭声门并用力做呼气动作时,胸腔压力增高,回心血量减少,经瓣膜产生的杂音一般都减轻,而肥厚型梗阻性心肌病的杂音则增强。③运动:使心率加快,心搏增强,在一定的心率范围内亦使杂音增强。

生理性与器质性收缩期杂音的鉴别要点

6. **心包摩擦音** 与心包摩擦感的产生机制、临床意义基本相同。听诊音质粗糙、高音调、搔抓样、比较表浅,类似纸张摩擦的声音。在心前区或胸骨左缘第 3、第 4 肋间最响亮,坐位前倾及呼气末更明显。心包摩擦音与心脏活动一致,屏气时摩擦音仍存在,可据此与胸膜摩擦音相鉴别。听诊器体件向胸壁加压时,心包摩擦音可加强,而皮肤摩擦音则消失,这有助于与皮肤摩擦音鉴别。当心包腔有一定积液量后,摩擦音可消失。

三、相关护理诊断

1. **活动无耐力** 与心律失常、心力衰竭致心排血量下降有关。
2. **心输出量减少/有心输出量减少的危险** 与左心衰竭、严重心律失常有关。
3. **有脑组织灌注无效的危险/有胃肠道灌注无效的危险/有肾脏灌注无效的危险** 与心力衰竭有关。
4. **有休克的危险** 与心力衰竭有关。
5. **潜在并发症**:心功能不全、栓塞、脑卒中、肾衰竭。

病例 9-1-1 相关护理诊断

(1) **活动无耐力** 与心功能衰竭所致缺氧有关。
(2) **心输出量减少** 与左心衰、严重心律失常有关。
(3) **体液过多** 与右心衰所致水钠潴留有关。
(4) **潜在并发症**:急性肺水肿。

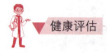

一、单选题
请扫描二维码练习。

二、任务训练
病例9-1-2 患者,女性,40岁。5年来反复于劳累或受凉后出现心悸、气急,休息后可缓解。两天前再次于受凉后胸闷气急加重,夜间不能平卧,双下肢水肿,咳嗽、咳白色泡沫痰。体格检查:T 37℃,P 110次/分,R 24次/分,BP 110/70 mmHg,端坐位,心界向两侧扩大,两肺底可闻及湿啰音,二尖瓣区闻及心尖部局限隆隆样杂音,肝肋下3 cm,下肢轻度水肿。

问题:
1. 作为护士,应如何对患者进行心脏评估?
2. 结合所学知识,该患者可能的疾病是什么?
3. 该患者主要的护理诊断是什么?
4. 护士为患者进行评估时,如何做到实事求是、科学严谨?

（田　奕）

任务二　血管评估

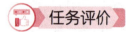

1. 运用视诊、触诊、听诊的方法评估患者血管。
2. 及时发现血管的各种异常并判断可能的疾病。
3. 按护理程序的步骤处理血管病患者。
4. 具有博学慎思笃行的工作态度。

走进病房　病例9-2-1

患者李某,男性,57岁。患主动脉瓣关闭不全7年。5天前运动后着凉,出现心悸、头晕、疲乏无力、呼吸困难间歇性加重,未采取措施治疗。1天前,患者因胸痛加重,咳嗽、咳粉红色泡沫样痰、端坐呼吸来诊。

问题:
1. 通过视诊、触诊、听诊找出患者血管的异常体征?
2. 根据血管评估的结果,说出周围血管征的内容及其临床意义。
3. 通过血管评估可以防治哪些疾病?

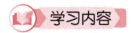 **学习内容**

血管评估是心血管评估的重要组成部分,是护士运用视诊、触诊、听诊的方法,及时发现患者血管中现存的或潜在的异常体征。常见的异常体征包括血管形态异常、脉搏异常、血压异常(略)和血管杂音等。通过对异常体征的分析判断找出病因,为患者提出恰当的护理诊断并实施相应护理措施。

> **病例9-2-1 病例分析1**
>
> 结合病例9-2-1,进行病史了解及体格检查。
>
> 患者,初中文化,思维尚可,无沟通障碍。吸烟,每天10支左右。不饮酒。有心脏病家族病史。
>
> 生命体征:T 37.7℃,P 88次/分,R 23次/分,BP 138/66 mmHg。
>
> 体格检查:头颈部动脉搏动增强、面色苍白,心尖搏动向左下移位。主动脉瓣区可闻及舒张期杂音。除了心、肺评估结果外,责任护士还需要对患者的血管进行评估,包括动脉、静脉和毛细血管,主要采用视诊、触诊、听诊的方法进行评估。

一、血管视诊

血管视诊主要观察外周浅表血管形态、充盈状态及搏动异常。

1. **血管形态异常** 动脉迂曲扩张见于动脉硬化;静脉迂曲扩张见于静脉曲张。

2. **血管充盈状态异常** 肝-颈静脉反流征阳性,提示肝脏淤血,是右心功能不全的早期征象之一,也可见于渗出性或缩窄性心包炎和心包积液患者。

检查方法:检查时嘱患者平静呼吸,避免屏气,护士用手按压患者肿大的肝脏30~60秒,看到患者的颈静脉充盈更加明显,称为肝-颈静脉反流征阳性。

3. **血管搏动异常** 正常情况下用手指轻压患者指甲的甲床末端,或以干净载玻片轻压患者口唇黏膜,可见甲床或嘴唇发白。

毛细血管搏动征:用手指轻压患者指甲的甲床末端,或以干净载玻片轻压患者口唇黏膜,见到红白交替的、与患者心脏搏动一致的节律性微血管搏动现象,称为毛细血管搏动征阳性。除此之外,其他可导致脉压增大的疾病,如重症贫血、甲状腺功能亢进症等,亦有毛细血管搏动现象。

二、血管触诊

血管触诊主要触诊脉搏。

1. **脉搏** 在每个心动周期内,血液对动脉血管壁的侧压力随着心脏的收缩和舒张而发生的周期性波动,即脉搏。

检查方法:护士以并拢的示指、中指、环指指腹触诊患者桡动脉近手腕处,必要时也可选择颈动脉、颞浅动脉、肱动脉、股动脉、足背动脉等,脉搏触诊时注意速率(正常、快、慢)、节律(正常、心律失常)、紧张度(正常、硬化)、动脉壁弹性(正常、减弱)、强弱(洪脉、细脉)、波形

（水冲脉、交替脉、奇脉、细脉、无脉、迟脉、重搏脉）等，触诊时间至少30秒。触诊结果需两侧对比。正常人两侧差异很小，两侧脉搏明显不对称见于缩窄性大动脉炎或无脉症。

2. 脉搏异常

（1）脉率：是每分钟脉搏的次数。成人在安静状态下的正常值与心率一致，为60～100次/分。脉率容易受年龄、性别、运动、情绪、机体代谢状况、海拔高度等因素影响。

1）心动过速（速脉）：＞100次/分，见于甲亢、贫血等。

2）心动过缓（缓脉）：＜60次/分，见于颅内高压、Ⅱ度以上房室传导阻滞、甲减等。

脉率的生理和病理变化及临床意义与心率基本一致。但在某些心律失常，如心房颤动、频发室性期前收缩等，由于部分心搏的心排血量显著减少，不能使周围血管产生冲动，以至脉率少于心率，称为脉搏短绌。

（2）节律：脉搏的节律反映心脏冲动的节律，与心动周期同步。正常人脉律规则：①节律正常，见于：窦性心律、室上性心动过速、Ⅰ度房室传导阻滞；②节律异常，见于：窦性心律不齐、心房颤动、二联脉和三联脉、Ⅱ度Ⅰ型房室传导阻滞等。

（3）紧张度与动脉壁弹性：脉搏的紧张度与动脉收缩压的高低有关，可依据手指按压桡动脉所施加的压力大小以及感觉的血管壁弹性来估计。

检查方法：护士以并拢的示指、中指和环指的指腹置于患者桡动脉上，用近心端手指用力按压阻断血流，如需较大力量按压方使远端手指触不到脉搏，提示脉搏的紧张度较大。

正常人动脉壁光滑、柔软，并有一定弹性。动脉硬化时，可触知动脉壁硬、弹性消失呈条索状，严重硬化时，动脉壁迂曲或呈结节状。

（4）强弱：脉搏的强弱取决于心脏每搏输出量、脉压和周围血管阻力。

1）洪脉：心排血量增加、脉压增大、周围血管阻力减低时，脉搏有力、振幅大，见于高热、甲状腺功能亢进、主动脉瓣关闭不全、严重贫血等。

脉搏的波形

2）细脉：脉搏弱而振幅小，见于心力衰竭、主动脉瓣狭窄、休克等。

（5）异常脉搏：常见异常脉搏类型、特点及临床意义如表9-2-1所示。

表9-2-1 常见脉搏波形异常类型、特点及临床意义

波形异常类型	特点	临床意义
水冲脉	脉搏骤起骤落，急促而有力，犹如潮水涨落	严重贫血、主动脉瓣关闭不全、甲状腺功能亢进症、动脉导管未闭
交替脉	脉搏一次强一次弱的交替出现	左心衰竭标志之一。高血压性心脏病、急性心肌梗死（AMI）、心肌病所致心衰、主动脉瓣关闭不全
奇脉（吸停脉）	吸气时触诊脉搏明显减弱或消失	心脏压塞、心包缩窄、大量心包积液、严重肺气肿、缩窄性心包炎等
无脉	脉搏不可触及	休克、多发性大动脉炎、血栓闭塞性脉管炎等

（续表）

波形异常类型	特点	临床意义
迟脉	缓升缓降、幅度低	主动脉瓣狭窄
重搏脉	重搏波增大,可触及,两次脉波	肥厚型梗阻性心肌病、长期发热、伤寒或其他可引起周围血管松弛或外周血管张力降低的疾病

水冲脉评估方法：护士用手紧握患者手腕掌面，将患者前臂高举过头，感受桡动脉的冲动。若感知脉搏骤起骤降，急促而有力，如潮水冲涌，即水冲脉。

三、血管听诊

常见血管听诊类型、特点及临床意义如表9-2-2所示。

表9-2-2　常见血管听诊类型、特点及临床意义

血管听诊类型	特点	临床意义
动脉听诊	收缩期/连续性	主动脉瘤/动-静脉瘘
静脉杂音	血流压力低、流速慢,不易产生涡流	不易听到
枪击音	将听诊器体件置于股动脉或肱动脉等浅表动脉处,听到的"Ta、Ta"音,即一种短促的与心跳一致如同开枪的声音,称为枪击音	主动脉关闭不全、重症贫血、甲状腺功能亢进症
杜柔双重杂音	在枪击音的基础上,将听诊器体件加压后置于股动脉处,可听到收缩期与舒张期连续性吹风样杂音	主动脉关闭不全、重症贫血、甲状腺功能亢进症

四、血压测量

见《基础护理技术》相关内容。

> **病例9-2-1　病例分析2**
>
> 1. 作为责任护士,通过视诊、触诊、听诊找出患者血管的异常体征。
>
> 病例9-2-1患者患有主动脉瓣关闭不全,导致其血管脉压差增大,护士视诊可见毛细血管搏动征、头部随脉搏呈节律性的点头运动;触诊:颈动脉搏动明显、水冲脉;听诊:枪击音和Duroziez双重杂音。
>
> 2. 根据血管评估的结果,说出周围血管征的内容及其临床意义。
>
> 周围血管征:指由于脉压差增大引起的一系列血管体征,合称为周围血管征,包括点头运动、颈动脉搏动增强、水冲脉、毛细血管搏动征、枪击音与Duroziez双重杂音。常见于主动脉瓣关闭不全、高热、甲状腺功能亢进和严重贫血等患者。

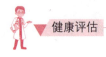

3. 通过病例分析，护士还应该通过血管评估防治哪些疾病？

病例9-2-1患者已出现咳粉红色泡沫样痰的症状，提示急性肺水肿，此时责任护士应多留心观察患者的体征，若出现肝-颈静脉反流征阳性，提示患者发生右心衰竭。如果护士未及时发现此体征，导致病情恶化，可能影响患者预后，甚至危及患者生命安全。

该患者已出现端坐呼吸的症状，提示急性左心衰，此时护士应提供及时恰当的护理，防治并发症，比如防治休克。当护士触诊脉搏时，发现患者出现细脉，即脉搏细弱且振幅小；甚至出现无脉，即摸不到患者脉搏时，提示患者休克。

也可以通过评估微血管再充血时间来判断微循环状况。检查方法：先按压被检查者甲床，使指甲变成未充血的白色状态，接着放开按压，观察甲床变回红色充血状况的时间。如再充血的时间大于2秒，表示末梢循环状况不良，提示患者休克，也可通过综合方法判断，具体见二维码。

末梢循况的判断

五、相关护理诊断

血管评估的相关护理诊断如下。

（1）**外周组织灌注无效**：无脉/血压下降　与低血容量有关。

（2）**有休克的危险**：细脉/无脉/血压下降/脉压减小　与大出血有关。

患者的其他护理诊断

任务评价

一、单选题

请扫描二维码练习。

二、任务训练

1. 病例9-2-1中患者咳粉红色泡沫样痰，在做患者触诊时，可触到哪种波形的脉搏？在触诊脉搏时，应该注意哪些问题？

2. 病例9-2-2　患者李某，男性，56岁，单位体检时，测得心率为111次/分，脉率为58次/分。

单选题

问题：

（1）根据血管评估的相关内容，判断李先生存在哪些脉搏异常？临床意义是什么？

（2）如果对李先生的心脏进行评估，会查出哪些体征？如何操作？

（3）请问李先生的首优护理问题是什么？

（赵　婷）

模块三　身体评估

项目十　腹部评估

项目介绍

腹部主要由腹壁、腹腔和腹腔内脏器组成。腹部范围上起横膈,下至骨盆,腹部体表上以两侧肋弓下缘和胸骨剑突与胸部为界,下至两侧腹股沟韧带和耻骨联合,前面和侧面由腹壁组成,后面为脊柱和腰肌。腹部检查应用视诊、触诊、叩诊、听诊 4 种方法,尤以触诊最为重要。通过学习,希望能认识腹部常见的临床表现及特征,并能针对病例进行观察与分析。腹腔内有很多重要脏器,故腹部评估是身体评估的重要组成部分,是诊断疾病十分重要的方法,也是提出护理诊断的重要线索和依据。所以,能够掌握腹部常见临床表现的知识要点,并进行初步分析、判断可能的原因、预测相关护理诊断,是进行全面健康评估的重要基础。

相关知识储备

请扫描右侧二维码学习。

相关知识储备

学习导航

```
腹部评估 ─┬─ 腹部视诊 ─┬─ 腹部外形、腹壁静脉
         │           └─ 胃肠型及蠕动波
         ├─ 腹部听诊 ─┬─ 肠鸣音、振水音
         │           └─ 血管杂音、摩擦音
         ├─ 腹部触诊 ─┬─ 腹壁紧张度
         │           ├─ 压痛及反跳痛
         │           └─ 脏器触诊、腹部肿块
         └─ 腹部叩诊 ─┬─ 腹部叩诊音
                     ├─ 肝及胆囊叩诊
                     ├─ 移动性浊音
                     └─ 膀胱叩诊
```

项目十 腹部评估

任务一 腹部视诊

学习目标

1. 能学会正确的腹部视诊方法及内容,并根据视诊结果分析临床意义。
2. 能判断腹部外形并分析其临床意义。
3. 学会腹壁静脉曲张的观察方法及其来源的判断。
4. 能熟练针对病例进行腹部观察。
5. 树立为患者着想的观念,培养严谨求实的工作态度。

走进病房 病例 10-1-1

患者男性,52岁,腹胀、双下肢水肿1周入院。既往有乙型肝炎病史多年。体格检查:面色略暗,可见肝掌及蜘蛛痣,腹部膨隆,腹壁可见静脉曲张,肝肋下未及,脾肋下3cm,移动性浊音(+),双下肢凹陷性水肿。

问题:
1. 该患者腹部膨隆的原因是什么?
2. 该患者腹壁静脉曲张有哪些特点?
3. 该患者可能的护理诊断有哪些?
4. 该患者喜高盐饮食,长期有便秘,是否需要注意?

学习内容

一、视诊前准备

嘱患者排空膀胱,取仰卧位,两手自然置于身体两侧,充分暴露全腹,上自剑突、下至耻骨联合,躯体其他部分应遮盖,暴露时间不宜过长,以免腹部受凉引起不适;光线宜充足而柔和,从前侧方射入视野,有利于观察腹部表面的器官轮廓、肿块、肠型和蠕动波等;评估者应站立于患者右侧,按一定顺序自上而下地观察腹部,有时为了查出细小隆起或蠕动波,应将视线降低至腹平面,从侧面呈切线方向进行观察。

二、视诊内容

腹部视诊的主要内容有腹部外形、腹壁静脉、胃肠型和蠕动波、腹部皮肤及其他等。

(一) 腹部外形

1. 正常腹部外形

(1) 腹部平坦:正常成年人平卧时,前腹壁大致处于肋缘至耻骨联合同一平面或略为低凹,称为腹部平坦,坐起时脐以下部分稍前凸。

(2) 腹部饱满:前腹壁稍高于肋缘与耻骨联合的平面,称为腹部饱满,见于肥胖者或小儿(尤其餐后)。

(3) 腹部低平:前腹壁稍低于肋缘与耻骨联合的平面,称为腹部低平,见于消瘦者及老年人。

2. 腹部外形异常

(1) 腹部膨隆:平卧时前腹壁明显高于肋缘与耻骨联合的平面,外观呈凸起状,称腹部膨隆。可由肥胖、妊娠等生理性原因或腹水、腹内积气、巨大肿瘤等病理性原因引起,原因不同表现也不相同。

腹部膨隆原因

1) 全腹膨隆:弥漫性膨隆,腹部呈球形或椭圆形,除因肥胖、腹壁皮下脂肪明显增多、脐凹陷外,多因腹腔内容物增多所致。常见于下列情况:①腹腔积液:当腹腔内有大量积液,平卧位时腹壁松弛,液体下沉于腹腔两侧,致腹部扁而宽,称为蛙腹;侧卧或坐位时,因液体移动而使腹下部膨出;腹水量多致腹压增高时,可使脐部突出。常见于肝硬化门脉高压症,亦可见于心力衰竭、缩窄性心包炎、腹膜癌转移(肝癌、卵巢癌多见)、肾病综合征、胰源性腹水或结核性腹膜炎等。腹膜有炎症或肿瘤浸润时,腹部常呈尖凸型,称为尖腹。②腹内积气:积气在胃肠道内,大量积气可引起全腹膨隆,使腹部呈球形,两侧腰部膨出不明显,移动体位时其形状无明显改变,见于各种原因引起的肠梗阻或肠麻痹。积气在腹腔内,称为气腹,见于胃肠穿孔或治疗性人工气腹,前者常伴有腹膜炎。③腹内巨大肿块:如巨大卵巢囊肿、畸胎瘤等。

当全腹膨隆时,为观察其程度和变化,常需测量腹围。方法是让患者排尿后平卧,用软尺经脐绕腹一周,测得的周长即为腹围(脐周腹围),通常以厘米为单位,还可以测其腹部最大周长(最大腹围)。定期在同样条件下测量比较,可以观察腹腔内容物(如腹水)的变化。

2) 局部膨隆:视诊时应注意膨隆的部位、外形、是否随呼吸和体位改变而变化、有无搏动。①上腹中部膨隆:见于肝左叶肿大、胃癌、胃扩张(如幽门梗阻、胃扭转)、胰腺肿瘤或囊肿等。②右上腹膨隆:见于肝肿大(肿瘤、脓肿、瘀血等)、胆囊肿大及结肠肝曲肿瘤等。③左上腹膨隆:见于脾肿大、结肠脾曲肿瘤或巨结肠。④腰部膨隆:见于多囊肾,巨大肾上腺肿瘤、肾盂大量积水或积脓。⑤脐部膨隆:见于脐疝、腹部炎症性肿块(如结核性腹膜炎致肠粘连)。⑥下腹膨隆:见于子宫增大(妊娠、子宫肌瘤等)、膀胱胀大(排尿后可以消失)。⑦右下腹膨隆:见于回盲部结核或肿瘤、克罗恩病及阑尾周围脓肿等。⑧左下腹膨隆:见于降结肠及乙状结肠肿瘤,亦可因干结粪块所致。⑨下腹部膨隆:见于游走下垂的肾脏、女性患者的卵巢癌或囊肿。

腹壁上的肿块（如皮下脂肪瘤、结核性脓肿等）与腹腔内病变所致局部膨隆的鉴别方法是：嘱患者仰卧位做屈颈抬肩，使腹壁肌肉紧张，如肿块更加明显，说明肿块位于腹壁上；如肿块变得不明显或消失，说明肿块在腹腔内，被收缩变硬的腹肌所掩盖。

局部膨隆近圆形，考虑囊肿、肿瘤或炎性肿块（后者有压痛、边缘不规则），局部膨隆呈长形，见于肠梗阻、肠扭转、肠套叠或巨结肠症等，局部膨隆有搏动，可能是动脉瘤或腹主动脉上面的脏器或肿块传导其搏动。膨隆随体位改变而移动，考虑为游走的脏器（胃、脾等）、带蒂肿块（卵巢囊肿等）或大网膜、肠系膜上肿块。腹壁或腹膜后肿物（神经纤维瘤、纤维肉瘤），一般不随体位改变而移位。膨隆随呼吸移动，常为膈下脏器或肿块。膨隆于腹压增加时出现，卧位或降低腹压后消失，考虑可复性疝。

（2）腹部凹陷：仰卧时前腹壁明显低于肋缘与耻骨联合的平面，称为腹部凹陷。

1）全腹凹陷：见于消瘦和脱水者；恶病质时前腹壁凹陷几乎贴近脊柱，肋弓、髂嵴和耻骨联合显露，使腹外形呈舟状，称舟状腹，如结核病、恶性肿瘤等慢性消耗性疾病；膈肌麻痹和上呼吸道梗阻，吸气时出现腹壁凹陷；早期急性弥漫性腹膜炎引起腹肌痉挛性收缩，膈疝时腹内脏器进入胸腔者。

2）局部凹陷：多因手术后腹壁瘢痕收缩所致，患者立位或加大腹压时，凹陷更明显。白线疝（腹直肌分裂）、切口疝于卧位时可见凹陷，立位或加大腹压时，可见局部膨出。

（二）腹壁静脉

腹壁皮下静脉正常人一般不显露，较瘦或皮肤白皙的人隐约可见；老年人因皮肤较薄而松弛可见静脉显露，但较直不迂曲；腹压增加时（腹水、腹腔巨大肿物、妊娠等）也可见静脉显露。

腹壁静脉显而易见或迂曲变粗，称为腹壁静脉曲张（或扩张）。常见于门静脉高压循环障碍或上、下腔静脉回流受阻有侧支循环形成时。正常时脐水平线以上的腹壁静脉血流自下而上，脐水平线以下的腹壁静脉血流自上而下。

1. 血管阻塞部位判断 ①门静脉高压时，腹壁浅静脉迂曲，血流方向以脐为中心，向四周放射状分布，呈水母头状（或海蛇头样）（图10-1-1）；②下腔静脉阻塞时，曲张的静脉大多分布于腹壁两侧，腹壁静脉血流方向自下向上（图10-1-2）；③上腔静脉阻塞时，腹壁静脉血流方向为自上向下。

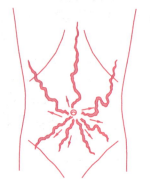

图10-1-1 门静脉高压时腹壁浅静脉血流分布和方向

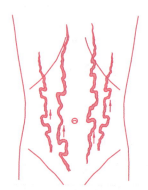

图10-1-2 下腔静脉梗阻时腹壁浅静脉血流分布和方向

2. **手指按压法判断腹壁曲张静脉血流方向** 用两手指合并紧压曲张(无分支)的静脉,一手指紧压静脉并向外滑动一段距离,将静脉中的血液排空;然后抬起滑动的手指,另一指紧压静脉不动。若排空的静脉很快充盈,则血流方向为放松手指的一端流向紧压手指的一端。再用同法放松另一个手指,观察血流的方向(图10-1-3)。

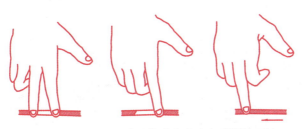

图10-1-3 检查腹壁静脉血流方向手指按压法

(三) 胃肠型及蠕动波

一般正常人腹部看不到胃肠型及蠕动波,腹壁菲薄或松弛的老年人、经产妇或极度消瘦者可能见到。胃肠道发生梗阻时,梗阻近端的胃或肠段饱满而隆起,可显出各自的轮廓,称为胃型或肠型,常伴有该部位的蠕动加强,可以看到蠕动波。幽门梗阻时,胃蠕动波自左肋缘下开始,缓慢地向右推进,到达右腹直肌旁(幽门区)消失,为正蠕动波。有时尚可见到自右向左的逆蠕动波。小肠梗阻所致的蠕动波多位于脐部,严重梗阻时,胀大的肠襻呈管状隆起,横行排列于腹中部,组成多层梯形肠型,并可看到明显的肠蠕动波,运行方向不一致,此起彼伏,全腹膨胀,伴高调肠鸣音或金属音调。结肠远端梗阻时,其宽大的肠型多位于腹部周边,盲肠胀大成球形,随每次蠕动波的到来而更加隆起。如发生了肠麻痹,则蠕动波消失。在观察蠕动波时,从侧面更易观察,用手轻拍腹壁可诱发。

> 出现胃肠型及蠕动波时,应第一时间禁食、禁水,做好宣教。老年人出现胃肠道梗阻时,应密切监测生命体征,因老年人多为不完全性肠梗阻,没有典型表现,但往往预后不佳。所以护理评估在评估患者表面的体征变化之外,还要结合患者的个体差异及特殊性,及时评判患者真实情况,采取有效护理措施。充分培养爱伤意识。

(四) 腹部皮肤及其他

注意观察有无皮疹、色素沉着、腹纹、瘢痕及脐部情况,有无上腹部搏动。

病例10-1-1 病例分析1

1. 本病例引起腹部膨隆的原因分析及特点描述

根据已有的病史资料及检查情况,患者可能因肝炎后肝硬化门静脉高压,导致水肿、腹水,形成弥漫性全腹膨隆。

2. 该病例腹壁静脉曲张的来源和血流方向分析

根据已有的病史资料,可以判断该患者有肝炎后肝硬化门静脉高压侧支循环形成,腹壁静脉曲张。曲张静脉以脐为中心向四周放

注意事项

弥漫性全腹膨隆,平卧位时腹壁松弛,呈蛙腹;侧卧位或坐位时,因液体移动使腹下部膨出。

胃肠型及蠕动波发生的原因及特点

射,如水母头;血流以脐为中心流向四周。

3. 该患者已出现肝硬化腹水,饮食上应注意低盐饮食,以易消化、产气少的粮食为主,少荤不断,常吃蔬菜水果,调味不宜过于辛辣。严格禁酒,注意休息,避免着凉及不洁饮食。出院前应及时做好患者教育,提高患者生存质量,避免病情恶化。

> 腹水患者应多卧床休息,尽量取平卧位,增加肝肾血流。大量腹水患者取半卧位,使膈肌下降,增加肺活量,以减轻呼吸困难。大量腹水时,应避免腹内压突然加剧的因素,如剧烈咳嗽、打喷嚏、便秘等。护士在进行健康宣教时应充分考虑患者病情情况,充分体现爱伤意识、人文关怀。

三、相关护理诊断

1. **营养失调:低于机体需要量:舟状腹**　与慢性消耗性疾病有关;与严重腹泻有关。
2. **营养失调:高于机体需要量:腹部膨隆**　与不良生活习惯所致肥胖有关。
3. **体液过多:腹腔积液**　与肝硬化有关。

任务评价

一、单选题

请扫描二维码练习。

单选题

二、任务训练

1. 病例 10-1-1 中患者腹壁静脉曲张,你在视诊过程中需要注意哪些内容?
2. 病例 10-1-1 中患者属于病理性原因引起的腹部膨隆,那么你能够说出哪些生理性原因导致腹部膨隆?
3. **病例 10-1-2**　患者王某,男性,32 岁,上腹部规律性疼痛 5 年,多于秋冬季发作。近一周饭后感觉上腹部饱胀不适,呕吐大量酸臭宿食,呕吐后腹胀明显减轻,腹部检查见胃型及蠕动波。

问题:
(1) 能学会正确的腹部听诊方法及内容,并根据听诊结果分析临床意义。
(2) 结合病例,该患者可能的护理诊断有哪些?

(李爱丽)

任务二　腹部听诊

 学习目标

1. 能学会正确的腹部听诊方法及内容,并根据听诊结果分析临床意义。
2. 能判断肠鸣音的变化并分析临床意义。
3. 知道血管杂音听诊特点及意义。
4. 能熟练针对病例进行腹部听诊。
5. 树立为患者着想的观念,培养严谨求实的工作态度。

走进病房　病例 10-2-1

患者,男性,18岁,以突发性腹痛1小时急诊入院。患者早饭后担心迟到而跑步上学,1小时前突发腹痛,呈阵发性绞痛,呕吐餐后食物约300 ml,急诊收入病房。体格检查:T 37.6℃,P 94次/分,R 20次/分,BP 90/60 mmHg,右下腹包块,边界不清,压痛、反跳痛,肠鸣音亢进,查血常规白细胞升高。既往史,3年前因急性坏疽性阑尾炎行阑尾切除术。初步诊断为:肠梗阻。

问题:
1. 该患者肠鸣音亢进的原因是什么?
2. 该患者如果持续腹痛,肠鸣音减弱应考虑可能发生的原因是什么?
3. 结合病例,该患者目前最主要的护理诊断是什么?
4. 患者3年前有阑尾炎手术史,家长怀疑与此次发病有关,应如何调节?

 学习内容

一、听诊前准备

嘱患者排空膀胱,取仰卧位,两手自然置于身体两侧,充分暴露全腹;环境安静、温度适宜、光线充足而柔和;评估者应站立于患者右侧,按一定顺序自上而下地听诊腹部。

> 听诊器接触患者前应注意捂热听头,特别是在冬天,气温较低,避免让冰冷的听诊器直接接触患者皮肤,引起患者不适。充分体现人文关怀。

二、听诊内容

腹部听诊的主要内容有肠鸣音、血管杂音、摩擦音等。

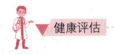

肠鸣音听诊部位及意义

（一）肠鸣音

肠蠕动时，肠管内气体和液体随之而流动，产生一种断断续续的咕噜声（或气过水声）称为肠鸣音。

听诊可在全腹任何部位进行，正常肠鸣音每分钟4～5次，其频率、声响和音调，餐后频繁而明显，休息时稀疏而微弱。急性胃肠炎、服用泻药后、胃肠道大出血时，肠蠕动增强，肠鸣音达每分钟10次以上，但音调不特别高亢，称肠鸣音活跃；机械性肠梗阻时，肠鸣音次数多且响亮、高亢，甚至呈叮当声或金属音，称肠鸣音亢进。此因患者肠腔扩大，积气增多，肠壁变薄且极度紧张，与亢进的肠鸣音产生共鸣，因而在腹部可听到高亢的金属性音调。肠梗阻持续存在、肠壁肌肉劳损时，老年性便秘、腹膜炎、电解质紊乱（低血钾）及胃肠动力减弱时，肠蠕动减弱，肠鸣音数分钟才能听到一次，称为肠鸣音减弱；急性腹膜炎或麻痹性肠梗阻时，持续听诊3～5分钟听不到肠鸣音，即便用手指轻叩或搔弹腹部仍未听到肠鸣音，称为肠鸣音消失。

（二）振水音

振水音是指听到胃内气体与液体相互撞击而发出的"哐啷、哐啷"的声音。

1. 检查方法 嘱被检查者仰卧位，检查者将耳贴近被检查者上腹部或将听诊器体件放于上腹部，检查者用右手四指稍弯曲，连续快速冲击被检查者上腹部，也可以双手左右摇晃被检查者上腹部，并仔细听诊分辨是否有振水音。

> 避免在饱食或大量饮水后进行此检查，避免患者不适。树立为患者着想的观念，充分体现人文关怀。

2. 临床意义 正常人饱餐后或饮大量液体后可有振水音出现，但在清晨空腹、餐后6～8小时以上仍可闻及振水音，提示胃内有液体潴留，见于胃扩张或幽门梗阻等。

（三）血管杂音

腹部血管杂音有动脉性和静脉性杂音。

腹部血管杂音听诊部位及意义

1. 动脉性杂音 常在腹中部或腹部一侧。

（1）腹中部的收缩期血管杂音（喷射性杂音），见于腹主动脉瘤，可触到该部搏动的肿块；也可见于腹主动脉狭窄，其搏动减弱，下肢血压低于上肢，严重者触不到足背动脉搏动。

（2）左、右上腹部的收缩期血管杂音，常提示肾动脉狭窄，可见于年轻的高血压患者。

（3）下腹部两侧，应考虑髂动脉狭窄。

（4）当左叶肝癌压迫肝动脉或腹主动脉时，可在肿瘤部位听到吹风样杂音或（肿瘤部位较表浅时）听到轻微的连续性杂音。

2. 静脉性杂音 为连续的嗡鸣声，常位于脐周或上腹部，尤其腹壁静脉曲张严重时，常提示门静脉高压侧支循环形成。

（四）摩擦音

在脾梗死、脾周围炎、肝周围炎或胆囊炎累及局部腹膜时，可在深呼吸时，于各相应部位听到摩擦音（friction sound），严重时可触及摩擦感。纤维渗出性腹膜炎时，亦可在腹壁听到摩擦音。

> **病例 10-2-1 病例分析 1**
>
> 本病例引起肠鸣音的原因分析及特点描述：根据已有的病史资料及检查情况，患者因

肠梗阻肠管痉挛,肠腔积液而引起肠鸣音。

肠鸣音是肠蠕动时,肠管内气体与液体随之而流动,产生一种断续的咕噜声。肠梗阻时,因梗阻近端肠蠕动增强,肠鸣音亢进;如果肠梗阻持续存在,肠壁肌肉劳损,肠蠕动减弱,或数分钟才听到一次,或3~5分钟听不到肠鸣音,则考虑麻痹性肠梗阻。

三、相关护理诊断

1. **便秘:肠鸣音减弱**　与排便习惯不规律有关;与低钾血症有关。
2. **有便秘的危险**　与排便习惯不规律有关;与低钾血症有关。
3. **腹泻:肠鸣音活跃**　与急性胃肠炎有关;与服用泻药有关;与胃肠道大出血有关。

病例 10-2-1　病例分析 2

1. 分析　结合病例资料,可以判断,患者因肠梗阻,肠内容通过障碍、肠管痉挛,存在"疼痛"的问题;因肠梗阻,呕吐、肠腔积液、禁食,存在"体液不足"问题。
2. 病例 10-2-1 护理诊断
 (1) **疼痛**　与肠内容物通过障碍、肠管痉挛有关。
 (2) **体液不足**　与呕吐、肠腔积液、禁食有关。
3. 做好沟通及尊重患者　若家长有怀疑,首先应与家长和平沟通,避免不必要的冲突。急性坏疽性阑尾炎是有可能出现肠管粘连、蠕动障碍,最终导致肠梗阻的。但是该患者3年前已进行手术,术后无任何不良反应,此次病情是在3年后发生的,不属于阑尾炎的并发症,也不属于医疗过失范畴。如若患者及家属不理解,可以请医务科介入,全程应尊重患者及父母,不能延误患者治疗。

任务评价

一、单选题
请扫描二维码练习。

二、任务训练

1. 病例 10-2-1 中患者,你在听诊过程中需要注意哪些内容?
2. 病例 10-2-1 中患者属于肠梗阻肠鸣音亢进,那么你能够说出什么疾病出现肠鸣音减弱?
3. **病例 10-2-2**　患者,女性,32岁,近1年多来总感觉腿凉、脚凉、发麻,无力,加重1周就诊。测血压发现下肢血压低于上肢血压,上腹部可闻及收缩期血管杂音,足背动脉搏动明显减弱。
问题:
(1) 该患者可能存在的问题是什么?
(2) 该患者目前可能的护理诊断有哪些?

单选题

(李爱丽)

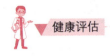

任务三　腹部触诊

　学习目标

1. 能学会正确的腹诊方法及内容,并能熟练针对病例开展腹部触诊,得出评估结果。
2. 能判断腹壁紧张度增强、压痛、反跳痛并分析其临床意义。
3. 知道肝、脾、胆囊触诊的方法及注意事项。
4. 能判断正常腹部可触及的结构、异常肿块的特点及意义。
5. 会解释液波震颤产生的机制及意义。
6. 能够根据病情分析提出可能的护理诊断。
7. 树立为患者着想的观念,培养严谨求实的工作态度。

走进病房　病例 10-3-1

患者,女性,52岁,十二指肠溃疡病史10余年。近日患者自觉疼痛加剧,1小时前突感上腹刀割样疼痛,很快蔓延到全腹疼痛,急诊入院。体格检查:全腹有明显的压痛、反跳痛,腹肌紧张板样强直。

问题:
1. 该患者可能的诊断是什么?
2. 该患者全腹压痛、反跳痛,腹肌紧张板样强直的原因是什么?有哪些特点?
3. 结合病例,该患者可能的护理诊断有哪些?

　学习内容

一、触诊前准备

环境安静、温度适宜、光线充足而柔和。嘱患者排空膀胱,取仰卧位,两手自然置于身体两侧,两腿屈曲并稍分开,以使腹肌松弛,作腹式呼吸。检查肝、脾时,也可分别取左、右侧卧位,检查肾脏时也可取坐位或立位,检查腹部肿瘤时可用肘膝位。评估者应站立于患者右侧,面对患者。检查时手要温暖,剪短指甲,先以全手掌放于腹壁上部,使患者适应片刻,并感受腹肌紧张度,然后以轻柔动作按顺序触诊腹部。一般自左下腹开始逆时针方向检查。原则是先触诊健康部位,逐渐移向病变区域,边触诊边观察患者的反应与表情,对精神紧张或有痛苦表现者给予安慰和解释。

二、触诊内容

(一)腹壁紧张度

正常人腹壁柔软,病理情况可使腹肌紧张度增加或减弱。

1. 腹壁紧张度增加

(1) 全腹壁紧张度增加:①腹腔内容物增加:见于肠胀气或气腹、腹腔内大量腹水(多为漏出液),无肌痉挛、无压痛。②急性弥漫性腹膜炎:见于急性胃肠穿孔或脏器破裂,腹膜受刺激而引起腹肌痉挛、腹壁明显紧张,甚至强直硬如木板,称板状腹。③结核性或癌性腹膜炎及其他慢性病变:因发展较慢,对腹膜刺激缓和,且有腹膜增厚和肠管、肠系膜的粘连,故形成腹壁柔韧而具有抵抗力,不易压陷,称揉面感或柔韧感。

腹壁紧张度增加机制

(2) 局部腹壁紧张度增加:提示脏器炎症波及腹膜。①上腹或左上腹肌紧张:见于急性胰腺炎。②右上腹肌紧张:见于急性胆囊炎。③右下腹肌紧张:见于急性阑尾炎、胃穿孔(此因胃穿孔时胃内容物顺肠系膜右侧流至右下腹,引起该部的肌紧张和压痛)。④年老体弱、腹肌发育不良、大量腹水或过度肥胖者腹膜虽有炎症,但腹壁紧张可不明显。

2. 腹壁紧张度减低 检查时腹壁松软无力,失去弹性。

(1) 全腹紧张度减低:慢性消耗性疾病、大量放腹水后、脱水、老年体弱及经产妇。

(2) 腹壁紧张度消失:脊髓损伤所致腹肌瘫痪和重症肌无力。

(3) 局部紧张度降低:较少见,如局部的腹肌瘫痪或缺陷。

(二)压痛及反跳痛

1. 压痛 正常腹部触诊无压痛,仅有一种压迫感。压痛多来自腹壁或腹腔内的病变。可通过抓捏腹壁或仰卧位作屈颈抬肩时进行触诊,触痛明显为腹壁病变,以区别腹腔内病变。

(1) 腹腔内病变:如脏器炎症、淤血、肿瘤、破裂、扭转以及腹膜刺激征(炎症、出血)等均可引起压痛。

(2) 腹部常见疾病的压痛点位置:压痛部位多为相关脏器病变所在。①右下腹:阑尾炎。②左腰部:胰体和胰尾的炎症或肿瘤。③右腰部:胆囊病变。④上腹部或季肋部:胸部病变如下叶肺炎、胸膜炎、心肌梗死。⑤下腹部:盆腔疾病如膀胱、子宫及附件的疾病。⑥某些特定疾病的压痛点位置较固定:如右锁骨中线与肋缘交界处的胆囊点压痛,提示胆囊病变;脐与右髂前上棘连线中、外 1/3 交界处的麦氏(McBurney)点压痛,提示阑尾病变。

2. 反跳痛 当评估者用手触诊腹部出现压痛后,用并拢的 2~3 个手指压于原处稍停片刻,使压痛感觉趋于稳定,然后迅速将手抬起,如此时患者感觉腹痛骤然加重,并常伴有痛苦的表情或呻吟,称为反跳痛。反跳痛表明腹内脏器炎症已累及腹膜壁层。如果疼痛在远离被检查部位,常提示局部或弥漫性腹膜炎。

腹膜炎患者常有腹肌紧张、压痛、反跳痛,称腹膜刺激征。

> 急性腹膜炎起病急,进展快,属急腹症范畴。医护人员在身体评估过程中应充分考虑患者的身体不适感,快速、高效地完成体格检查项目,及时做出诊断并开展后续诊疗护理,充分体现爱伤意识,关心关怀患者。

(三)脏器触诊

1. 肝触诊 主要用于了解肝脏下缘的位置和肝脏的质地、表面、边缘及搏动等。触诊时,被检查者处于仰卧位,两膝关节屈曲,使腹壁放松,并做较深腹式呼吸以使肝脏在膈下上下移动。

(1) 触诊手法

1) 单手触诊法:较为常用,评估者将右手四指并拢,掌指关节伸直,在右锁骨中线及前正中线的腹壁垂直沿线上,与肋缘大致平行地放在右上腹部(或脐右侧)估计肝下缘的下方。随患者呼气时,手指压向腹深部,吸气时,手指向上迎触下移的肝缘。如此反复进行,手指逐渐向肋缘移动,分别触诊肝缘并测量其与肋缘或剑突的距离,以厘米表示。

2) 双手触诊法:评估者右手位置同单手法,同时用左手托住被评估者右腰部,拇指张开置于肋部,触诊时左手向上推,使肝下缘紧贴前腹壁下移,并限制右下胸扩张,以增加膈下移的幅度,这样吸气时下移的肝就更易碰到右手指,可提高触诊的效果。

肝脏搏动

钩指触诊法

3) 钩指触诊法:见二维码。

(2) 触诊内容的描述和判断

1) 大小:正常成人的肝,一般在肋缘下触不到;腹壁松软的瘦人,于深吸气时可触及肝下缘,于肋弓下 1 cm 以内、剑突下多在 3 cm 以内。超出上述标准时应考虑:①肝下移,肝脏质地柔软,表面光滑,无压痛,肝上界也相应降低,肝上下径正常。常见于内脏下垂、肺气肿、右侧胸腔大量积液。②肝肿大,肝上界正常或升高。弥漫性肿大,见于肝炎、肝瘀血、脂肪肝、早期肝硬化、布加(Budd-Chiari)综合征、白血病、血吸虫病、华支睾吸虫病等;肝局限性肝肿大,见于肝脓肿、肝肿瘤及肝囊肿(包括肝包虫病)等。

临床常见肝疾病触诊特征

肝区摩擦感

2) 质地:肝质地一般分为质软(如口唇)、质韧(如鼻尖)和质硬(如额头)。①质地柔软,正常肝脏。②质地韧,见于急性肝炎、脂肪肝、慢性肝炎及肝淤血。③质地硬甚至坚硬,见于肝硬化、肝癌。④囊性感或波动感,见于肝脓肿或囊肿有液体时或位置表浅者。

3) 边缘和表面状态:注意肝边缘的厚薄,是否整齐,表面是否光滑、有无结节。①正常肝边缘整齐且厚薄一致、表面光滑。②脂肪肝或肝瘀血,肝边缘圆钝。③肝癌、多囊肝和肝包虫病,肝边缘不规则,表面不光滑,呈不均匀的结节状。④巨块型肝癌或肝脓肿,肝表面呈大块状隆起。⑤肝梅毒,肝表面呈明显分叶状。

注意事项

1) 最敏感的触诊部位是示指前端的桡侧,并非指尖端,故应以示指前外侧指腹接触肝脏。

2) 腹肌发达者,右手应置于腹直肌外缘向上触诊,以避免漏误。

3) 触诊肝脏需密切配合呼吸动作,于吸气时手指上抬速度一定要落后于腹壁的抬起,而呼气时手指应在腹壁下陷前提前下压,这样才可能触到肝缘。

4) 当右手示指上移到肋缘仍未触到肝脏时,如右腹部较饱满,亦应考虑肝脏巨大,手指可能自始即在肝脏上面,故触不到肝缘,应下移初始触诊的部位自髂前上棘平面开始。

5) 腹水患者,深触诊法不能触及肝脏时,可应用浮沉触诊法,即用并拢三手指垂直在肝缘附近冲击式连续按压数次,待排开腹水后脏器浮起时常触及肝脏。此法在脾和腹部肿块触诊时亦可应用。

6) 与易误认为肝下缘的其他腹腔内容鉴别:①横结肠:为横行索条状物,可用滑行触诊法于上腹部或脐水平触到,与肝缘感觉不同。②腹直肌腱划:有时酷似肝缘,但左右两侧对称,不超过腹直肌外缘,且不随呼吸上下移动。③右肾下极:位置较深,边缘圆钝,不向两侧延展,触诊手指不能探入其后触碰下缘。

4) 压痛:正常肝脏无压痛,有压痛时提示肝包膜炎症反应或因肝肿大而受到牵拉。肝炎、肝瘀血时呈轻度弥漫性压痛;肝脓肿(较表浅)时局限性剧烈压痛,可有叩击痛。

5) 搏动:正常肝脏无搏动。

2. 脾触诊 正常情况下脾不能触及。内脏下垂或左侧胸腔积液、积气时膈下降,可使脾向下移位以外,能触到脾则提示脾肿大。

(1) 触诊方法

1) 单手触诊法:脾明显肿大而位置较表浅时,用右手单手触诊稍用力即可查到,方法同肝触诊。

2) 双手触诊法:肿大的脾位置较深时,患者仰卧,两腿稍屈曲,评估者左手绕过患者腹前方,手掌置于其左胸下部第9~11肋处,将脾从后向前托起,同时限制了胸廓运动。右掌平放于脐部,与左肋弓大致成垂直方向,配合呼吸,如同触诊肝一样,迎触脾尖,直至触到脾边缘或左肋缘为止。脾轻度肿大而仰卧位不易触到时,可嘱患者取右侧卧位,右下肢伸直,左下肢屈曲,此时用双手触诊则容易触到脾。

(2) 脾肿大的测量和记录:如图10-3-1所示。

测量距离以厘米表示。脾轻度肿大时只做第1线测量,脾明显肿大时,加测第2线和第3线测量。

第1线(又称甲乙线):指左锁骨中线与左肋缘交点至脾下缘的距离。

第2线(又称甲丙线):指左锁骨中线与左肋缘交点至脾脏最远点的距离。

第3线(又称丁戊线):指脾右缘与前正中线的距离。如脾高度增大向右越过前正中线,则测量脾右缘至前正中线的最大距离,以"+"表示;未超过前正中线则测量脾右缘与前正中线的最短距离,以"-"表示。

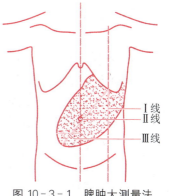

图10-3-1 脾肿大测量法

(3) 脾触诊的内容描述及判断

1) 内容:大小、质地、边缘和表面情况,有无压痛及摩擦感,用以判断引起脾肿大的病因。脾切迹为其形态特征,有助于鉴别诊断。

2) 临床分度:常将脾肿大分为轻、中、高3度。①轻度肿大:脾缘不超过肋下2cm为轻度肿大,常见于急慢性肝炎、伤寒、粟粒型结核、急性疟疾、感染性心内膜炎及败血症等,一般质地柔软。②中度肿大:脾缘超过2cm,在脐水平线以上,常见于肝硬化、疟疾后遗症、慢性淋巴细胞性白血病、慢性溶血性黄疸、淋巴瘤、系统性红斑狼疮等,质地一般较硬。③高度肿大:脾缘超过脐水平线或前正中线(即巨脾),脾表面光滑者见于慢性粒细胞性白血病、黑热病、慢性疟疾和骨髓纤维化症等,表面不平滑而有结节者见于淋巴肉瘤和恶性组织细胞病。

脾肿大的临床意义

脾表面有囊性肿物者见于脾囊肿。脾压痛见于脾脓肿、脾梗死等。脾周围炎或脾梗死时,触诊时有摩擦感并有明显压痛,听诊时也可闻及摩擦音。

3. 胆囊触诊 正常时胆囊隐存于肝之后,不能触及。胆囊肿大时方超过肝缘及肋缘,此时可在右肋下、腹直肌外缘处触到。肿大的胆囊一般呈梨形或卵圆形,有时较长呈布袋形,张力较高,常有触痛,随呼吸上下移动。

(1) 触诊方法

1) 单手触诊法、钩指触诊法：详见肝触诊。

2) 胆囊触痛探测：评估者以左手掌平放于患者右胸下部,以拇指指腹勾压于右肋下胆囊点处,然后嘱患者缓慢深吸气。在吸气过程中发炎的胆囊下移时碰到用力按压的拇指,即可引起疼痛,此为胆囊触痛。如因剧烈疼痛而致吸气终止称墨菲征(Murphy sign)阳性。

(2) 临床意义

1) 胆囊肿大：①呈囊性感,有明显压痛,常见于急性胆囊炎；②呈囊性感,无压痛者,见于壶腹周围癌；③实性感者,见于胆囊结石或胆囊癌。

2) 未触及胆囊,但有触痛或墨菲征阳性：见于胆囊炎。

肾触诊

4. **肾触诊** 见二维描。

5. **膀胱触诊** 正常膀胱空虚时隐存于盆腔内,不易触到。当膀胱积尿充盈胀大时,越出耻骨上缘便可在下腹中部触到。

(1) 触诊方法：一般采用单手触诊法。嘱患者取仰卧屈膝位,评估者以右手自脐开始向耻骨方向触摸。

(2) 临床意义

1) 膀胱胀大：①最多见于尿道梗阻(如前列腺肥大或癌)、脊髓病(如截瘫)所致的尿潴留。②也见于昏迷患者、腰椎或骶椎麻醉后、手术后局部疼痛患者。③长期尿潴留致膀胱慢性炎症,导尿后膀胱常不能完全回缩。④膀胱有结石或肿瘤时,如果腹壁菲薄柔软,有时用双手触诊法,右手示指戴手套插入直肠内向前方推压,左手四指在耻骨联合上施压,可在腹腔的深处耻骨联合的后方触到肿块。

2) 鉴别：积尿所致膀胱增大,呈扁圆形或圆形,触之囊性感,不能用手推移；按压时憋胀,有尿意,排尿或导尿后缩小或消失。可借此与妊娠子宫、卵巢囊肿及直肠肿物等鉴别。

(四) 腹部肿块

除以上脏器外,腹部还可能触及一些肿块,应注意鉴别正常脏器与病理性肿块。

1. **正常腹部可触到的结构**

(1) 腹直肌肌腹及腱划：在腹肌发达者或运动员的腹壁中上部,在中线两侧对称出现,较浅表,于抬头腹肌紧张时更明显,可区别与肝脏及腹腔内肿物。

(2) 腰椎椎体及骶骨岬：形体消瘦及腹壁薄软者,在脐附近中线位,常可触及自腹后壁向前突出的骨样硬度肿块,在其左前方常可查到腹主动脉搏动,此为腰椎($L_4 \sim L_5$)椎体或骶骨岬(S_1向前突出处)。易误认为后腹壁肿瘤。

(3) 乙状结肠粪块：正常乙状结肠用滑行触诊法常可触到,内存粪便时可触及无压痛、光滑,可被手指推动的索条状。当有干结粪块潴留于内时,可触到类圆形肿块或较粗索条,可有轻压痛,易误认为肿瘤。

(4) 横结肠：正常较瘦的人,于上腹部可触到腊肠样粗细、光滑柔软、中间下垂可推动的横行索条,即为横结肠。应仔细检查与肝缘区别。

(5) 盲肠：除腹壁过厚者外,大多数人在右下腹 McBurney 点稍上内侧可触到盲肠,圆柱状,其下部为梨状扩大的盲端,稍能移动,表面光滑,无压痛。

2. 异常肿块 如在腹部触到异常肿块时,多有病理意义。应注意部位、大小、形态、质地、压痛、搏动、移动度及肿块与腹壁和皮肤的关系。

(1) 部位:依据肿块所在部位判断其来源。①上腹中部触到肿块常为胃或胰腺的肿瘤、囊肿或胃内结石(可以移动);②右肋下肿块常为肝、胆疾病;③两侧腹部的肿块常为结肠肿瘤;④脐周或右下腹不规则、有压痛的肿块常为结核性腹膜炎所致肠粘连;⑤下腹两侧类圆形、可活动具有压痛的肿块可能系腹腔淋巴结肿大,如肿块位置较深、坚硬不规则,可考虑腹膜后肿瘤;⑥腹股沟韧带上方的肿块可能来自盆腔器官。

(2) 大小:明确大小以便于动态观察。

1) 方法:①测量肿块的上下(纵长)、左右(横宽)和前后径(深厚),前后径难以测出时,可大概估计。②用公认大小的实物作比喻,如鸡蛋、拳头、核桃等。

2) 临床意义:①巨大肿块多发生于卵巢、肾、肝、胰和子宫等实质性脏器,且以囊肿居多。亦可见于腹膜后淋巴结结核和肿瘤。②胃、肠道肿物很少超过其内腔横径,因为未达横径长度就已出现梗阻;如肿块大小变异不定,或自行消失,考虑肠袢痉挛、充气。

(3) 形态:包括形状、轮廓、边缘和表面情况。①圆形且表面光滑的肿块多为良性,以囊肿或淋巴结居多。②形态不规则,表面凸凹不平且坚硬者,应多考虑恶性肿瘤、炎性肿物或结核性肿块。③索条状或管状肿物,短时间内形态多变者,多为蛔虫团或肠套叠。④右上腹边缘光滑的卵圆形肿物,应疑为胆囊积液。⑤左上腹有明显切迹的肿块,多为脾。

(4) 质地:①实质性肿块:质地柔韧、中等硬或坚硬,见于肿瘤、炎性或结核浸润块,如胃癌、肝癌、回盲部结核等。②囊性肿块:质地柔软,见于囊肿、脓肿,如卵巢囊肿、多囊肾等。

(5) 压痛:①炎性肿块压痛明显。如右下腹肿块压痛明显,常考虑阑尾脓肿、肠结核或Crohn病等。②肿瘤压痛可轻重不等。

(6) 搏动:消瘦者可以在腹部见到或触到动脉的搏动。如在腹中线附近触到明显的膨胀性搏动,则应考虑腹主动脉或其分支的动脉瘤。

(7) 移动度:①肿块随呼吸而上下移动,多为肝、脾、胃、肾或其肿块,亦见于胆囊、横结肠肿物。肝脏和胆囊的移动度大,不易用手固定。如果肿块能用手推动者,可能来自胃、肠或肠系膜。②移动度大,多为带蒂肿块或游走脏器。③不移动,多为局部炎性肿块或脓肿及腹腔后壁的肿瘤。

(8) 肿块与腹壁和皮肤的关系:区别腹腔内外的病变。

(五) 液波震颤

腹腔内有大量游离液体时,如用手指叩击腹部,可感到液波震颤,或称波动感。

1. 评估方法 患者取仰卧位,评估者以一手掌面贴于患者一侧腹壁,另一手四指并拢屈曲,用指端叩击对侧腹壁(或以指端冲击式触诊),如贴于腹壁的手掌有被液体波动冲击的感觉,即波动感。

液波震颤发生机制

2. 临床意义 提示腹腔积液量达 3 000～4 000 ml。

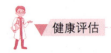

振水音发生机制

> **病例 10-3-1 病例分析 1**
>
> 本病例引起腹部压痛、反跳痛、腹肌紧张的原因分析及特点描述如下。
>
> 原因分析:根据已有的病史资料及检查情况,患者可能因十二指肠溃疡发生急性肠穿孔,引起急性弥漫性腹膜炎。
>
> 特点:急性弥漫性腹膜炎,全腹压痛、反跳痛、腹肌紧张板样强直。

三、相关护理诊断

1. **尿潴留**:耻骨联合上方可触及圆形囊性肿物　与尿道梗阻有关;与神经系统疾病有关。

2. **便秘**:左下腹部触及类圆形或粗索条状包块　与排便习惯不规律有关;与低钾血症有关。

> **病例 10-3-1 病例分析 2**
>
> 1. **分析**　结合病例资料,可以判断,患者因急性肠穿孔引起急性弥漫性腹膜炎,剧烈疼痛、压痛、反跳痛、腹肌紧张板样强直腹,存在"疼痛"的问题及"体液不足危险"的问题。
>
> 2. **病例 10-3-1 护理诊断**
>
> (1) **疼痛**　与急性十二指肠穿孔、急性弥漫性腹膜炎有关。
>
> (2) **体液不足危险**　与急性十二指肠穿孔、急性弥漫性腹膜炎导致液体丢失有关。

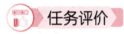

单选题

一、单选题

请扫描二维码练习。

二、任务训练

1. 病例 10-3-1 中患者,你在触诊过程中需要注意哪些内容?

2. 病例 10-3-1 中患者属于急性腹膜炎引起的腹肌紧张,那么你能够说出慢性腹膜炎引起的腹肌紧张有什么特点?

3. **病例 10-3-2**　患者,女性,38 岁,肝硬化 5 年。主诉乏力、食欲减退。护理体检:消瘦、轻度贫血,肝脾轻度肿大,移动性浊音(+)。X 线检查提示胃底食管静脉曲张。

问题:

(1) 该患者脾触诊有哪些特点? 如何判断脾肿大的程度?

(2) 结合病例,该患者可能的护理诊断有哪些?

(李爱丽)

任务四　腹部叩诊

学习目标

1. 能学会正确的腹部叩诊方法,并通过叩诊结果分析临床意义。
2. 能判断移动性浊音、胃泡区的位置及临床意义。
3. 知道肝脏、胆囊叩诊的方法及意义。
4. 能判断腹水与巨大卵巢囊肿。
5. 能熟练针对病例腹部叩诊病情分析,提出可能的护理诊断。
6. 树立为患者着想观念,培养严谨求实的工作态度。

走进病房　病例 10-4-1

患者,女性,48岁,有慢性肝炎病史16年,肝硬化5年,曾多次住院。此次因出现腹水和黄疸再次入院。体格检查:皮肤、巩膜黄染,腹部膨隆,移动性浊音阳性,脾肋下可触及。

问题:
1. 该患者要考虑的诊断是什么?
2. 该患者腹部叩诊移动性浊音阳性的原因是什么?
3. 结合病例,该患者目前最主要的护理诊断是什么?
4. 肝炎患者生活中应注意什么?

学习内容

一、叩诊前准备

嘱患者排空膀胱,取仰卧位,两手自然置于身体两侧,充分暴露全腹部;光线宜充足而柔和;评估者应站立于患者右侧,按一定顺序自上而下地进行叩诊。

二、叩诊内容

腹部叩诊主要用于评估脏器的大小和叩痛,胃肠道充气情况,腹腔内有无积气、积液和肿块等。腹部叩诊一般多采用间接叩诊法。

(一)腹部叩诊音

正常情况下,腹部叩诊大部分区域均为鼓音,只有肝、脾所在部位,增大的膀胱和子宫占据的部位,以及两侧腹部近腰肌处叩诊为浊音。当肝、脾或其他脏器极度肿大,腹腔内肿瘤或大量腹水时,鼓音区缩小,病变部位可出现浊音或实音。当胃肠高度胀气和胃肠穿孔致气腹时,鼓音区明显增大。

(二)肝及胆囊叩诊

1. 肝界 肝上界:沿右锁骨中线、右腋中线和右肩胛线,从肺部叩向腹部。当清音转为浊音时,即肝上界(又称肝相对浊音界)。肝下界:从腹部鼓音区沿右腹直肌外缘或腹中线向上叩,当鼓音转为浊音,即肝下界。

正常肝界因体型而不同。①匀称体型:在右锁骨中线、右腋中线、右肩胛线上,肝上界分别位于第5肋间、第7肋间、第10肋间;肝下界位于右季肋下缘、第10肋骨水平;上下界之间的距离(肝上下径)为9~11cm。②矮胖体型:肝上下界高一个肋间。③瘦长体型:肝上下界低一个肋间。

肝浊音界异常提示:①肝浊音界扩大:肝癌、肝脓肿、肝炎、肝淤血和多囊肝等;②肝浊音界缩小:急性肝坏死、肝硬化和胃肠胀气等;③肝浊音界消失代之以鼓音:急性胃肠穿孔、腹部大手术后数日内、间位结肠(结肠位于肝与横膈之间)、全内脏转位;④肝浊音界上移:右肺纤维化、右下肺不张、气腹;⑤肝浊音界下移:肺气肿、右侧张力性气胸等。

2. 叩击痛 肝区叩击痛考虑肝炎、肝脓肿、肝癌;胆囊区叩击痛考虑胆囊炎。

(三)胃泡鼓音区

胃泡鼓音区(Traube区)上界为横膈及肺下缘,下界为肋弓,左界为脾脏,右界为肝左缘。胃泡鼓音区的大小与胃内含气量的多少和周围器官病变有关,正常胃泡鼓音区存在,如明显缩小或消失应考虑中重度脾肿大、左侧胸腔积液、心包积液、肝左叶肿大、急性胃扩张、溺水者。

(四)移动性浊音

腹腔内有较多的液体存留时,因体位改变而出现浊音区变动的现象,称移动性浊音。

移动性浊音的产生原理及意义

1. 评估方法 评估时先让患者取仰卧位,从腹中部脐平面向一侧腹部叩诊。当鼓音变为浊音时,板指固定不动,让患者侧卧,再度叩诊,如呈鼓音,表明浊音移动。同样方法向另一侧叩诊,叩得浊音后嘱患者侧卧,以核实浊音是否移动。叩出移动性浊音时可判断腹腔内游离腹水在1000ml以上。

2. 出现下列情况时与腹水鉴别

(1)移动性浊音伴有肠梗阻征象:肠管内有大量液体潴留。

卵巢囊肿与腹水叩诊音的区别

(2)腹部出现大面积非移动性浊音:见于巨大卵巢囊肿。鉴别方法:①仰卧时浊音常在腹中部,而鼓音区在腹部两侧;②浊音不呈移动性;③尺压试验阳性,腹水则为阴性。评估方法:患者仰卧,用直尺横置于腹壁上,评估者两手将直尺下压,如直尺发生节奏性跳动,即尺压试验阳性(腹主动脉的搏动可经囊肿传到硬尺)。

> 移动性浊音的评估过程相对复杂,需要患者高度配合,且腹水导致的移动性浊音阳性也常与腹部巨大肿瘤等情况相混,需要评估者以严谨、规范的专业知识储备,耐心、细心、全面的进行评估分析,避免漏诊误诊,充分体现护理人员爱岗敬业的精神。

(五)肋脊角叩痛

评估时,患者取坐位或侧卧位,评估者左手掌平放在其肋脊角处(即肾区),用右手握拳由轻到中等度力量叩击左手背。正常无叩击痛;有叩击痛时考虑肾炎、肾盂肾炎、肾结石、肾结核或肾周围炎。

(六)膀胱叩诊

用来判断膀胱膨胀的程度。膀胱排空时,隐于耻骨联合下,下腹部叩诊应呈鼓音。当膀胱充盈时,在耻骨联合上方可叩得圆形浊音区。排尿或导尿术后则浊音区转为鼓音,其临床意义同膀胱触诊。

> **病例10-4-1 病例分析1**
>
> 本病例引起移动性浊音的原因分析及特点描述。
>
> 原因分析:根据已有的病史资料及检查情况,患者可能肝硬化伴腹水,出现腹部膨隆、移动性浊音阳性。
>
> 特点:移动性浊音是发现有无腹水的重要检查方法,当腹腔内游离腹水达1 000 ml以上时,可查出移动性浊音。

三、相关护理诊断

1. **排尿障碍:膀胱区叩诊浊音** 与尿道梗阻有关;与神经系统疾病有关。
2. **尿潴留:耻骨联合上方叩诊圆形浊音区** 与尿道梗阻有关;与神经系统疾病有关。

> **病例10-4-1 病例分析2**
>
> 1. **分析** 结合病例资料,患者因肝硬化伴有腹水,腹部膨隆、移动性浊音阳性,存在"体液过多"的问题。
> 2. **病例10-4-1护理诊断**
>   **体液过多** 与肝硬化腹水有关。
> 3. **注意事项** 乙肝及丙肝患者可以与家人、朋友共餐。应避免血液途径的传染,如不宜共用剃须刀等可能有创的生活用品;接触患者开放伤口时,应戴手套;性生活适当,如没有生育计划,建议使用安全套。

任务评价

一、单选题

请扫描二维码练习。

二、任务训练

1. 病例10-4-1中患者,你在叩诊过程中需要注意哪些内容?
2. 病例10-4-1中患者属于肝硬化伴腹水出现移动性浊音,那么你能够说出与肠管积液移动性浊音的区别?
3. **病例10-4-2** 患者,男性,42岁,慢性胆囊炎病史10年,保守治疗,本次因疼痛加剧伴发热3天而入院。

单选题

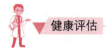

问题:
(1) 护士为该患者检查时可能存在的体征有哪些?
(2) 结合病例,该患者可能的护理诊断有哪些?

(李爱丽)

◆ 模块三　身体评估

项目十一　脊柱、四肢与神经系统评估

项目介绍

脊柱、四肢与神经系统和人的生长发育密切相关,是身体评估不可缺少的一部分,对于判断意识状态、姿势步态、生活能力等有重要的意义。本项目主要学习脊柱、四肢与神经系统的检查方法,从而具备对脊柱、四肢与神经系统健康状况异常临床意义判断的能力。通过学习,希望能进一步结合临床症状,对相关疾病有更好的认识,做出正确的护理诊断,从而进行全面的健康评估。

学习导航

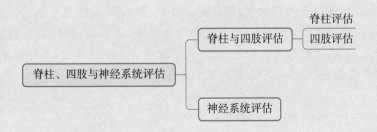

项目十一　脊柱、四肢与神经系统评估

任务一　脊柱与四肢评估

学习目标

1. 能够通过熟练的脊柱、四肢检查方法对患者进行正确规范的身体评估。
2. 检查过程中患者配合、无不适感。
3. 注重人文关怀。

走进病房　病例11-1-1

患者陈某，女性，52岁，街道办事处主任，腰部伴左下肢疼痛3年，加重2周入院。患者因工作需要有久站史，3年前开始出现反复腰痛及左侧下肢疼痛，呈酸胀样疼痛，多于站立或步行时出现，卧位时疼痛明显缓解，无明显麻木感。症状反复发作，疼痛逐渐加重。近2周出现下腰部向左臀部、左大腿后方、左小腿外侧直到左足部的放射痛，咳嗽时疼痛明显加重，大小便正常。既往体健，无特殊药敏史、手术史。实验室检查：腰椎CT显示第4、5腰椎间盘（L4～L5）突出。

问题：
1. 如何针对该病例进行专科检查？
2. 该患者可能发现的阳性体征有哪些？
3. 结合病例，该患者相关的护理诊断有哪些？
4. 该患者因反复就诊效果欠佳，情绪低落，不愿配合诊疗，应如何处理？

学习内容

一、脊柱评估

脊柱由颈椎、胸椎、腰椎、骶椎构成，是支撑体重、维持人体正常姿势的重要支柱。脊柱病变时，主要表现为疼痛、姿势或形态异常及活动度受限等。检查内容包括脊柱弯曲度、活动度、压痛和叩击痛等。

> **病例11-1-1 病例分析1**
> 　　根据病情分析,患者主诉为腰部伴左下肢疼痛,反复发作,疼痛多于站立或步行时出现,近2周出现向左下肢足部的放射痛,需考虑继发坐骨神经痛的可能。患者有典型的腰痛及坐骨神经痛,单侧明显,结合腰椎CT结果,诊断需考虑腰椎间盘突出(L4～L5)的可能,但尚需与可以引起腰痛的一系列疾病相鉴别。为进一步明确诊断,需完善专科检查。
> 　　体格检查时应全面、有序、重点、规范和正确。护士应仪表端庄,举止大方,态度诚恳和蔼。护士应站在患者右侧。检查患者前,应有礼貌地对患者做自我介绍,并说明体格检查的原因、目的和要求,便于更好地取得患者的密切配合。检查结束应对患者的配合与协作表示感谢。
> 　　脊柱检查时应脱去上衣,注意左、右及相邻部位等的对照检查,应注意先检查健侧,再检查患侧,先做主动体位的检查,再做被动体位的检查。
> 　　针对病例11-1-1,开展相关护理体格检查。
> 　　护士:陈女士,您好!我是您的管床护士小张。现在为了了解您的病情,需要为您做一下体格检查,大概需要10~15分钟时间,希望您配合一下,过程中有任何不舒服,请及时告诉我。
>
> > 　　良好的护患关系是展开体格检查的前提,检查前需解释清楚原因,取得患者配合。脊柱检查需脱去外衣,注意保护患者隐私,注意保暖,创造舒适安全的检查环境。
>
> 　　(七步法洗手,接触患者前注意暖手,做好人文关怀,取得患者同意。)
> 　　护士:现在请您脱去上衣,双臂自然下垂,放在身体两侧(坐位或直立位),碰到您的时候不要紧张,放轻松,有什么不舒服及时和我说。

(一) 脊柱弯曲度

1. **检查方法**　嘱被检查者取坐位或直立位,双臂自然下垂,检查者用拇指逐一按压脊椎棘突,自上而下,用力适当,致皮肤发红,呈一条红色充血线,以此痕迹判断脊柱是否有侧弯。正常人站立位时,脊柱无侧弯。此外,脊柱侧面观有4个生理性弯曲:颈段稍向前凸、胸段稍向后凸、腰段向前凸起、骶段明显后凸,脊柱侧面观呈"S"形。

> **病例11-1-1 病例分析2　脊柱弯曲度的检查**
> 　　按上述检查方法对患者进行相关检查,检查发现:腰部脊柱侧凸,呈"C"字形,左侧肩膀略高于右侧,双髂棘上方基本水平,腰椎生理前凸变小。

2. **病理性弯曲**　常见的有脊柱后凸、脊柱前凸、脊柱侧凸。
(1) 脊柱后凸:脊柱过度向后弯,称脊柱后凸。多发生于胸椎,见于佝偻病、胸椎结核、强直性脊柱炎、脊椎退行性变、脊柱骨折等,而形成"驼背"。

(2) 脊柱前凸:脊柱过度向前弯,称脊柱前凸。多发生于腰椎,见于晚期妊娠、大量腹水、腹腔内巨大肿瘤等。

(3) 脊柱侧凸:脊柱偏离正中线向左或向右偏移,称脊柱侧凸。见于椎间盘突出、胸膜粘连、肩或胸廓畸形及儿童姿势不良性侧凸等。

(二) 脊柱活动度

检查时嘱被检查者做前屈、后伸、侧弯及旋转等动作,可观察到脊柱活动度及有无异常改变,检查时与正常人进行对比。正常人脊柱有一定活动度,颈段、腰段活动度最大,胸段活动度较小,骶段几乎不活动。脊柱各段活动度障碍见于软组织损伤、骨折、关节脱位、椎间盘突出及椎体损伤、破坏(由外伤、结核、肿瘤引起)等。

> 此操作时护士需提高注意,观察患者表情及动作流畅度,如患者疼痛明显,不应强制进行,避免造成伤害。突出对患者安全问题的关注。培养严谨、认真的工作作风。

> **病例 11-1-1 病例分析 3 脊柱活动度的检查**
>
> 护士:现在请您保持站立,双腿分开,配合我的话语完成一些动作,如果疼痛明显或不能完成请及时告诉我。
>
> 颈椎活动度的检查:固定患者双肩,嘱患者颈部前弯曲、后伸、左右侧屈以及左右旋转运动,观察患者颈椎的活动度。
>
> 腰椎活动度的检查:双手固定患者骨盆,嘱患者做腰部前屈、后伸、左侧屈、右侧屈以及左右旋转运动,观察患者腰椎的活动度。
>
> 结果:颈椎活动正常,腰椎活动均受限,以前屈受限明显。

(三) 脊柱压痛和叩击痛

1. **压痛** 被检查者取端坐位,身体稍前倾。检查者以右手拇指从第1颈椎棘突开始,自上而下,逐个按压脊柱棘突及椎旁肌肉。正常人无压痛。如有压痛,提示压痛部位即为病变所在,见于椎体或椎旁软组织病变。

2. **叩击痛** ①直接叩诊法:检查者用叩诊锤或中指直接叩击各椎体棘突,观察有无疼痛。②间接叩诊法:被检查者取坐位,检查者用左手掌置于被检查者头顶,右手握空心拳,叩击左手背。如脊柱有病变,相应部位会出现疼痛,称脊柱传导痛。

脊柱检查的相关拓展

> **病例 11-1-1 病例分析 4 脊柱压痛和叩击痛的检查**
>
> 护士:现在请您坐下,身体稍微前倾。
>
> 按上述检查方法对患者进行相关检查,检查发现L4~L5压痛、叩击痛。

3. **临床意义** 正常脊柱无压痛及叩击痛。压痛及叩击痛阳性,见于脊椎结核、骨折、椎间盘脱突出等。

(四)脊柱体格检查或护理中的注意事项

颈椎可以前屈和后伸,分别为35°~45°、35°~45°。腰椎可以前屈和后伸,分别为75°~90°、30°。在体格检查或护理时应注意关注患者椎体活动度,避免过度拉伸。脊柱颈椎段活动受限常见于颈部肌纤维织炎及韧带受损、颈椎结核或肿瘤浸润、颈椎外伤、骨折或关节脱位。脊柱腰椎段活动受限常见于腰部肌纤维织炎及韧带受损、腰椎椎管狭窄、椎间盘突出、腰椎结核或肿瘤、腰椎骨折或脱位。应注意区分患者疾病,在脊柱可疑骨折或关节脱位时应避免该项检查。

病例11-1-1 的病因与发生机制

> **病例11-1-1　病例分析5**
>
> 若患者反复就诊效果欠佳,情绪低落,不愿配合诊疗,此时护士应:
> 1. 展现职业素养,清楚解释病情,取得患者信任。
> 2. 切忌盲目承诺,夸大治疗效果。护士应从专业角度出发,给出合理建议。
> 3. 情绪低落需关注时间、症状,特别有无自残倾向,必要时专科介入。
> 4. 全程保持耐心、细心,理解、体谅患者。
>
> 拓展思考:若患者在脊柱检查时疼痛难忍,质疑护士操作不当,应如何解决?

二、四肢评估

> **走进病房　病例11-1-2**
>
> 患者王某,男性,15岁,学生,发热伴游走性关节疼痛5天入院。患者1个月前有咽喉炎史,5天前出现发热,热峰38.2℃,伴全身大关节疼痛,疼痛呈游走性,部位不定,主要为膝、踝、肩等关节,无晨僵,双膝关节肿胀明显,皮肤发红,天气变冷或在阴冷潮湿环境中患者自觉症状明显加重。患者运动耐量较前明显下降,运动后心悸、气短,心前区不适感明显。既往常有扁桃体炎、咽炎、腕和膝关节疼痛,无特殊药敏史、手术史。实验室检查显示血白细胞$11.2×10^9$/L,血沉45 mm/h,抗链球菌溶血素O(ASO)600U,类风湿因子阴性,心电图显示P-R间期延长。
>
> 问题:
> 1. 如何针对该病例进行专科检查?
> 2. 该患者可能发现的阳性体征有哪些?
> 3. 结合病例,该患者相关的护理诊断及合作性问题有哪些?
> 4. 该患者医患沟通时仅有本人在场,是否合理?

正常人四肢与关节左右对称、形态正常、活动不受限。四肢与关节的检查内容包括形态异常、运动功能障碍。

病例 11-1-2 病例分析 1

根据病情分析,患者主诉为发热伴关节疼痛,发热为轻中度热,疼痛呈典型的多发性、游走性,集中于大关节,局部伴发红、肿胀,发病前有咽喉炎史,寒冷或潮湿环境可加重病情,辅助检查白细胞、血沉、ASO 明显升高,支持链球菌感染。类风湿因子阴性,无晨僵现象,排除类风湿性关节炎。且患者有明显的心悸、心前区不适,心电图示 P-R 间期延长,需考虑心脏受累可能,进一步支持风湿热诊断。结合临床表现及辅助检查,诊断考虑风湿性关节炎可能性大,但尚需与可以引起关节疼痛的一系列疾病相鉴别。为进一步明确诊断,需完善专科检查。

四肢评估注意事项:体格检查要按一定顺序进行,避免重复和遗漏,避免反复翻动患者,力求建立规范的检查顺序。四肢检查方法包括视诊、触诊、测量关节的主动和被动活动范围、肌肉的力量及整合功能。检查时应充分暴露检查部位,注意双侧对比,从上肢到下肢,从近心端到远心端。

针对病例 11-1-2,可以进行以下检查内容。

护士:王先生,您好!我是您的管床护士小张。现在为了了解您的病情,需要为您做一下体格检查,大概需要 5~10 分钟,希望您配合一下,过程中有任何不舒服,请及时告诉我。

护士:王先生,请您脱去外套,露出四肢,平躺于床上,接触您时有任何不舒服请及时告诉我。

(一) 四肢的形态异常

1. **匙状指(反甲)** 是指指甲中部凹陷、边缘翘起、指甲变薄、表面有条纹呈匙状,称匙状指(图 11-1-1)。见于缺铁性贫血、高原疾病等。

2. **杵状指(趾)** 杵状指(趾)表现为末端指(趾)节明显增厚增宽呈杵状膨大(图 11-1-2)。见于支气管扩张、肺脓肿、慢性阻塞性肺气肿、肺癌、发绀型先天性心脏病、感染性心内膜炎等。原因可能与肢端慢性缺氧、代谢障碍和中毒损害有关。

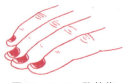
图 11-1-1 匙状指

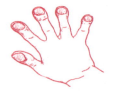
图 11-1-2 杵状指

3. **指关节变形** ①梭形关节:是指指间关节组织增生、肿胀,关节呈梭形畸形,重者活动受限,手指及腕部向尺侧偏移,见于类风湿关节炎。②爪形手:是指因掌指骨间肌及大小鱼肌萎缩,使手指呈鸟爪样,见于尺神经损伤、进行性肌萎缩。

4. **膝关节变形** 检查膝关节时应充分暴露局部,两侧膝关节对比观察。若膝关节有红、肿、热、痛及运动障碍,见于急性膝关节炎症。若膝关节腔有积液时,触诊可有浮髌现象。

5. **膝内、外翻畸形** 正常人两脚并拢时,双膝和双踝可靠拢。膝内翻是指在两下肢自然伸直或站立时,双足内踝能相碰而双膝不能靠拢,双膝向内形成角度,呈"O"形腿(图

11-1-3)。膝外翻是指在两下肢自然伸直或站立时,两膝能相碰,双足内踝分离而不能靠拢(双踝分离),呈"X"形腿(图 11-1-4)。见于小儿佝偻病。

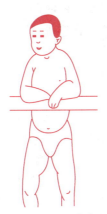 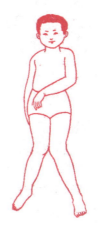

图 11-1-3 膝内翻　　　图 11-1-4 膝外翻

6. **足内、外翻畸形**　是指足呈固定于内翻、内收位或外翻、外展位。足内翻见于先天性马蹄内翻足、小儿麻痹后遗症等,足外翻见于胫前胫后肌麻痹。

> 四肢运动检查需适度,护士应关注患者表情及言辞,避免过度拉伸肢体。突出对患者安全问题的关注。

(二) 四肢的运动功能障碍

嘱被检查者做主动运动或被动运动,观察各关节的活动幅度。各关节正常活动范围如下。

1. **肩关节**　外旋 30°,内旋 90°,肩胛骨不动外展可达 90°,前屈可达 135°,后伸可达 45°,内收肘部可达正中线。

2. **肘关节**　只可做屈伸运动。正常肘关节屈曲 130°~150°,过伸 5°~10°。

3. **腕关节**　以腕关节、手、前臂在一直线上视为 0°,将被检查者前臂处于旋前位,以一手握持,另一手轻轻将腕关节向下屈曲,正常人可达 50°~60°;再让被检查者腕关节背伸,正常为 30°~60°。被检查者前臂旋前,检查者以一手握住前臂,让被检者手像其身体方向活动(即内收),然后向离开身体方向活动(即外展),正常人内收 25°~30°,外展 30°~40°。

4. **指关节**　嘱被检查者屈曲远指关节和近指关节,做爪状、握拳、以拇指去碰触小指,而小指保持不动。正常者各指关节可伸直,屈指可握拳。

5. **髋关节**　被检查者取仰卧位,两下肢伸直平放,检查者将一侧下肢自中立位越过另一侧下肢向对侧活动,正常者可内收 20°~30°。将一侧下肢自中立位向外移,远离躯体正中线,正常可外展 30°~45°。检查者用一手按压髂嵴,另一手将屈曲的膝关节推向前胸,正常可屈曲 130°~140°。被检查者取俯卧位,检查者用一手按压臀部,另一手握住小腿下端,屈膝 90°向后上提,正常后伸可达 15°~30°。

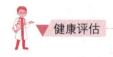

6. **膝关节** 正常膝关节屈曲可达 120°～150°,膝关节能完全伸直,甚至可过伸位 5°～10°。

7. **踝关节** 正常踝关节背伸 20°～30°,跖屈 40°～50°,内翻、外翻各 35°。

若被检查者上述关节活动达不到各自的活动幅度时,称关节运动障碍。见于关节炎、外伤、肿瘤、退行性变性等,导致疼痛、肌肉痉挛、周围组织粘连等,使其主动运动、被动运动范围受限。

病例 11-1-2 的病因与发生机制

三、脊柱与四肢评估的相关护理诊断

1. **有废用综合征的危险:肌肉萎缩** 与关节病变、肢体外伤有关。
2. **床上活动障碍:脊柱活动受限** 与脊柱病变有关。
3. **身体活动障碍:脊柱、关节活动受限** 与脊柱病变、关节病变有关。
4. **借助轮椅活动障碍:关节活动受限** 与关节病变、肢体外伤有关。
5. **行走障碍:下肢肌肉萎缩** 与脑卒中后功能锻炼不足有关。
6. **移动能力障碍:脊柱活动受限** 与脊柱病变有关。
7. **穿着/修饰自理缺陷:上肢关节活动受限** 与关节病变有关。
8. **进食自理缺陷:关节活动受限** 与关节病变、肢体外伤有关。
9. **沐浴自理缺陷:脊柱、关节活动受限** 与脊柱病变、关节病变有关。
10. **如厕自理障碍:脊柱活动受限** 与脊柱病变有关。
11. **有跌倒的危险** 与脊柱病变、关节病变有关。
12. **有受伤的危险** 与脊柱病变、关节病变有关。

病例 11-1-2 病例分析 2

医患沟通时仅本人在场,需注意患者仅 15 岁,属限制民事行为能力人,实施民事法律行为由其法定代理人代理或其法定代理人同意、追认。故该案例中医患沟通时监护人需在场,取得监护人同意才可进行相关检查。

拓展思考:若患者住院后监护人私自离院,患者无人陪护摔倒,护士应如何处理?

病例相关护理诊断

1. **分析** 结合病例 11-1-1,可以判断,患者目前存在最大的问题是"疼痛",与腰椎间盘突出压迫神经有关。为使患者疼痛缓解,应卧硬板床,急性期绝对卧床休息,必须起床活动时佩带腰围。

病例 11-1-1 相关护理诊断如下:

(1)**疼痛** 与椎间盘突出、髓核受压水肿、神经根受压及肌痉挛有关。

(2)**躯体活动障碍** 与椎间盘突出引起的疼痛、活动受限有关。

(3)**自理能力缺陷** 与下肢疼痛和神经根受压等因素有关。

(4)**舒适改变** 与神经受压和肌肉痉挛有关。

(5) **潜在并发症**：尿潴留、感染。

2. 分析　结合病例 11-1-2 资料，可以判断，患者目前存在最大的问题是"疼痛、躯体移动障碍"，反复发作，影响日常生活。急性期卧床休息，护理中要引导患者学会进行关节功能锻炼的正确方法，关节处要注意保暖、避免潮湿。

病例 11-1-2 相关护理诊断如下：

(1) **疼痛**　与风湿性关节炎有关，以大关节受累为主。

(2) **躯体移动障碍**　与关节疼痛、僵硬、功能障碍有关。

(3) **有废用综合征的危险**　与关节炎反复发作、功能障碍有关。

(4) **预期性悲哀**　与疾病久治不愈、影响生活带来不便有关。

(5) **潜在并发症**：肺炎、泌尿系统感染、库欣综合征、口腔溃疡、传染病等。

任务评价

一、单选题

请扫描二维码练习。

单选题

二、任务训练

1. 病例 11-1-1 中患者查体示脊柱侧凸，请问脊柱侧凸、脊柱后凸、脊柱前凸可见于哪些疾病？

2. 病例 11-2-2 中患者膝关节不能完全伸直，膝关节正常的活动范围是多少？

3. **病例 11-1-3**　患者，女性，32岁，膝关节酸痛 1 月余，伴功能障碍物 1 周入院。患者 1 个月前起感右膝关节酸痛，渐加重；半月前起左膝关节也有酸痛，右膝关节有肿胀、皮肤发红、疼痛明显；1 周前起肿胀明显加重，行走困难入院，平时常有扁桃体炎、咽炎、腕、膝关节疼痛。体格检查：体温 37.6℃，左膝及右膝关节局部红肿、压痛明显，浮髌试验呈阳性。实验室检查：尿蛋白（+），血白细胞 $3.7\times10^9/L$，血沉 45 mm/h，ASO 600 u，LE 细胞（-），抗 sm 抗体（-）。

问题：

(1) 该患者查体可能发现哪些阳性体征？可能是什么病？

(2) 该患者还应进一步检查哪些内容？为什么？

(3) 该患者的护理诊断有哪些内容？

（陈仪婷）

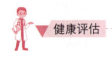

任务二　神经系统评估

学习目标

1. 能够通过熟练的神经系统检查方法对患者进行正确规范的身体评估。
2. 检查过程中患者配合、无不适感。
3. 注重人文关怀。

走进病房　病例 11-2-1

患者李某,男性,75 岁,因"醒后发现言语不清伴右侧肢体无力 8 小时"入院。患者昨夜 10 点入睡时尚无明显异常,今晨 6 点起床后出现言语不清,伴右侧肢体无力,麻木感明显,上肢不能持物,下肢不能行走,嗜睡,无头痛、头晕、恶心、呕吐,无饮水呛咳、吞咽困难、声音嘶哑,无四肢抽搐,无大小便失禁。患者随家属开车至我院就诊,头颅 CT 示未见出血。患者既往有"高血压"史 10 年,规律服用"络活喜 5 mg,每天一次",血压控制尚可。体检发现血糖偏高 3 个月,未予监测。抽烟 40 年,每天 1 包。无嗜酒史。无特殊药敏史、手术史。头颅 CT 显示:左侧基底节区可疑低密度灶。心电图显示窦性心律。

问题:
1. 如何针对该病例进行专科体格检查?
2. 该患者体格检查可能发现的阳性体征有哪些?
3. 结合病例,该患者相关的护理诊断及相关合作性问题有哪些?
4. 医患沟通时患者家属意欲患者本人签字,是否可行?

学习内容

一、神经系统的评估

神经系统检查主要包括脑神经、运动神经、感觉神经、神经反射以及自主神经的检查。神经系统检查部分内容需要被检查者充分配合,检查时应注意耐心、细致、全面。

病例 11-2-1　病例分析 1

根据病例 11-2-1 病情分析,患者既往有高血压、血糖偏高、高龄、吸烟等心脑血管危险因素,于睡眠中起病。定位诊断:患者老年男性,急性起病,症状表现为言语不清伴右侧肢体无力、麻木,头颅CT示左侧基底节区可疑低密度灶,考虑脑血管疾病可能性大,暂定位于左侧基底节区,责任血管为左侧大脑中动脉中央支。定性诊断:患者神经系统体格检查有缺损体征,头颅CT排除出血性疾病,诊断缺血性疾病。故该病例考虑脑梗死可能性大,但尚需与可以引起言语不清、肢体无力的一系列疾病相鉴别。为进一步明确诊断,需完善专科体格检查。

⊙ 神经系统查体注意事项:神经系统查体需注重完整性,遵循从上到下原则,一般先查脑神经,再查上肢运动和反射,然后查下肢运动和反射,同时触诊局部的动脉和神经,最后检查各种感觉功能。检查结果应按精神状态、脑神经、运动、感觉、反射等项目一一记录,避免遗漏。

神经系统检查一般工具:叩诊锤、棉签、大头针、音叉、手电筒、压舌板、视力表、机械手表等。

针对病例11-2-1,开展相关护理体格检查。

护士:李先生,您好!我是您的管床护士小张。能告诉我一下您的名字吗?您是住在哪里的?今天是谁陪您来一起看病的?

患者:我叫李××,家……家在××小区,是……是……女儿陪我来的。

(结果:嗜睡,言语欠清,对答切题。)

护士:现在为了了解您的病情,需要为您做一下体格检查,大概需要20~25分钟,希望您配合一下,过程中有任何不舒服,请及时告诉我。

(七步法洗手,接触患者前注意暖手,做好人文关怀,取得患者同意。)

(一)颅神经

颅神经共12对,其中Ⅰ、Ⅱ、Ⅷ为感觉神经,Ⅲ、Ⅳ、Ⅵ、Ⅺ、Ⅻ为运动神经,Ⅴ、Ⅶ、Ⅸ、Ⅹ为感觉和运动的混合性神经。颅神经检查对颅脑病变的定位诊断极为重要,检查时应按顺序进行以免漏检。

1. **嗅神经(Ⅰ)** 首先应确定被检查者鼻孔是否通畅,是否有鼻黏膜病变。检查方法:嘱被检查者闭目并用手指闭塞一侧鼻孔,将熟知的无刺激性气体(如酒、醋或香水等)逐个置于对侧鼻孔下,并辨别出其气味,同理测另一侧。若一侧嗅觉功能减退或丧失,如能排除鼻黏膜病变情况下,则提示同侧嗅神经损害,见于创伤、前颅凹占位性病变等。

病例11-2-1 病例分析2 嗅神经检查

按上述检查方法对患者进行相关检查(检查方法见学习内容),检查结果:嗅觉正常,双侧均可辨认醋、酒的气味。

2. **视神经(Ⅱ)** 检查内容包括视力、视野和眼底检查。详见"眼科护理学"课程。

护理体检应注意,枕叶损害可出现视力视野改变。神经系统检查要求细致严谨,避免误诊漏诊。着重培养学生严谨认真的工作作风。

病例 11-2-1　病例分析 3　视神经检查

按上述检查方法对患者进行相关检查(检查方法见学习内容),检查结果:双眼视力 4.6,视野、视底检查未见明显异常。

3. **动眼神经(Ⅲ)、滑车神经(Ⅳ)、展神经(Ⅵ)**　主要检查内容有无眼睑下垂、瞳孔对光反射、调节反射、眼球运动障碍、斜视、复视等。

动眼神经、滑车神经、展神经共同管理眼球运动,又称眼球运动神经。①动眼神经支配提睑肌、上直肌、下直肌、内直肌及下斜肌的运动,动眼神经麻痹时,可出现上睑下垂和外斜视及调节反射消失。②滑车神经支配眼球的上斜肌,滑车神经麻痹时,眼球向下及向外运动减弱。③展神经支配眼外直肌,展神经受损时出现内斜视。

病例 11-2-1　病例分析 4　动眼神经、滑车神经、展神经检查

检查方法如下。

(1) 视诊有无眼睑下垂。

(2) 瞳孔对光反射:用手电筒直接照射双侧瞳孔并观察其反应。然后用一手挡住光线,用手电筒照射一侧瞳孔时,观察对侧瞳孔动态反应。

(3) 瞳孔集合反射:嘱患者注视 1m 以外的检查者示指尖,将示指逐渐移近眼球 5~10cm 处,观察瞳孔变化。

(4) 眼球运动:检查者置指尖于患者眼前 30~40 cm 处,固定患者头位,眼球随目标移动,一般按左→左上→左下,右→右上→右下 6 个方向的顺序进行,观察眼球运动是否到位,有无复视及眼震。

检查结果:双侧瞳孔等大等圆,直径约为 2.5 mm,双眼直接、间接对光反射,集合反射灵敏,无眼睑下垂,双眼眼球活动自如到位,无复视,无眼球震颤。

4. **三叉神经(Ⅴ)**　具有感觉与运动 2 种功能,属混合性脑神经。

(1) 面部感觉:检查方法:用棉签检查触觉,用针刺检查痛觉,注意比较双侧感觉有无差异、减退、消失或过敏。三叉神经的感觉支分布在面部皮肤、眼、鼻与口腔黏膜。

(2) 咀嚼运动:检查方法:嘱被检查者做咀嚼运动,双手触按咀嚼肌,对比两侧肌力强弱;再嘱被检查者张口,观察下颌有无偏斜,若偏斜向一侧,提示该侧翼状肌麻痹。三叉神经的运动支支配咀嚼肌、颞肌、翼状肌。

病例 11-2-1　病例分析 5　三叉神经检查

按上述检查方法对患者进行相关检查(检查方法见学习内容)。检查结果:双侧触觉、痛觉正常对称,下颌无偏斜,咀嚼功能正常。

5. **面神经(Ⅶ)**　主要支配面部表情肌运动和舌前 2/3 的味觉功能,属混合性脑神经。

(1) 检查运动功能:嘱被检查者作皱额、闭眼、鼓腮动作、吹哨、露齿等,比较两侧是否对称。周围性面瘫表现为:病灶同侧表情肌全部瘫痪,额纹变浅或消失,眼裂增宽,不能闭眼、皱眉、露齿、鼓腮、吹哨,鼻唇沟变浅,口角向健侧偏斜,见于病毒感染、听神经瘤等。中枢性面瘫表现为:病灶对侧下半部表情肌瘫痪,皱额、闭眼不受影响。见于脑血管意外、脑瘤或炎症。

(2) 检查味觉功能:嘱被检查者伸舌,检查者以棉签蘸取少量有味道的溶液(如醋、糖、盐)轻擦于被检查者舌前部的一侧,嘱其用手指认事先写在纸上的"酸、甜、咸"3个字之一。期间不能讲话、缩舌、吞咽,每测试过一种溶液需用温水漱口,并分别检查两侧加以对照。

病例 11-2-1　病例分析 6　面神经检查

按上述检查方法对患者进行相关检查(检查方法见学习内容)。检查结果:两侧额纹对称,右侧鼻唇沟变浅,右侧皱额、闭眼动作完成尚可,不能完成露齿、鼓腮、吹哨等动作。右侧舌前味觉减退,左侧动作、味觉均正常。

6. **位听神经(Ⅷ)**　包括蜗神经和前庭神经,属单纯性感觉神经。

(1) 蜗神经:主要通过检查听力测定(见模块三项目二头面部评估)。

(2) 前庭神经:询问被检查者有无眩晕、平衡失调,检查有无自发性眼球震颤等。

病例 11-2-1　病例分析 7　位听神经检查

粗测听力:嘱患者闭目,用手指堵塞非受检耳道,检查者手持机械手表从 1 m 以外逐渐移向被检查侧耳部,嘱患者听到声音立即示意,同法检查另一侧耳。

检查结果:双耳听力粗侧正常,约 1 m 处即可听到机械表声。

7. **舌咽神经(Ⅸ)、迷走神经(Ⅹ)**　共同支配腭、咽和喉的感觉和运动,均属混合性脑神经。

检查方法:嘱被检查者张口发"a"音,观察两侧软腭上抬是否有力、对称,悬雍垂是否居中。若有饮水呛咳、吞咽困难、声音嘶哑、鼻音等表现,见于脑干病变、鼻咽癌转移等。

舌咽神经还传导舌后 1/3 的味觉。舌咽神经和迷走神经两者在解剖与功能上关系密切,常同时受损。

病例 11-2-1　病例分析 8　舌咽、迷走神经检查

检查方法:嘱患者张口发"a"音,观察两侧软腭上抬是否有力、对称,悬雍垂是否居中。嘱患者大口饮用 30 ml 温开水,关注有无呛咳。

检查结果:双侧软腭对称、有力,悬雍垂居中,饮水无呛咳。

8. **副神经(Ⅺ)**　支配胸锁乳突肌及斜方肌,属单纯性运动神经。

检查方法:嘱被检查者暴露颈、肩部,注意观察胸锁乳突肌及斜方肌是否有肌肉萎缩,令其做耸肩及转头动作,比较两侧肌力。副神经受损时,可出现一侧肌力下降,表现为向对侧转头及病侧耸肩无力,可伴有该处肌肉萎缩。

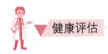

> **病例 11-2-1　病例分析 9　副神经检查**
> 按上述检查方法对患者进行相关检查(检查方法见学习内容)。检查结果:两侧胸锁乳突肌、斜方肌无肌肉萎缩,右侧耸肩无力、转头动作完成可。

9. 舌下神经(Ⅻ)　支配同侧舌肌,属单纯性运动神经。

检查方法:嘱被检查者伸舌,观察有无舌偏斜、舌肌萎缩、肌束颤动。舌下神经一侧下运动神经元受损时,伸舌偏向病侧,病侧舌肌可见萎缩及肌震颤。舌下神经一侧上运动神经元受损时,伸舌偏向病变对侧,病侧无舌肌萎缩与肌震颤,多见于脑血管意外。双侧舌下神经麻痹,不能伸舌。

> **病例 11-2-1　病例分析 10　舌下神经检查**
> 按上述检查方法对患者进行相关检查(检查方法见学习内容)。检查结果:伸舌右偏,无舌肌萎缩、肌束颤动。

(二)运动功能

1. 肌力　肌力是指被检查者主动运动时肌肉的收缩力。检查方法:嘱被检查者做肢体伸屈运动,检查者从相反方向给予阻力,检查其克服阻力的力量。应特别注意两侧肢体的对比,两侧力量显著不等时有重要临床意义。肌力的记录采用 0~5 级的 6 级分级法:①0 级:完全瘫痪,无肌肉收缩。②1 级:只有肌肉收缩,但无动作。③2 级:肢体能在床面水平移动,但不能抬离床面。④3 级:肢体能抬离床面,但不能克服阻力。⑤4 级:能克服阻力,但较正常稍差。⑥5 级:正常肌力。

> **病例 11-2-1　病例分析 11　肌力检查**
> 护士:现在请您脱去外衣、鞋袜,平躺于床上,配合我的口令活动四肢,能抬起手臂/腿吗?用最大的力气抵抗我的手。
> 按上述检查方法对患者进行相关检查(检查方法见学习内容)。检查时从上肢到下肢,伸肌与屈肌均应逐一检查,注意双侧对比。
> 检查结果:右上肢肌力 3 级,右下肢肌力 2 级,左侧肢体肌力 5 级。

2. 肌张力　肌张力是指静息状态下肌肉的紧张度。检查方法:触诊被检查者肌肉了解其紧张度或肢体在做被动运动时,根据伸屈其肢体感知肌肉对被动运动的阻力来判断。肌张力异常有以下几种。

(1)肌张力增强:表现为触摸肌肉有坚实感,被动运动时阻力增加。常见有 2 种表现:①折刀现象:指在被动伸屈其肢体时,起始阻力大,终末阻力突然减弱,见于锥体束受损;②铅管样强直:指伸肌和屈肌的张力均增高,见于锥体外系受损。

(2)肌张力减弱:触诊肌肉松软,被动运动时,阻力减弱或消失,关节过伸,见于周围神经病变等。

病例 11-2-1　病例分析 12　肌张力检查

护士：请您放松，不要用力，把手/腿挂于我的手中。

按上述检查方法对患者进行相关检查（检查方法见学习内容）。在患者肌肉完全松弛状态下，检查者用双手握住患者的肢体，以肘关节或膝关节为支点，反复做被动的屈伸和旋转运动来感受其阻力。

检查结果：四肢肌张力正常。

3. **随意运动**　是指有意识支配下的动作，随意运动由锥体系管理。随意运动功能的丧失，称瘫痪。依程度不同可分为完全性和不完全性瘫痪。依瘫痪形式分类见表（11-2-1）。

表 11-2-1　瘫痪形式分类表

瘫痪形式	瘫痪表现	病变部位
单瘫	单一肢体瘫痪	脊髓灰质炎
偏瘫	一侧肢体瘫痪伴有同侧颅神经损害	内囊损害
交叉瘫	一侧肢体瘫痪及对侧颅神经损害	脑干
截瘫	双下肢或四肢瘫痪	脊髓横贯性损伤

病例 11-2-1　病例分析 13　随意运动检查

按上述检查方法对患者进行相关检查（检查方法见学习内容）。

检查结果：右侧肢体偏瘫。

4. **不随意运动**　是指被检查者在意识清晰的情况下，随意肌不自主地收缩所产生的无目的异常动作，多因锥体外系和小脑病变引起，常见不随意运动有以下几种。

（1）震颤：是指两组拮抗肌有节律地交替收缩而引起的不自主动作。①静止性震颤：表现为静止时震颤明显，运动时震颤减轻，见于帕金森病。②意向性震颤：表现为休息时震颤消失，做动作时发生，愈近目标震颤愈明显，见于小脑病变。

（2）肌纤维震颤和肌束震颤：是指肌纤维、肌束发生局限、细小、快速、蠕动样收缩，并不引起关节的活动，见于下运动神经元变性期，肌肉极度萎缩时可消失。

（3）手足搐搦：是指四肢肌肉不随意收缩、痉挛，表现为两腕握固、腰膝挛缩或十指开合、肌挛，是神经-肌肉疾病的病理现象，见于小儿高热、低钙血症等。

（4）舞蹈样运动：发生于面部、肢体肌肉的不规律、不对称、无目的、幅度不等的不自主运动，如突发的肢体伸展、摆头、转颈、耸肩、扬手腕、跷脚趾、挤眉、眨眼、伸舌、咧嘴做出古怪的笑容等，见于锥体外路病变。

（5）摸空症：是一种无意识摸索动作，以上肢肘、腕、手关节为多见，提示高热伴意识障碍、肝性脑者等。

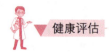

> **病例 11-2-1　病例分析 14　不随意运动检查**
> 　　按上述检查方法对患者进行相关检查(检查方法见学习内容)。
> 　　检查结果：未见不随意运动。

　　5. 共济运动　正常人任何一个简单的随意运动都必须有主动肌、对抗肌、协同肌和固定肌四组肌肉的参与才能精确配合完成，其间的协调需要小脑、前庭神经、深感觉、锥体外系的参与，当上述结构发生病变，协调动作出现障碍时，称共济失调，以小脑病变最为常见。临床常用检查方法如下。

　　(1) 指鼻试验：嘱被检查者手臂伸直外展，以示指触鼻尖，先慢后快，先睁眼后闭眼，反复进行。正常人动作准确，共济失调者多指鼻有误。

> **病例 11-2-1　病例分析 15　指鼻试验检查**
> 　　护士：请您像我一样，手臂伸直，示指离远一点，再指到自己鼻尖，一只一只手来，动作要快一点，再闭上眼睛两只手分别再指一遍。
> 　　按上述检查方法对患者进行相关检查(检查方法见学习内容)。
> 　　检查结果：左侧指鼻试验完成可，右侧不能配合完成。

　　(2) 跟-膝-胫试验：被检查者取仰卧位，抬起一侧下肢将足置于另一侧膝部下端，再沿胫骨直线下移，先睁眼后闭眼，反复进行，共济失调者动作不稳或失误。

> **病例 11-2-1　病例分析 16　跟-膝-胫试验检查**
> 　　护士：请您把腿先抬高，再把脚跟放到对侧膝盖上，沿着小腿直线下滑，动作连贯地做一遍，要快一点，先左腿后右腿，闭上眼睛再做一次。
> 　　按上述检查方法对患者进行相关检查(检查方法见学习内容)。
> 　　检查结果：左侧跟-膝-胫试验完成可，右侧不能配合完成。

　　(3) 轮替运动：嘱被检查者伸直手掌做快速旋前旋后动作，共济失调者动作缓慢、不协调。

> 　　右侧指鼻试验、跟膝胫试验、轮替运动不能完成，需考虑是由于右侧瘫痪导致，而非共济异常，此点护生需注意辨别，而非照本宣科。要在操作实践与临床分析过程中培养学生勤于思考、善于思考的能力，要始终以问题为导向，通过理论创新来指导解决问题，从而有效提升护生批判性思维能力。

> **病例 11-2-1　病例分析 17　轮替运动检查**
> 　　按上述检查方法对患者进行相关检查(检查方法见学习内容)。
> 　　检查结果：左侧轮替运动完成可，右侧不能配合完成。

　　(4) 闭目难立征(Romberg 征)：嘱被检查者闭目双足并拢站立，双手向前平伸，出现摇晃或倾斜即阳性。仅闭目不稳者提示感觉性共济失调，闭目睁目皆不稳者提示小脑病变。

> **病例 11-2-1　病例分析 18　闭目难立征检查**
> 　　按上述检查方法对患者进行相关检查(检查方法见学习内容)。
> 　　检查结果:闭目难立征不能配合。

(三)感觉功能

检查感觉功能时,被检查者必须意识清晰,检查前向患者说明检查方法、检查目的,取得患者的配合,注意左右两侧对比。

1. **浅感觉**　主要有皮肤、黏膜的痛觉和触觉。

(1) 痛觉:被检查者闭目,检查者用大头针尖部以均匀的力量轻刺被检查者的皮肤,让其回答是否有感觉,可用"点头"或"摇头"表示,并注意左右两侧对比,以判断痛觉是否有障碍及障碍的类型、范围。痛觉障碍常见于脊髓丘脑侧束病损。

(2) 触觉:用棉絮轻触被检查者皮肤或黏膜,让其回答是否有感觉,可用"点头"或"摇头"表示,并注意左右两侧对比,以判断触觉是否有障碍。触觉障碍见于脊髓后索病损。

> **病例 11-2-1　病例分析 19　浅感觉检查**
> 　　护士:现在请您闭上眼睛,我会用东西轻轻地碰一下您,告诉我能不能感觉到就可以了。请问有感觉吗?两侧感觉一样吗?
> 　　按上述检查方法对患者进行相关检查(检查方法见学习内容)。
> 　　检查结果:右侧肢体痛觉减弱。

2. **深感觉**　包括关节觉、震动觉。

(1) 关节觉:包括关节对被动运动的感觉和位置觉。检查时嘱被检查者闭目,检查者用拇指、示指轻持患者手指或足趾,被动做伸或屈的动作,观察其对肢体所处位置及对被动屈伸时的感觉,关节觉障碍见于脊髓后索病损。

(2) 震动觉:被检查者感受置于其肢体骨隆起部位(如内踝、外踝、桡尺骨茎突、胫骨等处)震动的音叉震动感,并注意左右两侧对比,震动觉障碍见于脊髓后索病损。

> **病例 11-2-1　病例分析 20　深感觉检查**
> 　　按上述检查方法对患者进行相关检查(检查方法见学习内容)。
> 　　检查结果:双侧深感觉对称存在。

3. **复合感觉**　包括皮肤定位觉、两点辨别觉、实物辨别觉和体表图形觉。这些感觉是大脑综合分析的结果,故又称皮质感觉。正常人闭目情况下可正确辨认,当复合感觉发生障碍时出现辨认障碍,提示皮质病损。

> **病例 11-2-1　病例分析 21　复合感觉检查**
> 　　按上述检查方法对患者进行相关检查(检查方法见学习内容)。
> 　　检查结果:复合感觉未见异常。

(四)神经反射

神经反射的存在需要反射弧的完整,且受高级神经中枢的控制,反射弧包括感受器、传入纤维、中枢、传出纤维、效应器。反射弧中任一环节病损都可致反射减弱或消失,锥体束或以上病损,会使反射活动失去抑制而出现反射亢进。神经反射检查一般包括生理反射、病理反射、脑膜刺激征等。

1. 生理反射

(1) 浅反射:为刺激皮肤或黏膜引起的反射。

1) 角膜反射:嘱被检查者眼睛向内上方注视,检查者用棉絮轻触角膜外缘,该侧眼睑立刻闭合,称角膜直接反射。刺激一侧角膜,对侧眼睑也闭合,称角膜间接反射。检查异常意义:若直接与间接角膜反射均消失,见于三叉神经病变;若直接反射消失,间接反射存在,见于患侧面神经瘫痪;若角膜反射完全消失,见于深昏迷患者。

2) 腹壁反射(上胸髓7~8节段;中胸髓9~10节段;下胸髓11~12节段):嘱被检查者仰卧,双下肢略屈曲使腹壁松弛,用钝头竹签按上(沿肋缘下)、中(平脐)、下(腹股沟上)3个部位轻划腹壁皮肤,正常可见受刺激部位腹肌收缩。检查异常意义:上部、中部或下部反射消失见于各相应脊髓节段病损;一侧腹壁反射减弱或消失见于同侧锥体束病损;双侧腹壁反射完全消失见于昏迷、急腹症(图11-2-1)。

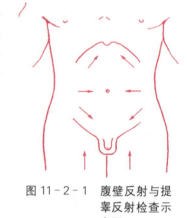

图11-2-1 腹壁反射与提睾反射检查示意图

3) 提睾反射(腰髓1~2节段):用钝头竹签沿大腿内侧上方,至下往上轻划大腿皮肤,正常反应为同侧睾丸上提。检查异常意义:一侧反射减弱或消失见于同侧锥体束受损、老年人或腹股沟疝、阴囊水肿、睾丸炎等局部病变者;双侧反射消失见于腰髓相应节段病损(图11-2-1)。

4) 跖反射(骶髓1~2节段):嘱被检查者仰卧,髋及膝关节伸直。检查者手持被检查者踝部,用钝头竹签沿足底外侧,划向小趾根部转向内侧,正常反应为足趾发生跖屈。

(2) 深反射:为刺激骨膜、肌腱引起的反射。

1) 肱二头肌反射(颈髓5~6节段):检查者以左手托住被检查者肘部,使前臂屈曲90°,将拇指置于肱二头肌腱上,右手持叩诊锤叩击拇指指甲。正常反应为肱二头肌收缩,肘关节快速屈曲(图11-2-2)。

2) 肱三头肌反射(颈髓6~7节段):检查者左手托住被检者肘部,嘱其前臂屈曲,用叩诊锤叩击尺骨鹰嘴上方的肱三头肌肌腱,正常反应为肱三头肌收缩致前臂伸展(图11-2-3)。

3) 膝腱反射(腰髓2~4节段):坐位时,被检查者小腿完全松弛下垂,或仰卧时检查者以左手托起其膝关节使之屈曲120°,右手持叩诊锤叩股四头肌肌腱,正常反应为小腿伸展(图11-2-4)。

项目十一 脊柱、四肢与神经系统评估

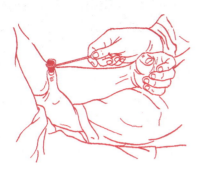

图 11-2-2 肱二头肌反射检查示意图

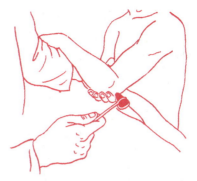

图 11-2-3 肱三头肌反射检查示意图

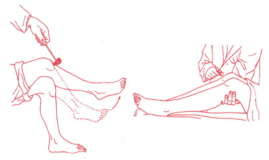

图 11-2-4 膝反射检查示意图

4）跟腱反射（骶髓1～2节段）：仰卧位时，使被检查者屈髋屈膝，下肢外展外旋，检查者使被检查者足部背屈过伸，叩击跟腱。正常反应为腓肠肌收缩，足向跖面屈曲（图 11-2-5）。

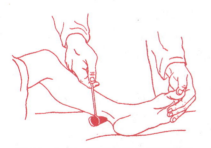

图 11-2-5 跟腱反射检查示意图

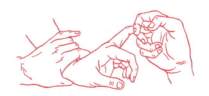

图 11-2-6 Hoffmann 征检查示意图

深反射减弱或消失是下运动神经元的重体征，如末梢神经炎、神经根炎。也可见于周期性麻痹、重症肌无力、深昏迷、脑或脊髓急性损伤休克期等。深反射亢进是上运动神经元瘫痪的重要体征，见于脑血管病等。

> **病例 11-2-1　病例分析22　生理反射检查**
>
> 护士：请您不要用力，配合我的操作，用叩诊锤敲击时有任何不舒服请及时告诉我。
> 按上述检查方法对患者进行相关检查（检查方法见学习内容）。
> 检查结果：四肢深浅反射对称存在。

11-19

2. **病理反射** 指锥体束受损时,大脑失去对脑干和脊髓的抑制作用而出现的踝及趾背伸反射,称锥体束征。一岁半年内的婴儿锥体束尚未发育完善,可出现上述反射。成人出现此类反射时则为病理性的。

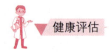

图 11-2-7 病理反射检查示意图

(1)巴彬斯基(Babinski)征:检查方法同跖反射。阳性反应为踇趾缓慢背伸,其余四趾呈扇形分开。

(2)奥本海姆(Oppenheim)征:检查者以拇指和示指沿被检查者胫前自上而下滑压,阳性表现同 Babinski 征。

(3)戈登(Gordon)征:检查者用手以一定压力挤压腓肠肌,阳性表现同 Babinski 征。

(4)查多克(Chaddock)征:检查者用竹签从外踝下方向前划至趾跖关节处,阳性表现同 Babinski 征。

(5)霍夫曼(Hoffmann)征:检查者以左手持被检查者腕关节上方,右手中指与示指持被检查者中指,使被检查者腕轻度过伸而其余各手指自然弯曲,然后用拇指迅速弹刮中指指甲,引起其余四指轻微掌屈(图 11-2-6),称 Hoffmann 征阳性,是深反射亢进的表现,也见于腱反射活跃的正常人。

上述各征临床意义相同(图 11-2-7),以 Babinski 征最常用,也最容易在锥体束损害时引出。

> **病例 11-2-1　病例分析 23　病理反射检查**
>
> 　　护士:请您忍耐一下,用棉签划过您足底的时候,不要往上缩。
> 　　按上述检查方法对患者进行相关检查(检查方法见学习内容)。
> 　　检查结果:左侧病理反射阴性,足趾跖屈。右侧病理反射阳性,右侧踇趾缓慢背伸,其余四趾呈扇形分开。

3. **脑膜刺激征** 为脑膜受激惹的表现,见于各种脑膜炎、蛛网膜下隙出血、颅内压增高等。

(1)颈强直:嘱被检查者仰卧,检查者以一手托被检查者枕部,另一手置于胸前做屈颈动作。颈强直表现为颈部僵直,被动屈颈时阻力增强。也可见于颈椎或颈部肌肉病变等。

(2) 克尼格(Kernig)征：被检查者仰卧，检查者先将其髋关节屈成直角，再用手抬高小腿，如在135°以内伸膝受阻伴疼痛与屈肌痉挛，则为阳性(图11-2-8)。

(3) 布鲁津斯基(Brudzinski)征：被检查者仰卧，下肢自然伸直，检查者一手托被检查者枕部，另一手置于其胸前，当头前屈时，双膝和髋关节屈曲则为阳性(图11-2-9)。

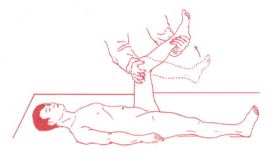

图11-2-8 克尼格征

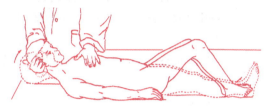

图11-2-9 布鲁津斯基征

> **病例 11-2-1　病例分析 24　脑膜刺激征检查**
>
> 护士：最后，请您配合我的手完成一些动作，如果有疼痛感或者不能完成动作请告诉我。
>
> 按上述检查方法对患者进行相关检查(检查方法见学习内容)。
>
> 检查结果：脑膜刺激征阴性，颈软，屈颈时双下肢无不自主屈曲，双下肢可分别抬高至135°以上，无明显疼痛。

(五) 神经系统体格检查或护理中的注意事项

患者体格检查示右侧肢体移动障碍，注意偏瘫侧肢体保持功能位，避免错误姿势。体格检查右侧肢体痛觉减退，注意避免患肢接触高热、尖锐物品等。检查患者吞咽功能时，应让患者先小口饮水，无明显呛咳后再进一步增大难度，避免因食物呛咳、误吸导致窒息、吸入性肺炎等。患者嗜睡，护理中应注意关注患者意识改变，若有意识及生命体征变化，应及时通知医生。

病例 11-2-1 的病因与发生机制

> **病例 11-2-1　病理分析 25**
>
> 医患沟通时，患者家属意欲患者本人签字，考虑该患者神志嗜睡，言语欠清，医患沟通理解欠佳，不具备完全行为能力，患者签字同时，患者嫡系亲属也应签字，并取得患者同意，签署授权同意书。此举不仅是对患者利益的保护，也是为了保证医患沟通充分到位。
>
> 拓展思考：住院期间病情加重，右侧肢体不能抬起，应如何处理？

二、神经系统评估的相关护理诊断

(1) **床上活动障碍：瘫痪/肌力减弱/肌张力增高**　与中枢神经系统疾病有关。

(2) **身体活动障碍**:瘫痪/肌力减弱/肌张力增高/共济失调/不自主运动　与中枢神经系统疾病有关。

(3) **借助轮椅活动障碍**:瘫痪/肌力减弱/肌张力增高/共济失调/不自主运动　与中枢神经系统疾病有关。

(4) **行走障碍**:瘫痪/肌力减弱/肌张力增高/共济失调　与中枢神经系统疾病有关。

(5) **沐浴/卫生自理缺陷**:瘫痪/肌张力增高/共济失调/不自主运动　与中枢神经系统疾病有关。

(6) **穿着/修饰自理缺陷**:认知功能障碍　与老年性痴呆有关。

(7) **进食自理缺陷**:瘫痪/肌力减弱/肌张力增高/共济失调/不自主运动　与中枢神经系统疾病有关。

(8) **如厕自理缺陷**:瘫痪/肌力减弱/肌张力增高/共济失调/不自主运动　与中枢神经系统疾病有关。

(9) **单侧身体忽视**:偏瘫　与脑血管疾病有关。

(10) **感知觉紊乱**(视觉、听觉、方位感、味觉、触觉、嗅觉)　与中枢神经系统疾病有关。

(11) **急性意识障碍**:理解能力下降/思维能力减退/记忆力、定向力障碍　与中枢神经系统疾病有关;与肝性脑病有关。

(12) **慢性意识障碍**:理解能力下降/思维能力减退/记忆力、定向力障碍　与中枢神经系统疾病有关;与老年痴呆症有关。

(13) **有跌倒的危险**　与中枢神经系统疾病所致意识障碍有关;与中枢神经系统疾病所致行走障碍有关。

(14) **防护能力低下**:感觉障碍　与中枢神经系统疾病有关。

(15) **皮肤完整性受损**:瘫痪　与长期卧床有关。

(16) **有皮肤完整性受损的危险**　与长期卧床有关。

(17) **外伤的危险**　与中枢神经系统疾病有关。

病例 11-2-1　相关护理诊断

分析:结合病例资料,可以判断,患者目前存在的最大问题是"躯体移动障碍",这与患者的基础病情相关。护理当中应注意专人陪护,保证患者安全,床旁加床挡,防止坠床。根据患者情况指导进行康复训练,对于生命体征平稳、意识清楚的患者,建议及早进行康复训练,避免长期卧床导致深静脉血栓、肌肉挛缩、肌萎缩等并发症,及早通过训练恢复部分或全部肢体功能。

病例 11-2-1 相关护理诊断如下:

(1) **躯体移动障碍**　与患者脑血管病变引起的肢体偏瘫有关。

(2) **意识障碍**　与患者脑血管病变有关。

(3) **语言沟通障碍**　与患者脑血管病变引起的失语有关。

(4) **有皮肤完整性受损的危险**　与患者脑血管病变引起的肢体偏瘫、躯体移动障碍有关。

（5）**有受伤的风险** 与患者意识障碍、躁动有关。
（6）**生活自理缺陷** 与患者肢体偏瘫、意识障碍有关。
（7）**潜在并发症**：脑疝、泌尿系感染、肺部感染。

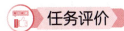

一、单选题

请扫描二维码练习。

二、任务训练

1. 病例11－2－1中患者右侧病理反射阳性，试问病理反射的定义，巴宾斯基征的等位征是什么？

2. 病例11－2－1中患者脑膜刺激征是如何检查的？

3. 病例11－2－2 患者，男性，55岁。当天下午工地劳动时，与人吵架后突然出现剧烈头痛，跌倒在地，口齿不清，送当地医院。患者曾有高血压病史18年。到院就诊时神志不清，不能喊醒，呕吐一次，为胃内容物。头颅CT显示：左侧脑桥出血。

问题：

（1）该患者该如何查体？可能的阳性体征有哪些？

（2）试问该患者的护理诊断有哪些？

单选题

（陈仪婷）

◆ 模块四　辅助检查

项目十二　常用实验室检查评估

项目介绍

实验室检查是借助临床实验室对人体的标本,如血液、体液、分泌物、排泄物、组织细胞标本等进行检查分析,其结果结合临床可反映机体的病理或功能改变,对协助疾病诊断、制定治疗和护理措施、推测疾病预后等有指导意义。本项目主要学习临床常用的血液、尿液、粪便、肝功能、肾功能及生化检验等实验室检查项目,希望能通过学习认识常用检查项目的参考范围、临床价值、能够解释其临床意义,以作为临床观察、判断病情及确立护理诊断的参考,还应熟悉影响实验室检查结果的因素,掌握正确采集和处理检验标本的方法,为临床护理提供帮助。实验室检查与临床护理密切相关,标本采集前对患者进行必要的解释与指导,正确地采集标本、标本采集后的处理与送检,检验结果的评价与解释均要求护士要具备相关的知识与技能。因此,实验室检查是健康评估的重要组成部分。

学习导航

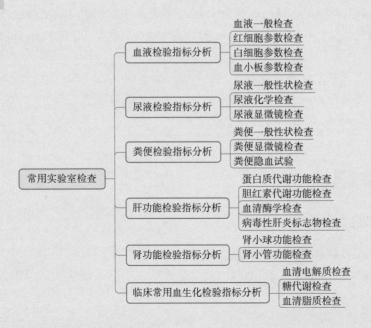

项目十二 常用实验室检查评估

任务一 血液检验指标分析

学习目标

1. 采集血液标本方法正确，符合检验要求并及时送检。
2. 能说出常用血液检验指标的参考范围及临床意义。
3. 能对血液检验常用指标进行分析解释。
4. 护士与患者沟通有效，具有严谨求实的工作态度。
5. 培养学生实事求是、甘于奉献的医者精神，具备良好的职业道德。

走进病房 病例12-1-1

患者，女性，20岁。头晕、乏力、活动后心悸、气促2个月。平素偏食，月经量多，有血块。既往体健。身体评估：贫血貌，皮肤黏膜无黄染、无出血点，全身浅表淋巴结不大，胸骨无压痛；心肺无异常；腹平软，肝、脾未触及；指甲薄、扁，呈反甲。血常规检查：红细胞计数 $2.8×10^{12}/L$，血红蛋白浓度 $72\ g/L$，网织红细胞 0.012，白细胞计数 $4.2×10^9/L$，中性粒细胞 60%，淋巴细胞 30%，血小板计数 $162×10^9/L$。红细胞形态学检查显示：红细胞体积变小，直径小于 $6\ \mu m$，部分成熟红细胞中心淡染区扩大，巨核系正常。

问题：
1. 如何正确采集血常规标本？
2. 该患者的血液检验指标有何异常？并分析其临床意义。
3. 结合病例，该患者有哪些护理诊断？

学习内容

一、红细胞参数检查

（一）红细胞计数和血红蛋白测定

红细胞计数（RBC）和血红蛋白（Hb）测定是诊断红细胞系统疾病的基本方法，与血细胞比容结合,可用于诊断贫血、红细胞增多和真性红细胞增多症。

1. **参考范围** 具体见表12-1-1。

表12-1-1 红细胞计数和血红蛋白的参考范围

人群	RBC($\times 10^{12}$/L)	Hb(g/L)
成年男性	4.0~5.5	120~160
成年女性	3.5~5.0	110~150
新生儿	6.0~7.0	170~200

红细胞计数与血红蛋白测定的临床意义

2. **临床意义** 扫描二维码学习。

(二)网织红细胞计数

网织红细胞(Ret)是晚幼红细胞到成熟红细胞之间的过渡细胞,其胞质中残存核糖体等嗜碱性物质,经煌焦油蓝等活体染色后形成网状结构。

1. **参考范围**
(1) 成人:0.005~0.015(0.5‰~1.5‰)或(24~84)$\times 10^9$/L。
(2) 新生儿:0.02~0.06(2‰~6‰)。

2. **临床意义** 网织红细胞的增减直接反映骨髓中红系细胞的增生情况,是反映骨髓整体造血功能的重要指标。

(三)红细胞沉降率测定

红细胞沉降率(ESR)简称血沉,是指在一定条件下离体抗凝全血中红细胞自然下沉的速率。红细胞下沉受多种因素影响,主要与血浆中各种蛋白的比例及红细胞的形态、数量有关。①血浆因素:血浆中小分子量的蛋白(主要是清蛋白)能抑制红细胞聚集而减慢红细胞沉降率,而大分子蛋白,如纤维蛋白原、免疫球蛋白、巨球蛋白等能促进红细胞聚集而使红细胞沉降率加快。血浆中三酰甘油及胆固醇也使红细胞沉降率加快,而卵磷脂可减慢红细胞沉降率。②红细胞因素:一般情况下红细胞数量减少,红细胞沉降率加快;红细胞数量增多时,红细胞沉降率减慢。但如红细胞数量过少,则红细胞沉降率也减慢。红细胞直径越大,红细胞沉降率越快。球形红细胞增多,红细胞沉降率减慢。

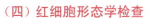

网织红细胞计数的临床意义

1. **参考范围** 魏氏法:男性0~15 mm/h,女性0~20 mm/h。

2. **临床意义** 红细胞沉降率是较为常用而缺乏特异性的试验,在疾病鉴别、病情观察方面有一定的临床价值。

(四)红细胞形态学检查

正常红细胞呈双凹圆盘状,细胞大小较一致,直径范围为6~9 μm,平均直径为7.2 μm,染色后四周着色较深,中央1/3呈淡染区,胞质内无异常结构。

红细胞沉降率的临床意义

红细胞异常的临床意义

二、白细胞参数检查

白细胞(WBC)是正常情况下外周血中唯一有核的细胞。正常人外周血中白细胞包括中性粒细胞、嗜酸性粒细胞、嗜碱性粒细胞、淋巴细胞和单核细胞5种,均由骨髓造血干细胞分化而来。

白细胞计数是测定单位容积外周循环血液中各种白细胞的总数。白细胞分类计数是测定各种白细胞的相对百分率或绝对数量。白细胞分类计数如表12-1-2所示。

表12-1-2　成人白细胞分类计数参考范围

白细胞分类异常的临床意义

细胞名称	百分率(%)	绝对值($\times 10^9$/L)
中性粒细胞杆状核(Nst)	0～5	0.04～0.05
中性粒细胞分叶核(Nsg)	50～70	2～7
嗜酸性粒细胞(E)	0.5～5	0.05～0.5
嗜碱性粒细胞(B)	0～1	0～0.1
淋巴细胞(L)	20～40	0.8～4
单核细胞(M)	3～8	0.12～0.8

1. **参考范围**　白细胞计数：成人为$(4\sim10)\times10^9$/L；儿童为$(5\sim12)\times10^9$/L；6个月～2岁为$(11\sim12)\times10^9$/L；新生儿$(15\sim20)\times10^9$/L。

2. **临床意义**　通常白细胞计数高于10×10^9/L，称为白细胞增多；白细胞计数低于4×10^9/L，称为白细胞减少。而白细胞计数的增多与减少主要受中性粒细胞数量的影响，其临床意义与细胞分类基本一致。扫描二维码学习。

三、血小板参数检查

（一）血小板计数

血小板计数(PLT)是指测定单位容积的外周血中血小板的数量。

1. **参考范围**　$(100\sim300)\times10^9$/L。
2. **临床意义**　扫描二维码学习。

血小板异常的临床意义

病例12-1-1　病例分析

1. 如何正确采集该患者血常规标本？

方法：患者可取坐位，消毒穿刺皮肤后，扎上止血带，嘱患者握紧拳头，暴露肘正中静脉。操作者以左手拇指固定静脉穿刺部位的下端，右手持采血针进针，连接紫色管帽的负压采血管采血，采血后松开止血带，拔针，采血管立即颠倒混匀5～8次，指导患者按压片刻，整理用物，洗手，签字并记录采血及送检时间。

注意事项

采集标本要严格执行查对制度和无菌操作制度，选择较粗、弹性好的血管。保证穿刺处所用消毒液已干，血液标本进入采血管后，立即颠倒混匀，并及时送检，注意观察患者可能出现眩晕、恶心、呕吐、无力等症状，并采取相应的处理措施。

> 采集标本时应当细心、严谨，注意保护患者隐私，尊重关爱患者。

2. 该患者血液检验各项指标分析

（1）红细胞参数分析：该患者为成年女性，血常规检查结果：红细胞计数2.8×10^{12}/L，血红蛋白浓度 72g/L,网织红细胞 0.012。正常成年女性红细胞计数为 $(3.5\sim5.0)\times 10^{12}$/L,血红蛋白浓度 $(110\sim150)$g/L,因此该患者红细胞和血红蛋白浓度下降。网织红细胞计数成人为 $0.005\sim0.015$,患者在正常范围。红细胞形态学检查示:红细胞体积变小,染色变浅,可得出该患者为小细胞低色素性贫血。结合患者出现头晕、乏力、活动后心悸、气促等症状,且平素偏食,月经量多,有血块,体检贫血貌,指甲薄、扁,呈反甲,以上可得出患者为缺铁性贫血。

(2) 白细胞参数分析:该患者白细胞计数 4.2×10^9/L,中性粒细胞 60%,淋巴细胞 30%。成人正常白细胞计数为 $(4\sim10)\times10^9$/L,中性粒细胞约占白细胞计数的 50%~70%,淋巴细胞约占白细胞计数的 20%~40%,因此该患者白细胞计数在正常范围。

(3) 血小板参数分析:该患者血小板计数 162×10^9/L。正常血小板计数为 $(100\sim300)\times10^9$/L,该患者在正常范围。

3. 护理诊断分析 结合病例资料,通过临床表现及实验室检查可知,该患者临床诊断为缺铁性贫血,因患者有头晕、乏力的症状,可提出"活动无耐力"的护理诊断;患者平素偏食,月经量多,有血块,可提出"营养失调:低于机体需要量"的护理诊断;患者存在活动后心悸、气促的表现,因此还有"潜在并发症:贫血性心脏病"。综上所述,该患者的护理诊断主要有以下 3 个。

(1) **活动无耐力** 与贫血及组织缺铁有关。

(2) **营养失调:低于机体需要量** 与铁摄入不足或丢失过多有关。

(3) **潜在并发症:贫血性心脏病**。

在后期的护理过程中要注意指导患者适当休息与活动,合理饮食,预防并发症。

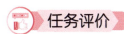

任务评价

一、单选题

请扫描二维码练习。

二、任务训练

1. 病例 12-1-1 中的患者经治疗后,如果网织红细胞增多具有什么临床意义?

2. **病例 12-1-2** 患者,男性,18 岁。因发热伴鼻塞、流涕 2 天入院。体格检查:T 39.0℃,P 96 次/分,R 20 次/分,BP 110/70 mmHg,全身皮肤黏膜无黄染及出血点,咽部充血,两侧扁桃体无肿大,心肺未见异常,腹部平软,肝脾未触及。血常规检查:RBC 4.8×10^{12}/L,WBC 4.7×10^9/L,其中 N 48%,L 46%。

问题:(1) 该患者血液检查结果哪些指标异常?

(2) 结合病史,该患者可能有哪些护理诊断?

(3) 结合患者病情,思考如何在评估患者过程中体现人文关怀?

单选题

(吕 霞)

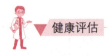

任务二　尿液检验指标分析

学习目标

1. 采集的尿液标本正确,符合检验要求并及时送检。
2. 能说出常用尿液检验指标的参考范围及临床意义。
3. 能对尿液检验常用指标进行分析解释。
4. 护士与患者沟通有效,具有严谨求实的工作态度,实事求是的科学精神。

走进病房　病例 12-2-1

患者李某,女性,30岁,因"尿频、尿急、尿痛1周,加重伴发热3天入院"。1周前李某无明显诱因下出现尿频、尿急,排尿时会阴部及尿道内烧灼样疼痛,未引起重视。3天前受凉后症状加重,自觉发热、腰痛,在家测体温 38.6℃,遂入院就诊。入院后体格检查:T 39.1℃,P 90次/分,R 20次/分,BP 110/75 mmHg,腹平软,无肌紧张及反跳痛,肾区明显叩击痛。尿常规检查:外观混浊,尿比重 1.020,pH 6.5,WBC 满视野,RBC 2个/HP,尿蛋白(-),尿糖(-),未见管型。既往体健,无药物过敏史、外伤手术史。医嘱:进一步做尿细菌培养检查。

问题:
1. 尿液细菌培养标本如何采集?
2. 该患者的尿液检验指标有何异常?并分析其临床意义。
3. 结合病例,该患者的护理诊断有哪些?

学习内容

一、尿液一般性状检查

1. 尿量　正常成人 1 000~2 000 ml/24 h。

(1) 尿量增多:成人 24 小时尿量>2 500 ml 为多尿。暂时性多尿见于饮水过多、应用利尿剂、输液过多等。病理性多尿见于尿崩症、糖尿病、慢性肾小球肾炎及慢性肾盂肾炎后期、急性肾衰竭多尿期等。

(2) 少尿与无尿:成人 24 小时尿量<400 ml 或每小时<17 ml 为少尿,成人 24 小时尿量<100 ml 为无尿。常见原因有:①肾前性:各种原因所致的休克、严重脱水、失血过多、大面积烧伤等;②肾性:常见于急性肾小球肾炎、急性肾衰竭少尿期、慢性肾衰竭等;③肾后

性：常见于输尿管结石、损伤、肿瘤、前列腺肥大等。

2. 尿液外观　正常新鲜尿液透明，呈淡黄色至黄色，颜色深浅与某些食物、药物和尿量有关。常见的病理性尿液外观可见于以下情况。

（1）血尿：尿中含有一定量的红细胞，称为血尿。每升尿液中含血量超过 1ml，且尿液外观呈红色，称肉眼血尿，由于出血量不同，可呈淡红色、红色、洗肉水样或混有血凝块。血尿常见于肾结核、肾或泌尿道结石、肾肿瘤、急性肾小球肾炎、泌尿系统感染、出血性疾病等。某些健康人剧烈运动后也可出现血尿。

（2）血红蛋白尿：血管内溶血时血浆游离血红蛋白增多，超过结合珠蛋白的结合能力，其分子量较小，可通过肾小球滤出而形成血红蛋白尿，使尿液呈浓茶色或酱油色。常见于蚕豆病、溶血性贫血、血型不合的输血反应、阵发性睡眠性血红蛋白尿等。

（3）胆红素尿：尿内含有大量的结合胆红素，尿液呈深黄色，振荡后出现黄色泡沫且不易消失，常见于阻塞性黄疸及肝细胞性黄疸。

（4）脓尿和菌尿：当尿内含有大量的脓细胞、炎性渗出物或细菌时，新鲜尿液呈白色混浊（脓尿）或云雾状浑浊（菌尿），常见于泌尿系统感染如肾盂肾炎、膀胱炎等。

（5）乳糜尿：尿液呈乳白色混浊，常见于丝虫病。

3. 尿气味　尿液气味来自挥发性酸和酯类，久置后由于尿素分解可出现氨臭味。若新鲜尿液即有氨味，见于慢性膀胱炎或尿潴留；蒜臭味见于有机磷中毒；烂苹果味见于糖尿病酮症酸中毒；鼠臭味见于苯丙酮尿症。

4. 尿 pH 值　正常 pH 值约为 6.5，波动范围为 4.5～8.0。膳食结构影响尿液酸碱度，肉食为主者尿液偏酸性，素食为主者尿液偏碱性。

（1）尿 pH 值降低：见于酸中毒、发热、糖尿病、痛风或服用氯化铵等药物后。低钾性代谢性碱中毒以排酸性尿为其特征之一。

（2）尿 pH 值增高：见于碱中毒、膀胱炎、肾小管性酸中毒及服用碱性药物后。

5. 尿比重　是指在 4℃ 条件下尿液与同体积纯水的重量之比。尿比重受尿中可溶性物质的量及尿量的影响。正常尿比重 1.015～1.025，晨尿最高，一般大于 1.020。

（1）尿比重增高：常见于高热、脱水、出汗过多等血容量不足导致的肾前性少尿，糖尿病、肾病综合征等也可出现尿比重增高。

（2）尿比重降低：常见于大量饮水、慢性肾小球肾炎、慢性肾衰竭等。如尿比重持续固定在 1.010 左右，提示肾实质严重损害。

二、尿液化学检查

1. 尿蛋白　正常参考值：尿蛋白定性试验阴性；定量试验 0～80 mg/24 h。尿蛋白定性试验阳性或定量试验超过 150 mg/24 h 尿时，称蛋白尿。

（1）生理性蛋白尿：指泌尿系统无器质性病变，尿内暂时出现蛋白质，程度较轻，持续时间较短，诱因解除后消失。常见于剧烈活动、发热、寒冷、精神紧张等，也可见于直立性蛋白尿。

（2）病理性蛋白尿：因各种肾脏及肾外疾病所致的蛋白尿，多为持续性蛋白尿。①肾小球性蛋白尿：这是最常见的一种蛋白尿。因炎症、免疫等因素使肾小球基底膜损伤、孔径变大或静电屏障作用减弱所致，常见于肾小球肾炎、肾病综合征、糖尿病、高血压、系统性红斑狼疮、妊娠高血压综合征等。②肾小管性蛋白尿：炎症或中毒等因素引起近曲小管对低分子量蛋白质的重吸收减弱所致。常见于肾盂肾炎、间质性肾炎、肾小管酸中毒、肾移植术后、重金属（汞、镉、铋等）中毒等。③混合性蛋白尿：由于肾小球与肾小管同时受损所致，常见于各种肾小球疾病后期，如糖尿病、系统性红斑狼疮等。④溢出性蛋白尿：因血中出现异常增多的低分子量蛋白质，超过肾小管的重吸收能力所致，常见于急性溶血性疾病、多发性骨髓瘤、挤压综合征等。⑤组织性蛋白尿：尿液形成过程中，肾小管代谢产生的蛋白质和组织破坏分解的蛋白质，以及由于炎症或药物刺激泌尿系统分泌的蛋白质所致。

2. **尿糖** 参考值：尿糖定性试验阴性；定量为 0.56～5.0 mmol/24 h 尿。当血糖超过 8.88 mmol/L，超过肾小管重吸收能力的最大限度（即肾糖阈），或近端肾小管重吸收功能障碍时，尿糖增加，尿糖定性试验阳性，称为糖尿。

（1）血糖增高性糖尿：血糖超过肾糖阈为主要原因，最常见于糖尿病。此外，甲状腺功能亢进、腺垂体功能亢进、嗜铬细胞瘤、库欣综合征等内分泌异常也会引起血糖增高性糖尿。

（2）血糖正常性糖尿：又称肾性糖尿，血糖正常，因肾小管对糖重吸收的功能减退或肾糖阈值降低所致。常见于家族性肾性糖尿、慢性肾小球肾炎或肾病综合征等。

（3）暂时性糖尿：生理性糖尿见于短时间内进食大量碳水化合物或静脉注入大量葡萄糖；应激性糖尿见于颅脑外伤、脑血管意外、急性心肌梗死等。

（4）其他糖尿：肝功能严重破坏所致果糖或半乳糖性糖尿；妊娠期及哺乳期妇女产生的乳糖尿；经尿液中排出的药物，如阿司匹林、水杨酸、异烟肼等以及尿中含维生素C、尿酸、葡萄糖醛酸等物质浓度过高时，均可使尿糖定性试验试剂中的成分产生还原反应，造成假性糖尿。

3. **尿酮体** 酮体是丙酮、乙酰乙酸和β-羟丁酸的总称，是脂肪分解代谢的中间产物。尿中出现酮体称为酮尿。参考值：阴性。阳性时常见于糖尿病酮症酸中毒、严重呕吐、腹泻、发热、饥饿等。

4. **尿胆红素与尿胆原** 参考值：正常人尿胆红素定性阴性，定量≤2 mg/L；尿胆原定性为阴性或弱阳性，定量≤10 mg/L。

（1）尿胆红素：增高常见于急性黄疸型肝炎、阻塞性黄疸、门静脉周围炎、纤维化及药物所致的胆汁淤积。

（2）尿胆原：增高见于肝细胞性黄疸和溶血性黄疸，减少见于阻塞性黄疸。

三、尿液显微镜检查

尿显微镜检查的成分主要有细胞（图 12-2-1）、管型、病原体和结晶等，通过检查可以了解泌尿系统的变化，对泌尿系统疾病的诊断、鉴别诊断及预后判断等有重要意义。

1. **细胞**

（1）红细胞：参考值：玻片法 0～3 个/HP，定量检查 0～5 个/μl。显微镜检查每高倍视野红细胞数超过 3 个称为镜下血尿。临床意义同肉眼血尿。

（2）白细胞和脓细胞：参考值：玻片法 0～5 个/HP，定量检查 0～10 个/μl。尿中的白细胞主要是中性粒细胞，尿液白细胞增多，提示泌尿系统有化脓性感染，如肾盂肾炎、肾结核、膀胱炎、尿道炎等。若为成年女性，应注意和生殖系统炎症相鉴别。生殖系统炎症时，常有阴道分泌物混入尿内，可见成团脓细胞，并有大量扁平上皮细胞。

(3) 上皮细胞：正常尿液中有少量鳞状上皮细胞和移行上皮细胞，肾小管上皮细胞极少见。尿液中如出现肾小管上皮细胞常见于急性或慢性肾小球肾炎、肾移植后排异反应期；出现移行上皮细胞则提示肾盂、输尿管、膀胱、尿道的炎症，大量出现应警惕移行上皮细胞癌。

2. **管型** 是蛋白质、细胞或细胞碎片在肾小管、集合管中凝固而成的圆柱状蛋白聚体。正常成人尿液中偶见透明管型（图12-2-2）。

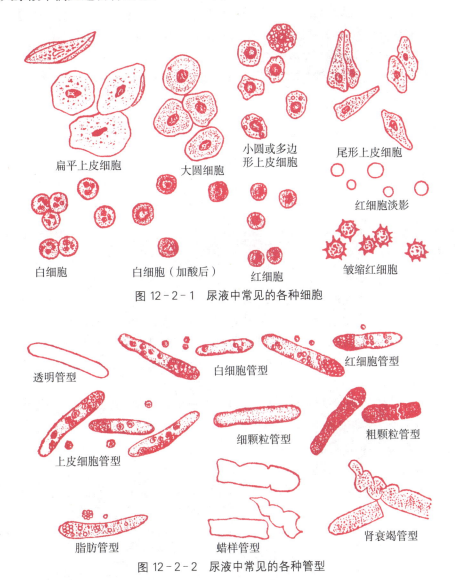

图12-2-1 尿液中常见的各种细胞

图12-2-2 尿液中常见的各种管型

(1) 透明管型：正常成人浓缩尿中偶尔可见；剧烈运动、发热、麻醉时可暂时出现，急慢性肾小球肾炎、肾盂肾炎、肾病综合征、恶性高血压、心力衰竭时可见增多。

(2) 颗粒管型：常见于慢性肾小球肾炎、肾盂肾炎、急性肾小球肾炎后期及药物中毒所致的肾小管损伤。

(3) 细胞管型：细胞含量超过管型体积的1/3时称为细胞管型。按所含细胞命名为上

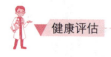

皮细胞管型、红细胞管型、白细胞管型,其临床意义与尿液中相应细胞增多的意义一致。

(4) 蜡样管型:提示严重的肾小管变性、坏死,预后不良。常见于慢性肾小球肾炎晚期、肾衰竭及肾淀粉样变性等。

(5) 脂肪管型:为肾小管损伤后上皮细胞脂肪变形所致,见于慢性肾炎,尤多见于肾病综合征。

3. **结晶** 偶见磷酸盐、草酸钙、尿酸等结晶。正常尿液有时有盐类结晶体析出,大多与饮食及代谢有关。尿结晶的形成与各种物质的溶解度、尿pH值和温度等因素有关。磷酸盐、尿酸及草酸钙结晶一般无临床意义,若持续出现于新鲜尿中并伴有较多红细胞,应疑有结石的可能。急性肝坏死时尿液中可见亮氨酸和酪氨酸结晶;胆固醇结晶常见于肾盂肾炎、膀胱炎、脓尿和乳糜尿内;磺胺类药物结晶见于服用磺胺类药物者,尿中磺胺类药物结晶析出多时应停药。

病例 12-2-1　病例分析

1. **尿液细菌培养标本如何采集**

为保证结果准确性,尿液标本应在使用抗生素之前或停用抗生素5天后留取,留尿时先给患者冲洗外阴或用1:1000苯扎溴铵(新洁尔灭)棉球擦拭外阴后,再留取中段尿液于无菌容器中,必要时可以用导尿的方法留取尿液标本。留尿全程应无菌操作,标本立即送检。

> 标本送检时需仔细核查瓶签,养成严谨、实事求是的科学态度。

2. **该患者尿液检验各项指标分析**

正常尿液外观无色或淡黄色,透明,比重1.015~1.025,pH值6.5左右,尿蛋白定性(-),尿糖定性(-),显微镜下检查红细胞数0~1个/HP,白细胞数0~5个/HP,无管型或晨尿偶见透明管型。该患者尿液外观混浊,WBC满视野,提示可能存在泌尿系统化脓性感染,结合患者尿频、尿急、尿痛、发热、腰痛等症状,可初步判断为尿路感染。其余各项指标均正常。

3. **护理诊断分析**

结合病例资料,该患者初步判断为尿路感染,体温39.1℃,超过正常范围,存在"体温过高"的问题;患者有明显尿频、尿急、尿痛,故有"排尿障碍",主要由于炎症刺激膀胱所致。综上所述,该患者的护理诊断主要有以下2个。

(1) **体温过高**　与尿路感染有关。

(2) **排尿障碍:尿频、尿急、尿痛**　与炎症刺激膀胱有关。

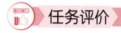

一、单选题

请扫描二维码练习。

二、任务训练

病例 12-2-2　患者,男性,55岁,患糖尿病12年,患高血压病10年,因间断服药导致血糖、血压控制均不理想。患者此次入院复查,尿常规检查示:外观略黄,比重1.016,pH 6.0,尿蛋白定性(+++),尿糖(+++),尿胆原(-),尿胆红素(-),酮体(-)。尿沉渣定量分析,RBC 2 个/HP,WBC 3 个/HP,上皮细胞 20 个/HP,管型(-)。

问题:
1. 结合健康史,分析该患者尿液常规检查结果及其临床意义。
2. 患者因病情常感焦虑,护士应如何与患者沟通交流?

(徐爱秋)

任务三 粪便检验指标分析

学习目标

1. 采集的粪便标本正确,符合检验要求并及时送检。
2. 能说出常用粪便检验指标的参考范围及临床意义。
3. 能对粪便检验常用指标进行分析解释。
4. 护士与患者沟通有效,具有严谨求实的工作态度,实事求是的科学精神。

走进病房 病例 12-3-1

患者,女性,20 岁,因"腹痛、腹泻 3 天"入院,3 天前患者因进食不洁食物后出现肚脐周围及左下腹阵发性腹痛,伴腹泻,呈黏液脓血便,5～6 次/日,伴里急后重。身体评估:T 38.5℃,P 90 次/分,R 18 次/分,BP 115/80 mmHg,腹部平软,脐周及左下腹明显压痛,无肌紧张及反跳痛,肠鸣音 8 次/分,余无特殊。粪便检查结果显示:外观呈黏液状,有脓血,镜检 RBC 15～20 个/HP,WBC 满视野,吞噬细胞(+++),虫卵(-),脂肪球(-)。

问题:
1. 如何对患者进行粪便常规标本采集?注意事项有哪些?
2. 该患者的粪便检验指标有何异常?并分析其临床意义。
3. 还需要做什么检查确诊?

学习内容

一、粪便一般性状检查

1. **量** 正常成人一般每日排便 1 次,其量为 100～300 g,随食物种类、食量及消化器官的功能状态而异。

2. **颜色与性状** 正常成人的粪便排出时为黄褐色、成形软便,婴儿粪便可呈黄色或金黄色糊状。病理情况下粪便性状改变及临床意义如下。

(1) 稀糊状或水样便:常见于各种感染或非感染性腹泻。小儿肠炎时肠蠕动加速,粪便很快通过肠道,以致胆绿素来不及转变为粪胆素而呈绿色稀糊样便。

(2) 黏液便:正常粪便中有少量黏液,因与粪便均匀混合不易察觉,肉眼可见的黏液增多由炎症时肠道分泌增加所致,如肠息肉、细菌性痢疾等。粪便是否与黏液混合取决于病变位置,小肠炎症时黏液均匀地混于粪便之中;大肠病变时,由于粪便已逐渐形成,黏液附着在粪便表面。

(3) 脓性及脓血便:提示肠道下段有炎症或肿瘤,如痢疾、溃疡性结肠炎、局限性肠炎、结肠或直肠癌等。阿米巴痢疾以血为主,血中带脓,呈暗红色稀果酱样;细菌性痢疾则以黏液及脓为主,脓中带血。

(4) 柏油样便:粪便呈黑色,稀薄,富有光泽,宛如柏油,见于上消化道出血,是由于血红蛋白中的铁,在肠道细菌的作用下,与硫化物结合形成硫化铁所致。当摄入动物血、肝脏等食物后,粪便也可呈黑色,隐血试验为阳性;服用活性炭、铋剂、铁剂等虽可排黑色便,但无光泽,且隐血试验阴性。

(5) 鲜血便:主要见于低位肠道出血,如直肠息肉、结肠癌、肛裂及痔疮等。痔疮时常在排便之后有鲜血滴落,而其他疾病多见鲜血附着于粪便的表面。当上消化道出血量大且速度快时,也可排鲜血便或暗红色血便。

(6) 米泔样便:呈白色淘米水样,内含黏液片块,量大,稀水样,见于重症霍乱、副霍乱患者。

(7) 白陶土样便:粪便呈灰白色,见于各种原因引起的胆道梗阻患者。

(8) 细条状便:粪便呈细条样或扁片状,提示直肠狭窄,多见于直肠癌。

(9) 乳凝块:乳儿粪便中见有黄白色乳凝块,亦可见蛋花汤样便,常见于婴儿消化不良、婴儿腹泻。

3. **气味** 食物在肠道中经细菌作用后,产生吲哚、粪臭素、硫醇、硫化氢等,故正常粪便有一定臭味。肉食者臭味重,素食者臭味轻。慢性肠炎、胰腺疾病、结肠或直肠癌时粪便有恶臭味;阿米巴性肠炎粪便呈腥臭味;脂肪及糖类消化或吸收不良时粪便呈酸臭味。

4. **寄生虫体** 蛔虫、蛲虫、绦虫等较大虫体或其片段肉眼即可分辨,钩虫虫体须将粪便冲洗过筛方可看到。

二、粪便显微镜检查

1. **细胞**

(1) 红细胞:正常粪便中无红细胞。红细胞增多常见于肠道下段炎症或出血,如痢疾、溃疡性结肠炎、结肠癌、直肠息肉等。

(2) 白细胞:正常粪便中不见或偶见白细胞。肠道炎症时白细胞增多以中性粒细胞为主,其数量多少与炎症程度及部位有关。小肠炎症时白细胞数量一般<15个/HP,常分散存在;细菌性痢疾、溃疡性结肠炎白细胞大量增多,可见成堆的脓细胞。肠易激综合征、寄生虫感染患者可见大量嗜酸性粒细胞。

(3) 其他:细菌性痢疾、溃疡性结肠炎患者粪便中可见吞噬细胞;结肠炎、假膜性肠炎患者粪便中可见肠黏膜上皮细胞;乙状结肠癌、直肠癌患者的血性粪便及时涂片染色,可能发现成堆的癌细胞。

2. 寄生虫卵及原虫 从粪便中查找寄生虫卵,是诊断肠道寄生虫感染的最常用的化验指标。粪便中常见的寄生虫卵有蛔虫卵、钩虫卵、鞭虫卵、蛲虫卵、华枝睾吸虫卵、血吸虫卵、姜片虫卵等。原虫主要有阿米巴滋养体及其包囊。

3. 食物残渣 正常粪便中的食物残渣系已充分消化后的无定形细小颗粒,可偶见淀粉颗粒和脂肪小滴等。腹泻者粪便中易见淀粉颗粒。急慢性胰腺炎、胰腺癌或因肠蠕动亢进、腹泻、消化不良综合征等时,脂肪小滴增加。肠蠕动亢进、腹泻时,肌肉纤维、植物细胞及植物纤维增多。

三、粪便隐血试验

隐血是指消化道少量出血,粪便外观无异常改变,且显微镜检查也未发现红细胞。采用化学方法或免疫学方法检查粪便微量出血的试验称为粪便隐血试验(FOBT)。FOBT常用联苯胺作试剂,因血红蛋白中的铁有过氧化酶样作用,促使联苯胺氧化成联苯胺蓝而呈蓝色,即为阳性。依据蓝色出现的速度及深度,将阳性结果分为弱阳性、阳性、强阳性。FOBT对消化道出血,特别是消化道肿瘤的诊断与鉴别诊断具有重要价值。参考值:阴性。阳性见于各种原因所致的上消化道出血。消化性溃疡呈间歇阳性,而消化道恶性肿瘤,如胃癌、结肠癌,常呈持续阳性。此外,急性胃黏膜病变、肠结核、克罗恩(Crohn)病、溃疡性结肠炎、钩虫病及流行性出血热等也常为阳性。

病例 12-3-1 病例分析

1. 该患者标本采集注意事项

结合健康史,该患者粪便常规检查标本应采集自然排出的新鲜粪便,并注意挑取黏液、脓血部分置于清洁、干燥容器中,立即送检。

> 采集粪便标本时应坚持科学严谨的原则,才能保证结果的准确性。

2. 该患者粪便检验各项指标分析

正常成人粪便外观为黄褐色、成形软便,该患者粪便呈黏液脓血状,提示肠道有炎症或肿瘤,如细菌性痢疾、溃疡性结肠炎、结肠癌等;正常粪便镜检无红细胞、吞噬细胞,偶见白细胞,该患者镜检 RBC 15~20 个/HP,红细胞明显增多,见于肠道下段的炎症,如下消化道出血、细菌性痢疾、溃疡性结肠炎;WBC 满视野,吞噬细胞(+++)提示肠道有炎症,如细菌性痢疾、溃疡性结肠炎等;虫卵(-),脂肪球(-),均为正常。

结合患者的健康史,有进食不洁食物史及发热等,考虑细菌性痢疾的可能性较大。

3. 还需要做什么检查确诊?

还需要做粪便细菌培养,如果分离出痢疾杆菌,即可诊断为细菌性痢疾。

 任务评价

一、单选题

请扫描二维码练习。

单选题

二、任务训练

病例 12-3-2 患者,男性,65 岁,胃溃疡病史 20 年,20 年来经常于餐后 30 分钟左右出现中上腹疼痛,疼痛 1 小时后自行缓解或自服氢氧化铝可缓解,未经正规治疗。近 2 个月来疼痛失去原有规律性,且服氢氧化铝也难缓解,体重下降 10 kg,因而来诊,医嘱做胃镜及粪便隐血试验检查。

问题:
1. 如何采集粪便隐血试验标本?
2. 该患者粪便隐血试验可能会有什么异常?

(徐爱秋)

任务四 肝功能检验指标分析

学习目标

1. 采集的肝功能血液标本正确、符合检验要求并及时送检。
2. 能说出肝功能检验指标的参考范围及临床意义。
3. 能对肝功能检验常用指标进行分析解释。
4. 护士与患者沟通有效,具有严谨求实的工作态度。
5. 培养学生尊重、关爱患者的职业素养,增强社会责任感。

走进病房 病例 12-4-1

患者,男性,46 岁。患者近半年来出现明显乏力,食欲减退、腹胀,对自己的病情忧心忡忡。查体:T 37.0℃,P 90 次/分,BP 100/70 mmHg,神志清,形体消瘦,面色灰暗,巩膜黄染,上胸及颈部各见 1 枚蜘蛛痣,心肺检查无异常,腹部膨隆,腹壁静脉曲张,移动性浊音阳性,肝肋下未触及,脾肋下 4 cm,双下肢压陷性水肿,神经系统检查未见异常。辅助检查肝功能:TP 55 g/L, A 25 g/L, G 40 g/L, STB 35 μmol/L, CB 16 μmol/L, ALT 87 U/L, AST 65 U/L。肝炎血清标志物检查:HBsAg(+),抗 HBs(-),HBeAg(+),抗 HBc(+)。

问题:
1. 分析该患者肝功能检验指标的临床意义?
2. 结合病例,该患者有哪些护理诊断?

学习内容

一、肝功能检查标本采集

1. **蛋白质代谢功能检查标本采集方法** 采集血清标本,用黄色或红色管帽真空采血管空腹采血。

2. **胆红素代谢检查标本采集方法** 采集血清标本,用黄色或红色管帽真空采血管空腹采血。标本避免阳光照射。

3. **血清酶学检查标本采集方法** 常用血清检测,用黄色或红色管帽真空采血管空腹采血。由于红细胞内 ALT 和 AST 分别为血清含量的 7 倍与 15 倍,溶血标本不宜检测这两种酶。

4. **病毒性肝炎血清标志物检查标本采集方法** 采集血清标本,用黄色或红色管帽真空采血管空腹采血。

二、蛋白质代谢功能检查

肝脏是蛋白质合成代谢与分解代谢的重要器官。绝大部分的血浆蛋白由肝合成分泌。在肝功能受损时,血浆蛋白质合成减少,尤其清蛋白明显减少,导致低清蛋白血症;在肝受损,尤其是慢性肝炎时,球蛋白合成明显增多,引起血浆蛋白含量的变化。

血清总蛋白、清蛋白及清、球蛋白比值测定:血清总蛋白(TP)为血液中各种蛋白质的总称,包括清蛋白(A)和球蛋白(G)两部分。A/G 为清蛋白/球蛋白比值。

血清蛋白质异常的临床意义

1. **参考范围** 成人 TP:60～80 g/L;A:男 42～55 g/L,女 37～50 g/L;G:20～30 g/L;A/G:(1.5～2.5):1。

2. **临床意义** 请扫描二维码详细了解。

三、胆红素代谢功能检查

胆红素(BIL)是血红蛋白的代谢产物,由衰老的红细胞在单核巨噬细胞系统破坏、分解后生成。血清总胆红素(STB)是非结合胆红素(UCB)和结合胆红素(CB)的总和。

（一）**血清胆红素测定**

血清胆红素异常的临床意义

1. **参考范围** STB:3.4～17.1 μmol/L;CB:0～6.8 μmol/L;UCB:1.7～10.2 μmol/L。

2. **临床意义** 请扫描二维码详细了解。

（二）**尿胆红素与尿胆原测定**

详见本项目任务二尿液检查指标分析。

四、血清酶学检查

（一）**血清转氨酶测定**

用于肝疾病检查的转氨酶主要是丙氨酸转氨酶(ALT)和天冬氨酸转氨酶(AST)。ALT 和 AST 为非特异性细胞内功能酶,广泛存在于机体组织细胞内。ALT 以肝细胞含量最多,其次为肾、心肌、脑和骨骼肌;AST 主要分布于心肌,其次为肝、骨骼肌和肾等组织中。血清转氨酶测定是肝损伤的敏感指标。轻至中度的肝细胞损伤,释放入血的 ALT 远高于

AST,因此,ALT 是最敏感的肝功能检测指标,有助于肝病的早期诊断,ALT/AST 比值测定有助于肝病的鉴别诊断。

1. **参考范围** ALT＜40 U/L；AST＜40 U/L；ALT/AST 比值 1∶1.15。
2. **临床意义** ALT 和 AST 能敏感地反映肝细胞受损及其程度。ALT 能敏感地反映急性肝细胞损伤。AST 则能敏感地反映肝细胞损伤的程度,还可作为监测乙醇中毒的指标。见二维码内容。

血清转氨酶异常的临床意义

(二) 血清碱性磷酸酶测定

碱性磷酸酶(ALP)为一组在碱性环境中水解单磷酸酯的酶类,广泛存在于身体的各个器官,尤以肠上皮、成骨细胞、肝、胎盘、白细胞等含量较高。正常人血清中的 ALP 主要来源于肝、骨、肠,其中以肝源性和骨源性为主。ALP 的测定主要用于辅助诊断肝、胆和骨骼系统疾病。

1. **参考范围** 使用磷酸对硝基苯酚连续监测法(30℃):成人 40～110 U/L；儿童＜250 U/L。
2. **临床意义** 见二维码内容。

血清碱性磷酸酶临床意义

(三) 血清 γ-谷氨酰转移酶

γ-谷氨酰转移酶(γ-GT)在体内分布较广,其活性强度的顺序为肾＞胰＞肝＞脾。γ-GT 主要来自肝胆系统,在各种肝胆系统疾病时血清 γ-GT 均可明显升高。γ-GT 测定主要用于:①肝胆管疾病的诊断、鉴别诊断与监测。②结合其他检查进行慢性乙醇中毒(长期酗酒)的监测。

1. **参考值** 速率法:男 10～60 U/L；女 7～45 U/L。
2. **临床意义** 见二维码内容。

血清 γ-谷氨酰转移酶临床意义

五、血清甲胎蛋白测定

病毒性肝炎标志物检查

甲胎蛋白(alpha-fetoprotein,AFP)为胎儿所特有,出生后不久即转为阴性或含量甚微。AFP 在肝细胞或生殖腺胚胎组织恶性变时又恢复合成,因此,测定血清中 AFP 浓度对肝细胞癌及滋养细胞恶性肿瘤的诊断有重要意义。

1. **标本抽取方法** 抽取静脉血 3 ml,注入干燥试管中,不抗凝。注意切勿溶血,采血前避免剧烈运动等。
2. **参考值** 定性:阴性；定量:成人小于 25 μg/L。

> 2011 年 7 月 28 日是第一个被世界卫生组织官方认可的世界肝炎日。我国"世界肝炎日"的宣传主题是"认识肝炎,科学防治",旨在让更多人认识到肝炎危害,引起重视。

3. **临床意义** 原发性肝癌患者 AFP 增高,阳性率为 67.8%～74.4%,约 50% 的患者 AFP＞300 μg/L。患生殖腺胚胎瘤、胃癌、胰腺癌时,AFP 也可升高。病毒性肝炎和肝硬化时,AFP 有不同程度的升高,但大部分小于 300 μg/L。

病例 12-4-1 病例分析

1. 分析该患者肝功能检验指标的临床意义

(1) 蛋白质代谢功能分析:患者为成年男性,辅助检查肝功能指标中血清总蛋白

(TP) 55 g/L,正常成人 TP 60~80 g/L,TP 小于 60 g/L 称为低蛋白血症,总蛋白减低主要是清蛋白减低。患者清蛋白 A 25 g/L,成年男性清蛋白参考范围 42~55 g/L,患者清蛋白下降。患者球蛋白为 G 40 g/L,球蛋白参考范围 20~30 g/L,因此患者球蛋白增高。正常情况下 A/G 为(1.5~2.5):1,该患者 A/G 比例倒置,结合患者临床表现,如食欲减退、腹胀、腹部膨隆、腹壁静脉曲张、脾大、移动性浊音阳性、双下肢压陷性水肿,可得出患者已有中度以上肝硬化,且肝功能严重损害。

(2) 胆红素代谢功能分析:该患者面色灰暗,巩膜黄染,可通过胆红素代谢功能检查判断黄疸的程度。参考范围:STB 3.4~17.1 μmol/L,CB 0~6.8 μmol/L。STB 34.2~171 μmol/L 为轻度黄疸。该患者 STB 35 μmol/L,CB 16 μmol/L,因此总胆红素和结合胆红素均升高,可判断该患者为轻度黄疸。

(3) 血清酶学检查分析:用于肝疾病检查的转氨酶主要是丙氨酸转氨酶(ALT)和天门冬氨酸氨基转移酶(AST),参考范围 ALT<40 U/L,AST<40 U/L,ALT/AST 比值为 1:1.15。ALT 和 AST 能敏感地反映肝细胞受损及程度。该患者 ALT 87 U/L,AST 65 U/L,ALT 和 AST 均升高,但以 ALT 升高为主,ALT/AST>1。肝硬化患者升高程度与肝细胞坏死程度有关。

(4) 病毒性肝炎标志物检查分析:该患者肝炎血清标志物检查中乙肝病毒表面抗原阳性[HBsAg(+)],此抗原一般在感染后 1~2 个月出现于血清中,可持续数周、数月甚至数年。患者表面抗体为阴性抗[HBs(-)],此抗体是保护性抗体,说明患者对乙肝病毒不具有免疫力。患者乙肝病毒 e 抗原阳性[HBeAg(+)],此抗原阳性说明乙肝病毒处于复制期,具有较强的传染性,持续阳性,说明肝细胞损害严重。患者乙肝病毒核心抗体阳性[抗 HBc(+)],此抗体阳性可见于急慢性乙肝、肝癌患者,并且对机体无保护作用,可持续数十年甚至终生。该患者 HBsAg(+)、HBeAg(+)、抗 HBc(+)3 种指标均为阳性,提示乙肝病毒复制活跃,传染性较强,即乙肝"大三阳",临床工作中要注意做好防护。

2. 分析该患者有哪些护理诊断

分析:结合病例资料,通过临床表现及实验室检查可知该患者为肝硬化患者,因患者有食欲减退、形体消瘦的症状,可提出"营养失调:低于机体需要量"的护理诊断;因患者腹部膨隆,移动性浊音阳性,双下肢压陷性水肿,可提出"体液过多"的护理诊断;因患者对自己的病情忧心忡忡,可提出"焦虑"的护理诊断;因患者腹壁静脉曲张、脾大,可提出"有感染的危险"的护理诊断;肝硬化患者还有"潜在并发症:上消化道出血、肝性脑病、肝肾综合征、继发感染"的情况。综上所述,该患者的护理诊断主要有以下 5 个。

(1) **营养失调:低于机体需要量** 与肝功能减退、门静脉高压引起食欲减退、营养物质摄入减少、消化和吸收障碍有关。

(2) **体液过多** 与肝功能减退、门静脉高压引起的水钠潴留有关

(3) **焦虑** 与担心疾病预后、经济负担等有关。

(4) **有感染的危险** 与机体抵抗力低下,门静脉侧支循环开放等因素有关。

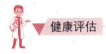

(5) **潜在并发症**:上消化道出血、肝性脑病、肝肾综合征、继发感染。

在后期的护理过程中要注意指导患者休息与活动,合理饮食,减轻腹水,预防并发症。

任务评价

一、单选题

请扫描二维码练习。

二、**任务训练**

1. 病例 12-4-1 中患者的 A/G 范围是否正常?有什么临床意义?

2. **病例 12-4-2** 患者,男性,48 岁。8 年前曾患肝炎,本次突然大量呕血入院。实验室检查:丙氨酸氨基转移酶 56 U/L,白蛋白 25 g/L,球蛋白 35 g/L,总胆红素 20 μmol/L,结合胆红素 8 μmol/L。

问题:

(1) 该患者实验室检查结果哪些指标异常?

(2) 结合病史,该患者可能是什么疾病?有哪些护理诊断?

(3) 根据患者病情,思考如何在评估患者过程中体现人文关怀?

(吕 霞)

任务五　肾功能检验指标分析

学习目标

1. 采集的肾功能检验标本正确,符合检验要求并及时送检。
2. 能说出肾功能检验指标的参考范围及临床意义。
3. 能对肾功能检验常用指标进行分析解释。
4. 护士与患者沟通有效,具有严谨求实的工作态度。
5. 培养学生救死扶伤、医者仁心的职业精神,增强社会责任感。

走进病房　病例 12-5-1

患者王某,男性,40 岁,工人,1 年前患"感冒",症状缓解后 2 周左右出现轻微水肿,以晨起颜面部为主,随后出现尿中泡沫增多。1 年来,症状时有时无,未以重视。近半个月来,由于工作忙,常感疲惫不堪,食欲减退,腰部酸痛,夜尿增多,晨起水肿明显加重,双下肢也出现水肿。患者紧张不安,来院就诊。

护理体检:T 36.2℃,P 70 次/分,R 18 次/分,BP 145/100 mmHg。精神欠佳,面色晦暗,双肾区有压痛、叩击痛,眼睑、双下肢轻度水肿。双肺呼吸音清,未闻及干湿啰音。实验室检查:尿蛋白(+++),尿红细胞(++),24 小时尿蛋白定量 4.01 g,内生肌酐清除率 48.2 ml/min,血肌酐 400 μmol/L,尿素氮 14 mmol/L,尿比重 1.010,血红蛋白 80 g/L,红细胞 $2.8×10^{12}$/L。

问题:
1. 进行肾小球功能检查,标本采集有哪些注意事项?
2. 分析该患者肾功能检验指标的临床意义?
3. 结合病例,该患者有哪些护理诊断?

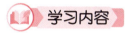

一、肾功能检查标本采集

鉴于当前全球慢性肾脏病发病率不断上升,经国际肾脏病学会与国际肾脏基金联盟联合提议,从 2006 年起将每年 3 月份的第二个星期四确定为世界肾脏日,目的在于提高人们对慢性肾脏病以及相关的心血管疾病和死亡率的认识,并重视在慢性肾脏病的早期检测和预防方面全球的迫切需求。

(一)肾小球功能检查

1. 内生肌酐清除率(Ccr)测定检查方法

(1)患者连续 3 天进低蛋白饮食(<40 g/d),并禁食肉类(无肌酐饮食),避免剧烈运动。

(2)第 4 日晨 8 时排净尿液,收集至次日晨 8 时的 24 小时尿液,容器内加甲苯 3~5 ml 防腐,必要时可改良为收集 4 小时尿液。

(3)试验日抽取静脉血 2~3 ml(抗凝或不抗凝均可),与 24 小时尿液同时送检。

(4)测定身高、体重,以计算体表面积校准 Ccr。

2. 血肌酐和血尿素氮测定标本采集方法 抽取空腹静脉血 3 ml,注入干燥试管后送检。

(二)肾小管功能检查

1. 尿浓缩稀释试验

(1)3 小时尿比密试验:试验日患者正常饮食和活动,晨 8 时排尿弃去,此后每隔 3 小时排尿 1 次至次晨 8 时,分置于 8 个容器中,分别测定尿量和比重。

(2)昼夜尿比密试验:试验日患者三餐正常进食,但每餐含水量不宜超过 500~600 ml,此外不再进餐、饮水。晨 8 时排尿弃去,上午 10、12 时,下午 2、4、6、8 时及次晨 8 时各留尿 1 次,分别测定尿量和比重。

2. 尿渗量测定标本采集方法

（1）禁饮尿渗量测定：用于尿量基本正常的患者。晚饭后禁饮 8 小时，清晨一次送尿检测，同时采集空腹静脉血。

（2）随机尿渗量测定：常用于尿量减少的患者，只需取临时一次尿样检测就有意义。

二、肾小球功能检查

（一）内生肌酐清除率

肌酐是肌酸的代谢产物。人体血液中肌酐的生成有外源性和内源性两种，外源性肌酐主要来自肉类食物，内源性肌酐主要来自肌肉的分解，如严格控制饮食条件和肌肉活动相对稳定的情况下，血肌酐的生成量和尿的排出量较恒定，其含量变化主要受内源性肌酐的影响，且肌酐大部分从肾小球滤过，不被肾小管重吸收，排泌量很少，故肾在单位时间内将若干毫升血液中的内生肌酐全部清除出去，称内生肌酐清除率（Ccr），相当于肾小球滤过率（GFR）。

1. **参考范围**　成人 80～120 ml/min。
2. **临床意义**　如表 12-5-1 所示。

表 12-5-1　Ccr 测定的临床意义与评价

临床意义	评　价
判断肾功能损害	当 GFR 降低到正常的 50%，Ccr 可低至 50 ml/min，但 Cr、BUN 仍正常。故 Ccr 是较早反映 GFR 的灵敏指标
评估肾功能	根据 Ccr 可将肾功能分为 4 期 第 1 期（肾衰竭代偿期）Ccr 为 51～80 ml/min 第 2 期（肾衰竭失代偿期）Ccr 为 20～50 ml/min 第 3 期（肾衰竭期，尿毒症前期）Ccr 为 10～19 ml/min 第 4 期（尿毒症期或终末期肾衰竭）Ccr<10 ml/min
指导临床治疗	慢性肾衰竭 Ccr 为 30～40 ml/min，应开始限制蛋白质摄入 慢性肾衰竭 Ccr<30 ml/min，用氢氯噻嗪等利尿治疗常无效，不宜应用 慢性肾衰竭 Ccr<10 ml/min，应结合临床进行肾替代治疗，对袢利尿药的反应极差 肾衰竭时，可根据 Ccr 来调节由肾代谢或经肾排出药物的剂量和决定用药时间间隔

（二）血清尿素氮

尿素（urea）是体内蛋白质代谢的终末产物，血尿素的浓度取决于机体蛋白质的分解代谢速度、食物中蛋白质的摄入量及肾的排泄能力。尿素可自由通过肾小球滤过膜滤入原尿，但约 50% 可被肾小管重吸收。在食物摄入及体内分解代谢比较稳定的情况下，其血浆浓度取决于肾小球滤过能力。肾小球滤过率降低，血中的尿素氮因不能从尿中排出而升高。

1. **参考范围**　成人 3.2～7.1 mmol/L，婴幼儿 1.8～6.5 mmol/L。
2. **临床意义**

（1）判断肾功能损害的程度：器质性肾功能损害，特别是慢性肾衰竭时，尿素明显增高。

急性肾衰竭患者尿素可无明显变化,GFR下降至50%以下时,尿素才升高。因此,尿素不是早期判断肾功能的指标,但对慢性肾衰竭(特别是尿毒症)病情严重程度判断有价值。①肾衰竭代偿期尿素小于9 mmol/L。②肾衰竭失代偿期尿素大于9 mmol/L。③肾衰竭期尿素大于20 mmol/L。

(2) 评价蛋白质摄人或分解情况:急性传染病、高热、上消化道大出血、大面积烧伤、大手术和甲状腺功能亢进、高蛋白饮食等,尿素均增高,而血肌酐多不增高。

(三) 肌酐测定

血中肌酐(SCr)主要由肾小球滤过,肾小管排泌较少。因此,在外源性肌酐摄入稳定的情况下,血中肌酐浓度取决于肾小球滤过能力,肾小球滤过率降低,血肌酐升高。

1. **参考范围** 全血肌酐:88.4~176.8 μmol/L;血清或血浆肌酐:男性53~106 μmol/L,女性44~97 μmol/L。

2. **临床意义** 如表12-5-2所示。

表12-5-2 血肌酐测定的临床意义与评价

临床意义	评价
评价肾小球滤过功能	急性肾衰竭SCr浓度进行性增高,为器质性损害的指标
	慢性肾衰竭SCr浓度增高程度与病变严重性一致
	代偿期:SCr<178 μmol/L
	失代偿期:SCr>178 μmol/L
	肾衰竭期:SCr为445~707 μmol/L
	尿毒症期:SCr>707 μmol/L
鉴别肾前性和肾性少尿	肾性少尿:SCr浓度常超过200 μmol/L,血液尿素与SCr同时增高,尿素/SCr≤10:1
	肾前性少尿:SCr浓度多不超过200 μmol/L,血液尿素增高较快,SCr不相应增高,尿素/SCr>10:1

三、肾小管功能检查

(一) 尿浓缩稀释试验

1. **参考范围** 成人24小时尿量为1 000~2 000 ml,昼尿量与夜尿量之比为(3~4):1,其中夜尿量小于750 ml;尿液最高比重应在1.018以上;昼尿中最高比重与最低比重之差应大于0.009。

2. **临床意义**

(1) 少尿伴高比重见于血容量不足引起的肾前性少尿。

(2) 多尿伴低比重,或夜尿增多伴比重固定在1.010,表明肾小管浓缩功能差,见于慢性肾炎、慢性肾衰竭、慢性肾盂肾炎或尿崩症等。

(二) 尿渗量

1. **参考范围** 正常人禁饮后尿渗量为600~1 000 mOsm/(kg·H_2O),平均

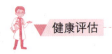

800 mOsm/(kg·H_2O);血浆渗量为 275~305 mOsm/(kg·H_2O),平均 300 mOsm/(kg·H_2O)。尿/血浆渗量比值为 3~4.5:1。

2. **临床意义** 尿渗量高于血浆渗量时,表示尿液浓缩,称为高渗尿;低于血浆渗量时表示尿液稀释,称为低渗尿;若与血浆渗量相等则为等渗尿,提示肾脏浓缩功能受损。

病例 12-5-1 病例分析

1. **进行肾小球功能检查,标本采集的注意事项**

该患者应连续 3 天进低蛋白饮食(<40 g/d),并禁食肉类(无肌酐饮食),避免剧烈运动。第 4 日晨 8 时排净尿液,收集至次日晨 8 时的 24 小时尿液,容器内加甲苯 3~5 ml 防腐,必要时可改良为收集 4 小时尿液。试验日抽取静脉血 2~3 ml(抗凝或不抗凝均可),与 24 小时尿液同时送检。

2. **分析该患者肾功能检验指标的临床意义**

(1) 肾小球功能分析:该患者临床表现有水肿、肾区压痛和叩击痛,BP 145/100 mmHg,结合实验室检查中尿蛋白(+++),尿红细胞(++),24 小时尿蛋白定量 4.01 g,说明患者有血尿、蛋白尿、水肿和高血压的表现,以上症状符合慢性肾小球肾炎的临床表现,并且患者 1 年来,症状时有时无,未以重视,导致患者近期病情加重,可发展为慢性肾衰竭。根据患者内生肌酐清除率 48.2 ml/min,血肌酐 400 μmol/L,尿素氮 14 mmol/L,可得出患者目前为肾衰竭失代偿期。

(2) 肾小管功能分析:该患者夜尿增多,且尿相对密度 1.010,说明患者肾小管浓缩功能较差。血红蛋白 80 g/L,红细胞 $2.8×10^{12}$/L,两者指标下降,提示患者已有贫血的表现,且为中度贫血,可根据上述结果指导患者合理用药和制定护理措施。

3. **分析该患者有哪些护理诊断**

结合病例资料,通过临床表现及实验室检查可知该患者为慢性肾衰竭失代偿期,患者食欲减退,可提出"营养失调:低于机体需要量"的护理诊断;患者眼睑、双下肢水肿,可提出"体液过多"的护理诊断;因患者皮肤水肿、营养失调,可提出"有感染的危险"的护理诊断;患者由于工作忙,常感疲惫不堪,可提出"活动无耐力"的护理诊断;患者紧张不安,可提出"焦虑"的护理诊断;慢性肾衰竭患者还有"潜在并发症:水、电解质、酸碱平衡失调等"的情况。综上所述,该患者的护理诊断有以下 6 个。

(1) **营养失调:低于机体需要量** 与消化功能紊乱、贫血、低蛋白血症等有关。

(2) **体液过多** 与低蛋白血症致血浆胶体渗透压下降有关。

(3) **有感染的危险** 与皮肤水肿、营养失调等有关。

(4) **活动无耐力** 与贫血、水电解质和酸碱平衡紊乱有关。

(5) **焦虑** 与担心疾病预后、经济负担等有关。

(6) **潜在并发症:水、电解质、酸碱平衡失调等。**

在后期的护理过程中要注意指导患者休息与活动,合理饮食,用药护理及预防感染。

任务评价

一、单选题

请扫描二维码练习。

二、任务训练

1. **病例 12-1-2** 患者,女性,40 岁。间歇性水肿 10 余年,伴恶心、呕吐 1 周。查体:BP 156/105 mmHg。实验室检查:血红蛋白 80 g/L,尿蛋白(++),颗粒管型 2~3/HP,尿相对密度 1.010~1.012,内生肌酐清除率 8 ml/min,血尿素氮 25 mmol/L,血肌酐 780 μmol/L。

问题:

(1) 该患者实验室检查结果哪些指标异常?

(2) 结合病史,该患者可能是什么疾病?有哪些护理诊断?

(3) 根据患者病情,思考如何在评估患者过程中体现人文关怀?

单选题

（吕　霞）

任务六　临床常用血生化检验指标分析

学习目标

1. 能够正确采集血液生化检查标本,符合检验要求并及时送检。
2. 能对血液生化检查常用指标进行分析解释。
3. 具有良好的沟通能力,严谨求实、体现人文关怀的工作态度。
4. 具有良好的沟通能力,严谨求实的工作态度和医者仁心的大爱情怀。

走进病房　病例 12-6-1

患者,男性,45 岁,肠梗阻手术后 5 日,术后禁食、持续胃肠减压。今日护理查房时患者自述恶心、呕吐、头晕、四肢无力。身体评估:T 36.5℃,P 90 次/分,R 18 次/分,BP 110/70 mmHg,面无表情,嗜睡,腹平软,心肺无异常,腱反射迟钝。血清电解质检查:Na^+ 130 mmol/L, K^+ 2.8 mmol/L, Ca^+ 2.5 mmol/L, Cl^- 100 mmol/L。

问题:

1. 该患者的电解质检查结果有何异常?
2. 引起电解质紊乱的主要原因是什么?

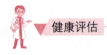

走进病房 病例 12-6-2

患者,女性,55岁,近1个月来自觉口渴、尿多,体重下降3 kg,身高155 cm,体重70 kg,平时不爱运动,喜吃甜食及油腻食品。单位体检时发现随机血糖8.8 mmol/L,遂到医院就诊。身体评估:T 36℃,P 97次/分,R 28次/分,BP 170/110 mmHg。次日晨测定空腹血糖6.5 mmol/L,口服葡萄糖耐量试验2小时血糖值12.1 mmol/L;血脂检查结果:甘油三酯3.5 mmol/L,胆固醇6.6 mmol/L,HDL-C 0.88 mmol/L,LDL-C 5.0 mmol/L。

问题:
1. 如何判断血糖测定结果?
2. 该患者的各项血清脂质指标有何异常?并分析其临床意义。
3. 应如何对其进行健康指导?

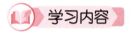

一、血清电解质检查标本采集检查

采集空腹静脉血3 ml,注入干燥试管内,避免溶血;严禁在输液、输血的针头或皮管内抽取血标本,应在对侧肢体采血。可使用黄色、红色或绿色帽真空采血管。

钾、钠、氯、钙、磷的来源与代谢

1. 血清钾测定 参考值:血清钾 3.5~5.5 mmol/L。

(1) 血清钾增高:血清钾超过5.5 mmol/L为高钾血症。常见于以下情况:①摄入过多:如大量输库存血、过多过快的补钾、过度使用含钾药物。②排泄障碍:如急性或慢性肾衰竭、长期使用保钾利尿剂、肾上腺皮质功能减退症。③细胞内钾离子外移:如大面积烧伤、创伤、挤压综合征、严重溶血、酸中毒等。

(2) 血清钾降低:血清钾低于3.5 mmol/L为低钾血症,常见于以下情况:①摄入不足,如长期低钾饮食、禁食、营养不良或吸收障碍、大手术后等。②丢失过多,如严重呕吐、腹泻、大量出汗、肾小管酸中毒、服用排钾利尿剂、长期应用糖皮质激素等。③钾离子向细胞内转移,如代谢性碱中毒、胰岛素治疗、肌无力症、甲状腺亢进。

2. 血清钠测定 参考值:血清钠 135~145 mmol/L。

(1) 血钠增高:血清钠超过145 mmol/L为高钠血症。常见于以下情况:①摄入过多,如进食过量食盐或注射高渗盐水。②体内水分丢失过多或摄入不足,如大量出汗、烧伤、长期腹泻、呕吐、进食困难等。③内分泌疾病,如肾上腺皮质功能亢进、醛固酮增多症、长期应用糖皮质激素等。

(2) 血钠降低:血清钠低于135 mmol/L为低钠血症。常见于以下情况:①摄入不足,如长期低盐饮食、营养不良等。②钠丢失过多,如严重呕吐、腹泻、胃肠引流、大面积烧伤、尿毒症、糖尿病酮症酸中毒、服用大量利尿剂、肾上腺皮质功能减退、大量抽取腹水等。

3. 血清钙测定 参考值:2.25~2.58 mmol/L。

(1) 血钙增高:血清钙超过 2.58 mmol/L 为高钙血症。常见于以下情况:①溶骨作用增强,如原发性甲状旁腺功能亢进症、多发性骨髓瘤等。②摄入过多,如静脉输入钙过多、饮用大量牛奶等。③吸收增加,如大量应用维生素 D。④排出减少,如急性肾衰竭。

(2) 血钙降低:血清钙低于 2.25 mmol/L 为低钙血症。常见于以下情况:①成骨作用增强,如原发性甲状旁腺功能减退症、恶性肿瘤骨转移等。②摄入不足,如长期低钙饮食。③吸收减少,如佝偻病、骨软化症、婴幼儿手足抽搐症等。④其他,如维生素吸收障碍、坏死型胰腺炎、肾脏疾病等。

4. 血清氯测定 参考值:96~106 mmol/L。

(1) 血氯增高:血清氯超过 106 mmol/L 为高氯血症。常见于长期高盐饮食、静脉输注过多生理盐水、急慢性肾衰竭等。

(2) 血氯降低:血清氯低于 96 mmol/L 为低氯血症。常见于饥饿、营养不良、严重呕吐、腹泻、胃肠减压、长期应用利尿剂等。

5. 血清无机磷测定 参考值 1.0~1.6 mmol/L。

(1) 血清无机磷增高:血清无机磷>1.6 mmol/L 为升高。见于甲状旁腺功能减退、肾功能衰竭、补充过量的维生素 D 等。

(2) 血清无机磷降低:血清无机磷<1.0 mmol/L 为降低。见于甲状旁腺功能亢进、佝偻病、肾小管疾病及糖尿病等。

病例 12-6-1 病例分析

1. **该患者电解质检查结果分析** 正常成人血清各项电解质参考范围分别是:Na^+ 135~145 mmol/L,K^+ 3.5~5.5 mmol/L,Ca^{2+} 2.25~2.58 mmol/L,Cl^- 96~106 mmol/L。结合患者各项指标数值,Na^+ 130 mmol/L,K^+ 2.8 mmol/L,Ca^{2+} 2.5 mmol/L,Cl^- 100 mmol/L,可判断该患者存在低钠血症、低钾血症,患者四肢无力、面无表情、嗜睡,腱反射迟钝也符合低钠与低钾血症的表现。钙与氯离子均在正常范围。

2. **该患者电解质紊乱的原因** 结合患者的健康史,可初步判断患者低钠血症、低钾血症是由于术后禁食、胃肠减压 5 日、恶心呕吐而引起。

二、糖代谢及其代谢物检查

(一)空腹血糖检测

空腹血糖(FBG)是目前诊断代谢紊乱的最常用和最重要的指标,也是判断糖尿病病情和控制程度的主要指标。

1. 标本采集 采集清晨空腹静脉血,用黄色或红色管帽的真空采血试管。采血前 8 小时内禁止饮食、禁烟,停用胰岛素和降血糖药物,避免精神紧张、剧烈运动,标本应避免溶血,立即送检。

2. 参考值 葡萄糖氧化酶法 3.9~6.1 mmol/L。

3. 临床意义

(1) 空腹血糖增高:FBG 过高而又未达到诊断糖尿病标准时,称为血糖调节功能受损。

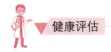

FBG 增高超过 7.0 mmol/L,称为高糖血症。常见原因如下。

1)生理性增高:见于餐后 0.5～1 小时、高糖饮食、精神过度紧张、剧烈运动等。

2)病理性增高:糖尿病是造成血糖升高最常见的原因;内分泌疾病,如甲状腺功能亢进症、肢端肥大症、皮质醇增多症和胰高血糖素瘤等;应激性高血糖,如颅内压增高、颅脑损伤、中枢神经系统感染、心肌梗死、大面积烧伤、急性脑血管病等;药物影响,如噻嗪类利尿药、口服避孕药、泼尼松等。

(2)空腹血糖降低:低血糖是指成年人 FBG 低于 2.8 mmol/L。糖尿病患者 FBG≤3.9 mmol/L 即可诊断为低血糖。

1)生理性降低:见于饥饿或者剧烈运动。

2)病理性降低:胰岛 B 细胞瘤、胰腺腺瘤等使胰岛素分泌过多;对抗胰岛素的激素不足,如腺垂体功能减退、肾上腺皮质功能减退、甲状腺功能减退等;严重肝病;消耗性疾病,如严重营养不良、恶病质等;药源性低血糖如胰岛素用量过多、口服降糖药过量等。

(二)口服葡萄糖耐量试验

口服葡萄糖耐量试验(OGTT)是人体血糖调节功能的葡萄糖负荷试验,指口服一定量葡萄糖后,每隔一定时间测定血糖水平,利用这一试验可了解胰岛 B 细胞功能和机体对糖的调节能力。临床上对空腹血糖正常或稍高,偶有尿糖,但糖尿病症状尚不明显的患者,常采用 OGTT 来明确诊断。

1. 标本采集

(1)检查前 3 天正常饮食。

(2)检查前 8 小时内禁止饮食、禁烟,停用胰岛素和降血糖药物,避免精神紧张、剧烈运动。

(3)检查日早晨抽取空腹静脉血 2 ml 后,将无水葡萄糖粉 75 g 溶于 250～300 ml 水内,在 5 分钟之内服完。从服糖第一口开始计时,于服糖后半小时、1 小时、2 小时、3 小时分别在前臂采血测血糖。使用黄色或红色管帽的真空采血试管。同时留取尿标本做尿糖定性。

2. 参考值 FBG 3.9～6.1 mmol/L。口服葡萄糖后 30 分钟～1 小时,血糖达高峰(一般为 7.8～9.0 mmol/L),峰值<11.1 mmol/L;2 小时血糖(2hPG)<7.8 mmol/L;3 小时血糖恢复至空腹水平。各检测时间点的尿糖均为阴性。

3. 临床意义

(1)用于糖尿病的诊断:①具有糖尿病症状,FBG≥7.0 mmol/L 或 OGTT 2hPG≥11.1 mmol/L 或随机血糖≥11.1 mmol/L;②无糖尿病症状,需要两次异常血糖值证实。

(2)糖耐量减低:2hPG≥7.8 mmol/L,<11.1 mmol/L 称为糖耐量减低,多见于某些内分泌疾病,如肾上腺皮质功能亢进症、痛风、肥胖、甲亢、库欣综合征等。

(3)糖耐量增高:空腹血糖降低,服糖后血糖上升不明显,2hPG 仍处于低水平,常见于胰岛 β 细胞瘤、腺垂体功能减退症和肾上腺皮质功能减退症等。

(三)糖化血红蛋白

糖化血红蛋白(glycosylated hemoglobin,GHb)是血红蛋白与葡萄糖非酶促缩合的化合物,其糖化反应过程非常缓慢,且相对不可逆,不受暂时血糖波动的影响,可反映检测前 2～3 个月的平均血糖水平。

1. **标本采集** 肝素抗凝血 3 ml。
2. **参考值** 4%～6%。
3. **临床意义** 糖化血红蛋白是糖尿病诊断和长期监控的指标,对血糖和尿糖波动较大的患者有特殊的诊断价值。

三、血清脂质与脂蛋白检查

血清脂质是血浆中的中性脂肪(三酰甘油和胆固醇)和类脂(磷脂、糖脂、固醇、类固醇)的总称,广泛存在于人体中。血清脂质检测主要包括血清总胆固醇(TC)、三酰甘油(TG)、低密度脂蛋白胆固醇(LDL-C)、高密度脂蛋白胆固醇(HDL-C)等。

标本采集:素食或低脂饮食 3 日。使用黄色、红色或绿色管帽真空采血试管采集空腹静脉血 2 ml。

(一)血清三酰甘油(TG)

参考值:1.76 mmol/L。

1. **TG 增高** 见于原发性高脂血症、冠状动脉粥样硬化性心脏病、原发性高血压、糖尿病、肾病综合征等。
2. **TG 降低** 见于严重肝脏疾病、吸收不良、甲亢、肾上腺皮质功能减退症等。

(二)血清胆固醇(TC)

参考值:5.18 mmol/L。

1. **TC 升高** 常见于长期高胆固醇和高脂肪饮食、动脉粥样硬化、甲状腺功能减退症、肾病综合征、糖尿病等。
2. **TC 降低** 常见于严重肝病,如门静脉性肝硬化晚期,也可见于营养不良、严重贫血、甲亢等。

(三)高密度脂蛋白胆固醇(HDL-C)

高密度脂蛋白(HDL)是一种保护因子,可将胆固醇从外周组织转运会肝脏,固有抗动脉粥样硬化的作用。参考值:≥1.04 mmol/L。临床上常用 HDL-C 的含量来反映 HDL 水平。HDL 与 TG 呈负相关,也与冠心病的发病呈负相关,HDL 水平低的个体发生冠心病的危险性大,HDL 水平高的个体患冠心病的危险性小,故 HDL 可用于评价发生冠心病的危险性。HDL 减低常见于动脉粥样硬化、糖尿病等。

(四)低密度脂蛋白胆固醇(LDL-C)

低密度脂蛋白(LDL)的主要作用是将胆固醇转运至组织细胞内,可促进动脉粥样硬化的发生。临床上常用 LDL-C 的含量来反映 LDL 的水平。参考值:<3.3 mmol/L。

LDL 增高与冠心病发生成正相关,也可见于肾病综合征、阻塞性黄疸、应用糖皮质激素等。LDL 减低见于甲状腺功能亢进症、肝硬化、低脂饮食和运动后等。

病例 12-6-2 病例分析

1. **判断血糖测定结果** 正常成人空腹血糖参考范围是 3.9～6.1 mmol/L,该患者的空腹血糖 6.5 mmol/L,由此判断该患者空腹血糖过高,但尚未达到糖尿病的诊断标准(空腹血糖≥7.0 mmol/L),故该患者需进一步做口服葡萄糖耐量试验(OGTT)以明确诊

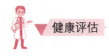

断。正常成人口服葡萄糖后30分钟～1小时,血糖达高峰(一般为7.8～9.0 mmol/L),峰值<11.1 mmol/L;2 小时血糖(2hPG)<7.8 mmol/L;3 小时血糖恢复至空腹水平。该患者OGTT后2小时血糖值12.1 mmol/L,达到糖尿病诊断标准(OGTT 2hPG≥11.1 mmol/L),结合患者口渴、多尿、体重下降的症状,可诊断为糖尿病。

2. 分析该患者血脂结果的临床意义 正常成人血清脂质检查参考范围为:胆固醇(TC)<5.18 mmol/L,三酰甘油(TG)<1.76 mmol/L,低密度脂蛋白胆固醇(LDL-C)<3.3 mmol/L,高密度脂蛋白胆固醇(HDL-C)>1.04 mmol/L。该患者检查结果显示:甘油三酯3.5 mmol/L,胆固醇6.6 mmol/L,HDL-C 0.88 mmol/L,LDL-C 5.0 mmol/L,故患者存在高脂血症,其中LDL-C增高,LDL-C为动脉粥样硬化因子,其含量与冠心病的发病呈正相关,而HDL-C降低,HDL-C是保护因子,具有抗动脉粥样硬化的作用。由此可见,该患者发生动脉粥样硬化、冠心病的危险性很大。

3. 健康指导 患者身高155 cm,体重70 kg,计算出其BMI为29.1,可诊断为肥胖(BMI≥28),平时不爱运动,喜吃甜食及油腻食品,且有糖尿病、高脂血症,易发生动脉粥样硬化、心脑血管病。健康指导时应告知患者按照糖尿病饮食要求,控制食物总热量,低盐、低脂、低糖、易消化饮食,少吃动物内脏,增加食物中膳食纤维的摄入。根据血糖控制情况适当摄入水果,不宜过多。适当进行有氧运动,减轻体重,严格遵医嘱使用降糖药、降脂药等。

珍爱生命,养成良好的生活方式,多运动,合理膳食!

 任务评价

一、单选题

请扫描二维码练习。

二、任务训练

病例12-6-3 患者,男性,45岁。口渴、多饮、多尿5个月,近3个月来食欲增加,容易饥饿,但体重却减轻了5 kg,到当地县医院进行检查。结果如下:空腹血糖5.8 mmol/L,尿糖(-)。OGTT试验服糖后0.5小时血糖10.0 mmol/L,尿糖(+);1 小时血糖15.5 mmol/L,尿糖(+++);2 小时血糖12.5 mmol/L,尿糖(++);3 小时血糖8.0 mmol/L,尿糖(+)。

正确与患者及家属沟通,关心爱护患者,具有医者仁心的大爱情怀。

问题:

1. 如何向患者及家属解释检查结果?
2. 该患者主要的护理诊断有哪些?

(徐爱秋)

模块四　辅助检查

项目十三　心电图检查方法与评估

项目介绍

心脏是循环系统重要器官,前期我们学习了心脏的电生理,心脏在每次机械性收缩、舒张活动之前都会产生微弱的生物电流,这样,心脏的每一个心动周期均伴随着生物电的变化。这种生物电变化可传达到身体表面的各个部位,利用心电图机记录心脏的每一次心动周期所产生电激动在体表的变化,这一连续性的曲线称为心电图。

由于心电图机具有诊断技术成熟、可靠,操作简便,价格适中,对患者无损伤、重复性好、资料客观等优点,已成为各级医院中最普及的医用电子仪器之一。目前我国心电图机已经在社区医院、工矿企业广泛使用,国产心电图机携带方便、使用快捷、数据准确。现在就从心电图机操作开始本项目的学习。

学习导航

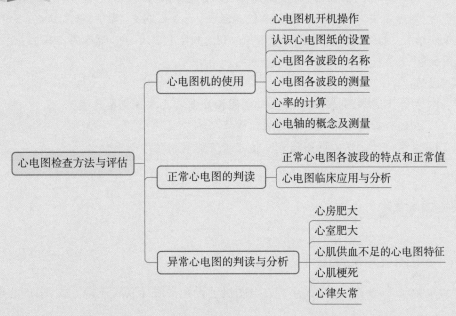

项目十三　心电图检查方法与评估

任务一　心电图机的使用

学习目标

1. 能正确打开心电图机、连接心电图各导联、描记心电图图纸。
2. 掌握心电图各波形的命名。
3. 掌握心电图时间、电压的测量方法。
4. 掌握心率的计算方法、心轴的概念及测量方法。
5. 心电图描记操作要熟练、减少患者不适或痛苦。

走进病房　病例 13-1-1

患者张某，男性，61岁，入院前1小时突发中上腹疼痛伴恶心、呕吐，门诊按急性胃肠炎给予补液、抗生素、解痉止痛治疗，腹痛并未好转，且疼痛进行性加重，面色苍白、烦躁不安、大汗淋漓、呼吸急促。既往：高血压病史18年，糖尿病史15年，不正规治疗，肥胖。查体：BP 102/68 mmHg，HR 112次/分，心律齐。医嘱：做心电图检查。

问题：
1. 结合上述病例情况，护士在心电图检查前需要准备哪些器械？
2. 在进行心电图检查时有哪些注意事项？
3. 医生为什么嘱心电图检查？该患者可能的护理诊断是什么？

心电图描记的方法

学习内容

一、心电图机开机操作

1. **心电图机常规导联连接方法**　心电图机已设置常规导联线连接方式，国产心电图机将引出的导线用不同颜色作为标记,如与肢体连接的导线分别用红、黄、绿、黑4种颜色标记,将红色导线接右上肢,黄色导线接左上肢,绿色导线接左下肢,黑色导线接右下肢;与胸部连接的导线用白色标记,可分为6条,末端分别标记 V_1、V_2、V_3、V_4、V_5、V_6 或 C_1、C_2、C_3、C_4、C_5、C_6 字样,分别连接胸部所规定部位(表13-1-1),然后启动心电图机,可记录常规12导联的心电图。

表13-1-1 胸导联连接位置

导联	位置
V_1	胸骨右缘第4肋间
V_2	胸骨左缘第4肋间
V_3	V_2、V_4 连线中点
V_4	左锁骨中线第5肋间
V_5	腋前线平 V_4 水平
V_6	腋中线平 V_4 水平

2. **心电图检查操作过程中注意事项** ①病房安静、温暖、私密性好;②患者仰卧位,全身放松;③各导联电极按序连接完毕(注意导电糊的使用,图13-1-1);④打开心电图机电源,调试定准电压,各导联按序描记心电图;⑤撤下各导联电极,整理导联线,关闭电源;⑥及时标记心电图各导联、患者姓名、性别、描记时间等。

二、认识心电图纸的设置

心电图记录纸中有纵横线交错而成的方格,小方格各边均为1 mm,纵横每5个小方格被粗线隔为一个大方格,每个大方格中有25个小方格(图13-1-2)。

心电学基本知识

心电图检查导联连接

心电图导联轴的概念

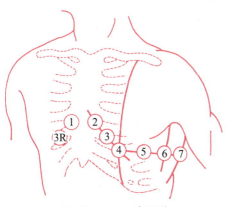

图13-1-1 胸导联

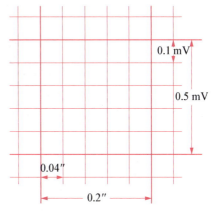

图13-1-2 心电图记录纸示意图

1. **横线** 代表时间,用以计算各波和各间期所占时间。通常记录纸的走纸速度为25 mm/s,故每一小方格的宽度代表0.04秒,每一大方格的宽度代表0.20秒。

2. **纵线** 代表电压,用以计算各波振幅的高度与深度。当输入1 mV电压能使定准电压曲线移动10 mm(10个小方格)的高度时,每一小方格的高度代表0.1 mV。若在描记时发现波形振幅过大,可将定准电压调整为 1 mV 等于 5 mm(5 个小方格)的高度(即电压减半),此时每一小方格的高度代表 0.2 mV。

三、心电图各波段的名称

正确命名心电图各波段的名称(图 13 - 1 - 3)。

1. P 波 无论形态是直立、倒置、低平、双向等均统称为 P 波。

2. P - R 间期 从 P 波开始到 R 波开始的一段时间。

3. QRS 波群 因 QRS 波群在不同的导联上有显著差异,所以需要统一命名:在 QRS 波群中,第一个向上的波称为 R 波;R 波之前向下的波称为 Q 波;R 波之后向下的波称为 S 波;S 波之后再出现向上的波称为

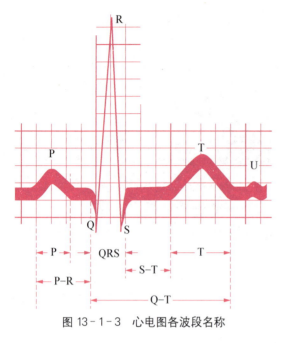

图 13 - 1 - 3 心电图各波段名称

R′波;R′波之后再出现向下的波称为 S′波;整个波群全部向下称为 QS 波。根据 QRS 波群中各波振幅的相对大小,可分别用英文字母的大、小写形式来表示 QRS 波群的形态,如 qR 型、rS 型、RS 型、Qr 型、qRs 型、RSR′型等(图 13 - 1 - 4)。

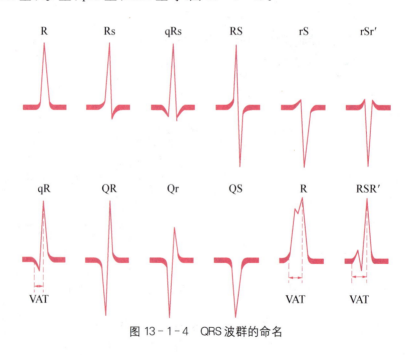

图 13 - 1 - 4 QRS 波群的命名

4. S - T 段 从 S 波结束到 T 波开始的一段曲线。

5. T 波 无论形态是直立、倒置、低平、双向等均统称为 T 波。

6. Q-T 间期　从 Q 波开始到 T 波结束的一段时间。

四、心电图各波段的测量方法

掌握正确的心电图各波段的测量方法(图 13-1-5)。

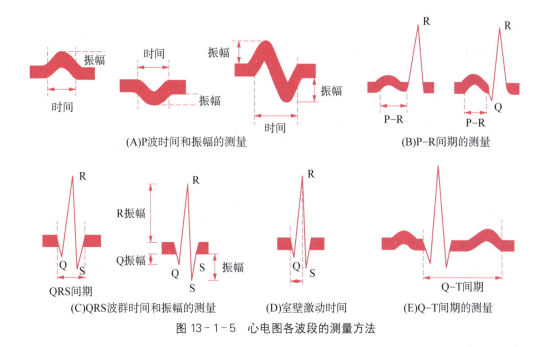

图 13-1-5　心电图各波段的测量方法

1. 振幅(电压)的测量　测量向上波形的振幅,应从基线(等电位线)的上缘垂直测到波形的顶点;测量向下波形的振幅,应从基线的下缘垂直测到波形的低端。若为双向的波,其上下振幅的绝对值之和为其电压数值。

2. 时间的测量　应从波形起始部位内缘测量至波形终末部位的内缘。

3. 室壁激动时间的测量　V_1 导联的室壁激动时间(ventricular activation time,VAT),即由 V_1 导联的起始至通过 V_1 导联 R 波波峰作垂直线的水平距离,V_5 导联的室壁激动时间(VAT),即由 V_5 导联的起始至通过 V_5 导联 R 波波峰作垂直线的水平距离。

4. 各间期的测量　①P-R(或 P-Q)间期:应选择 P 波明显的导联(常用Ⅱ导联),从 P 波的起点测至 QRS 波群的起点。②Q-T 间期:应选择 T 波较为清晰的导联,从 QRS 波群的起点测至 T 波的终点。心律不规则时,应取 3~4 个心动周期中 Q-T 间期的平均值。

5. S-T 段的测量　选择等电位线较为平直的导联,在 J 点后的 0.04 秒处测量。S-T 段抬高的测量,应从等电位线的上缘垂直测至抬高的 S-T 段的上缘;S-T 段压低的测量,则从等电位线的下缘垂直测至压低的 S-T 段的下缘。

五、心率的计算

1. 心律规则时的计算法

(1) 公式法:测量 P-P 或 R-R 间距的时间以秒(s)为单位去除 60,所得的数值即心

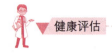

率。如测得的 P-P(R-R)间距的时间为 0.80 秒,则心房(心室)率=60/0.80=75 次/分。

(2) 查表法:以测量 P-P 或 R-R 间距的平均值(s),再从心率推算表(表 13-1-2)1 与 2 项数字中,查其对应的数值即心率。

表 13-1-2 心率推算表

1	2	1	2	1	2	1	2	1	2	1	2
77.5	77.5	67	89.5	56	107	45	133	34	176	23	261
77	78	66	91	55	109	44	136	33	182	22	273
76	79	65	92.5	54	111	43	139	32	187	21	286
75	80	64	94	53	113	42	143	31	193	20	300
74	81	63	95	52	115	41	146	30	200	19	316
73	82	62	97	51	117.5	40	150	29	207	18	333
72	83	61	98.5	50	120	39	154	28	214	17	353
71	84.5	60	100	49	122.5	38	158	27	222	16	375
70	86	59	101.5	48	125	37	162	26	230	15	400
69	87	58	103	47	127.5	36	166.5	25	240	14	428
68	88	57	105	46	130	35	171.5	24	250	13	461

2. 心律不规则时的计算方法

(1) 求平均值法:心房率与心室率一致时,测量 5 个以上的 P-P 或 R-R 间距,取其平均值,然后再代入上述公式计算或查表,分别得心房率和心室率。

(2) 估算法:数 30 个大方格(即 6 秒)内含 P 波或 R 波的个数,乘以 10(即 60 秒),即得心房率或心室率(即 60 秒内发生的 P 波或 R 波的个数)。

六、心电轴的概念及测量

1. 心电轴的概念 临床心电图所指的心电轴,习惯上是指左、右心室除极过程产生的心电综合向量投影在额面上的方位,通常用与 Ⅰ 导联轴正侧段所构成的角度来表示心电轴的方向。

2. 心电轴的测量方法 常用的测量方法有目测法、振幅法及查表法。

(1) 目测法:是目测 Ⅰ 与 Ⅲ 导联 QRS 波群的主波方向,大致估计心电轴是否偏移。若 Ⅰ 与 Ⅲ 导联主波均向上,表示电轴不偏;若 Ⅰ 导联主波向下,Ⅲ 导联主波向上,表示电轴右偏;若 Ⅰ 导联主波向上,Ⅲ 导联主波向下,表示电轴左偏;若 Ⅰ 与 Ⅲ 导联主波均向下,则不能判定电轴是否偏移(图 13-1-6)。

(2) 振幅法:此方法较准确,取肢体导联六轴系统中 Ⅰ、Ⅲ 导联轴,此时 Ⅰ 导联正侧段方位作为 0°,Ⅰ 导联负侧段方位作为 180°,Ⅲ 导联轴正侧段方位即 +120°;Ⅲ 导联负侧段方位即 -60°;利用 Ⅰ、Ⅲ 导联轴之间这种关系来判断额面 QRS 环电轴方位。

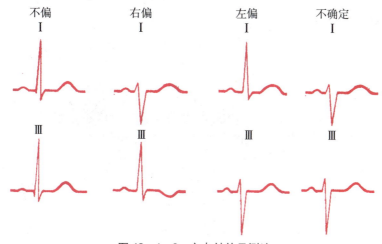

图 13-1-6 心电轴的目测法

进行测量时,首先分别计算Ⅰ、Ⅲ导联 QRS 波群正、负波振幅值的代数和(R 波为正值,Q 波与 S 波为负值),再按这 2 个代数和分别在Ⅰ、Ⅲ导联轴上找出相应的点位,通过此点分别作本导联轴的垂直线,两条垂直线交于 A 点,通过 A 点和Ⅰ、Ⅲ导联轴 O 点作连线,此连线为心电轴的方位,测量该连线与Ⅰ导联轴正侧的夹角,即心电轴的角度(图13-1-7)。

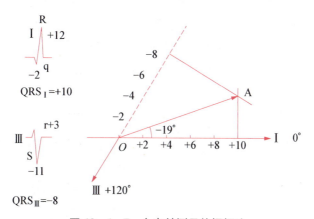

图 13-1-7 心电轴测量的振幅法

(3) 查表法:按Ⅰ与Ⅲ导联 QRS 波群正负波振幅值代数和的 2 个数值,可直接查表得心电轴的角度。

3. 心电轴的临床意义 正常人的心电轴在 0°～+90°之间。0°～−30°为轻度左偏,见于横位心(肥胖体型、大量腹水等)及左室肥大等。达−30°以上为显著左偏,见于左前分支阻滞及下壁心肌梗死等。+90°～+110°为轻度右偏,见于垂位心(瘦长体型者)、右室肥大、侧壁心肌梗死等;大于+110°以上为显著右偏,见于左后分支阻滞和重度右室肥大等。

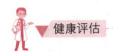

任务评价

一、单选题

请扫描二维码练习。

二、任务训练

结合上述病例13-1-1,护士小杨做好心电图描记后应该能完成:①正确命名各波形;②正确测量各波形的时间、电压;③正确测量计算心率、心电轴。

(吕建中)

任务二　正常心电图的判读

学习目标

1. 掌握P波、QRS波、T波、U波所代表的意义、正常值,以及临床意义。
2. 掌握P-R间期、S-T段、Q-T间期所代表的意义及正常值,以及临床意义。
3. 掌握心电图检查临床应用范围。
4. 初步学会心电图检查临床分析步骤及方法。
5. 正常心电图各波段比较多的数据要记忆,学习中本着敬职敬业的精神,牢牢熟记才能在工作中灵活应用。

走进病房　病例13-2-1

患者,某职业学校学生,男性,18岁,健康体检,BP 112/74 mmHg,HR 72次/分,心律齐,给予心电图检查。

问题:
1. 护士小杨开展心电图测量应该做哪些准备?
2. 心电图有哪些波段、时间测量?正常值范围?测量时有哪些注意事项?

走进病房　病例13-2-2

患者徐女士,32岁,农民,活动后心悸1个月,症状加重1周,查体:T 37.8℃,P 92次/分,心律不齐,HR 110次/分。曾有膝关节、肩关节反复游走性疼痛10年。

问题:
1. 该患者可能发生了什么情况?
2. 此时做哪种检查最合适?

学习内容

一、正常心电图各波段的特点和正常值

（一）P 波

心脏的激动起源于窦房结，然后传导到达心房。由心房除极所产生，代表心房除极波，它反映了左、右心房的除极过程。

1. **形态与方向** P 波呈钝圆形，可有轻微切迹。P 波方向：在Ⅰ、Ⅱ、aVF、V_4～V_6 导联直立，aVR 导联倒置。在Ⅲ、aVL、V_1～V_3 导联可直立、倒置或双向。
2. **时间** 代表心房除极时间，P 波宽度不超过 0.11 秒。
3. **振幅** P 波振幅代表心房除极所产生的电压，在胸导联不超过 0.20 mV，在肢体导联不超过 0.25 mV。
4. **意义** P 波的宽度和振幅超过上述范围即异常，分别表示左右心房肥大。P 波在 aVR 导联直立，Ⅱ、Ⅲ、aVF 导联倒置者称为逆行型 P 波，表示激动自房室交界区向心房逆行传导，常见于房室交界性心律，这是一种异位心律。

（二）P-R 间期

代表自心房肌开始除极到心室肌开始除极的时间，即由 P 波起点到 QRS 波群起点的时间。

1. **一般 P-R 间期** 0.12～0.20 秒。
2. **P-R 间期延长** 表示激动通过房室交界区的时间延长，说明有房室传导阻滞，见于房室传导阻滞。
3. **P-R 间期缩短** 表示激动传导绕过房室交界区，通过捷径传至心室。

（三）QRS 波

代表全部心室肌除极时间和电位变化。

1. **QRS 波群时间** 正常成人为 0.06～0.10 秒。V_1、V_2 导联的室壁激动时间（VAT）小于 0.03 秒，V_5、V_6 的室壁激动时间（VAT）小于 0.05 秒。QRS 波群时间或室壁激动时间延长常见于心室肥大或心室内传导阻滞等。
2. **QRS 波群振幅** ①肢体导联：肢体导联的 QRS 波群形态受额面向量环的影响，QRS 波群有较大的变异。加压单极肢体导联 avL 导联 R 波不超过 1.2 mV，加压单极肢体导联 avF 导联 R 波不超过 2.0 mV，加压单极肢体导联 avR 导联 R 波不超过 0.5 mV。标准Ⅰ导联 R 波不超过 1.5 mV。②胸导联：V_1、V_2 导联一般呈 rS 型，R/S<1，V_1 导联 R 波不超过 1.0 mV，在 V_3 导联呈 RS 型，R/S≈1，V_5、V_6 导联主波向上，呈 qR、qRs、Rs 型，R/S>1，V_5 导联 R 波一般不超过 2.5 mV，RV_1 加 SV_5 男性不超过 4.0 mV，女性不超过 3.5 mV。正常人胸前导联 V_1～V_6，R 波逐渐增高，S 波逐渐减小，R/S 比值逐渐增大（图 13-2-1）。
3. **低电压** 若 6 个肢导联每个 QRS 波群电压（R+S 或 Q+R 的绝对值之和）均小于 0.5 mV 或每个胸前导联 QRS 电压的算术和均小于 0.8 mV，称为低电压。见于肺气肿、心包积液、全身水肿、黏液水肿、心肌损害、个别正常人。个别导联的 QRS 波群振幅微小并无意义。
4. **Q 波** 除 avR 导联可呈 QS 型或 Qr 型外，其他导联 Q 波振幅不得超过同导联 R 波的 1/4，时间不超过 0.04 秒，而且无切迹。正常 V_1、V_2 导联不应有 Q 波，但可呈 QS 型，V_3

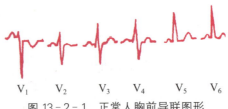

图 13-2-1 正常人胸前导联图形

导联极少有 Q 波，V_5、V_6 导联常可见正常范围的 Q 波，超出正常范围的 Q 波称为异常 Q 波，常见于心肌梗死。

（四）S-T 段

自 QRS 波群的终点（J 点）至 T 波起点的一段水平线称为 S-T 段，代表心室早期复极的电位变化。正常时任一导联 S-T 段向下偏移都不应超过 0.05 mV，超过正常范围的 S-T 段下移常见于心肌缺血或劳损。正常时 S-T 段向上偏移，在肢体导联及胸导联 V_4～V_6 不应超过 0.1 mV，胸导联 V_1～V_2 不超过 0.3 mV，部分 V_3 导联可达 0.5 mV。S-T 段上移超过正常范围多见于急性心肌梗死、急性心包炎、变异性心绞痛等。

（五）T 波

T 波代表心室复极的电位变化，是 S-T 段后出现的一个圆钝的波，占时较长，从基线开始缓慢上升，然后缓慢下降，形成前肢较长、后肢较短的波形。

1. **T 波方向** T 波方向应与同导联 QRS 波群主波方向一致。

2. **T 波振幅** 在主波向上的导联中，应大于同导联 R 波的 1/10，胸导联 T 波有时可达 1.2～1.5 mV，T 波轻微增高尚属正常。如明显增高，可见于急性心肌梗死的早期与高血钾。T 波低平或倒置常见于心肌损伤、心肌缺血、低血钾等。当 T 波倒置明显加深，且两肢对称，底点居中时，称为"冠状 T"，为冠状动脉供血不足的表现，多见于心肌梗死的早期、慢性冠状动脉供血不足等。

（六）Q-T 间期

Q-T 间期是指自 QRS 波群起点至 T 波终点，代表心室肌除极和复极过程的总时间。Q-T 间期与心率有密切关系。心率越快，Q-T 间期越短；反之，则越长。心率在 60～100 次/分时，Q-T 间期正常范围为 0.32～0.44 秒。Q-T 间期延长：见于心肌损害、血钙过低、心肌缺血、血钾过低、奎尼丁中毒、Q-T 延长综合征等。Q-T 间期缩短：见于高钙血症、洋地黄效应等。

（七）U 波

U 波是指在 T 波后 0.02～0.04 秒出现的小波，其方向一般同 T 波一致。振幅很小，在胸导联特别是 V_3 较清楚，可达 0.2～0.3 mV。一般认为 U 波代表后继电位的影响。U 波明显增高，见于血钾过低、服用奎尼丁等；U 波倒置，见于高血钾、冠心病或运动试验。

二、心电图临床应用与分析

（一）心电图的临床应用价值

心电图检查临床应用十分广泛，具有无创伤、检查方便、价格便宜、诊断谱宽、重复性好、资料客观等优点。

心电图主要反映心脏电活动,所以对各种心律失常和传导障碍有决定性诊断价值。心电图检查对心律失常做出正确的分类、诊断、指导临床治疗、预后判断等,这是其他检查方法无法替代的。

心电图检查对急性心肌梗死,观察其特征性的心电变化及动态演变过程,在估计梗死部位、梗死范围、梗死分期,对心肌梗死有重要的诊断价值,其检查方法方便、快捷。

心电图检查对心肌肥大、心肌供血不足、心肌损伤、心肌炎、心包炎、电解质紊乱、药物作用等引起的心电图变化,临床上亦有较大的诊断意义。

心电图检查被临床广泛应用,如心脏运动试验、药物负荷试验、高频心电图、体表希氏束电图、体表窦房结电图、动态心电图、心电监护等。此外,心脏及冠状动脉的储备功能检查、心导管检查、危重急诊患者的抢救、各种手术麻醉治疗过程中进行心电监护等,使心电图检查具有更宽的适应证。

但心电图对反映心脏功能变化及结构变化诊断缺乏特异性,如心功能衰竭、心瓣膜病变、先天性心脏病等。因此心电图检查有其局限性,在进行临床判断时,必须结合临床其他资料全面分析,才能做出正确的判断。

(二) 心电图阅读及分析方法

心电图检查在操作中影响因素诸多,分析心电图时应充分考虑人为的、技术的因素影响。心电图检查获得的是心电图图纸,分析图纸时应仔细阅读每一帧心电图波形,发现问题并及时记录,按心电图诊断标准分析、判断。心电图可按以下步骤阅读。

1. 各导联的心电图整体浏览 ①注意有无伪差:常见的心电图伪差有交流电、肌肉震颤干扰、基线不稳、定准电压标准与否、走纸速度稳定与否、导联连接错误、导联标记错误、导线松脱或断线等。②注意及时描记:如姓名、性别、检查时间、临床诊断的标记,按导联顺序排列粘贴并做好标记。

2. 心电图各波段检查分析

(1) 首先找出P波,确认主导心律:P波在Ⅱ、V_1导联最清楚,首先确认P波与QRS波群的关系,两者是否相关,关注P波方向,确定心律的起源;其次是注意P波形态、时间、电压的测量及测量P-R间期。

(2) 测量P-P间期或R-R间期:应选择P波清楚的导联进行P-P间期测量,按公式计算或查表得出心房率或心室率。对心律失常者,记录心电图纸应足够长,以便于分析计算出P-P间期或R-R间期的平均值,并代入公式计算心率。两种或两种以上心律并存者,应按主导心律测量。

(3) 测量分析QRS波群:①形态:查看各导联波形形态正常与否,是否有异常Q波。②时间:应选择QRS波清楚的导联进行测量,考虑心室肥厚者,应测室壁激动时间(VAT)。③振幅:查看各导联QRS波的R波及S波,对振幅过大的波形进行测量。④电轴:查看Ⅰ、Ⅲ导联QRS波的主波方向,目测或计算心电轴度数,并予以记录。

(4) 测量ST-T:观察测量ST段上下移位情况和移位形态,注意T波的方向、形态、振幅测量。

(5) 测量Q-T间期:测量Q-T间期时间。

以上测量心电图各波段数据,在心电图报告中一般都应加以描述。通常按以下格式记录:先写P波与QRS波关系,后写P波、P-R间期、QRS波、S-T段、T波、Q-T间期;先

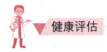

写异常,后写正常;先写形态,后写时间、电压。

3. 确认各波段特征,得出检查结论

(1) 首先整体浏览心电图图纸进行分析,然后对可疑部分做定量测量,以获得准确数据。定量测量通常测量P波、P-R间期、P-P间期、R-R间期、QRS波时间、QRS波振幅、Q-T间期、ST-T等。

(2) 熟悉心电图各波段正常值范围及其临床意义,熟悉心电图正常变异。

(3) 必须结合临床及其他资料进行全面分析评价。

(4) 对于复杂心电图,评判结论应首先采用一元化评价原则进行分析,通常首先考虑常见的、多发的。

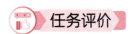 任务评价

单选题

一、单选题

请扫描二维码练习。

二、任务训练

1. 病例13-2-2患者可能发生了什么情况?
2. 此时做哪种检查最合适?心电图检查可能出现哪些异常?
3. 正常窦性心律心电图有哪些特征?
4. 发现异常心电图波段数据应结合临床病史综合分析,作出合理判断,关心患者、注意医疗保护制度。

(吕建中)

任务三　异常心电图的判读与分析

学习目标

1. 熟悉异常心电图改变的产生机制。
2. 掌握异常心电图改变的基本特征。
3. 熟悉典型心电图图形变化特点的临床意义。

走进病房　病例13-3-1

患者张某,男性,68岁,慢性咳嗽、咳痰20年,活动后心悸、气急5年,夜间不能平卧1周,今天感到症状加重,到医务室就诊。曾患慢性支气管炎病史20年,平时不正规用药。查体:T 37.3℃,P 92次/分,R 26次/分,BP 140/84 mmHg,消瘦貌,

桶状胸,两肺散在哮鸣音、湿性啰音,HR 92次/分,心律齐,腹平软。

问题:
1. 该患者可能发生了什么情况?
2. 心电图检查可能出现哪些异常?

走进病房 病例13-3-2

患者陈某,女性,46岁,活动后心悸、气急6年,双下肢水肿1年,夜间不能平卧2天,曾患有风湿性心瓣膜病10年。体格检查:T 37.4℃,P 96次/L,BP 110/70 mmHg,HR 102次/分,心律不齐。

问题:
1. 该患者可能发生了什么情况?此时做哪种检查最合适?
2. 心电图检查可能出现哪些异常?

学习内容

一、心房肥大

心房肥大多因心腔内压力增加、负荷过重引起,导致心肌代偿肥厚、扩大,心房除极电压加大、心房除极时间延长,心电图产生相应变化。

1. **右心房肥大** 心房激动起源于窦房结,窦房结位于右心房上部上腔静脉开口处,所以发出冲动后先除极右心房,正常时右房除极占P波前2/3,右房肥厚扩大时,右房除极向量增大,除极时间延长,由于右房除极比左房早,因此整个P波向量环时间并不延长。心电图表现:P波在Ⅱ、Ⅲ、aVF导联及V_1导联高而尖,振幅在肢导联≥0.25 mV、在胸导联≥0.20 mV,时间正常。这种高而尖的P波因常见于慢性肺源性心脏病(病例13-3-1),故称为"肺型P波"(图13-3-1)。

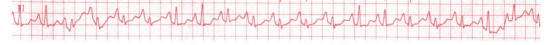

图13-3-1 右心房肥大心电图

2. **左心房肥大** 左房除极继右房之后发生,正常时左房除极占P波后2/3,当左房肥大时,其除极向量增大,时间延长,由于左房除极在右房之后,因此整个P波向量环时间延长,故P波增宽、时间>0.11秒,左房除极达到最大向量时间延迟,P波顶端常呈双峰型,峰距≥0.04秒,P波电压可达0.25 mV,因常见于二尖瓣狭窄(病例13-3-2),故又称"二尖瓣型P波"。在Ⅰ、Ⅱ、aVL导联更为明显。在V_1导联,PV_1常先正后负,负向部分增宽加深,称为PV_1终末电势($PtfV_1$)。测算方法是:$PtfV_1 = PV_1$后段负向波的深度(mm)×宽度(s),左房

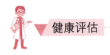

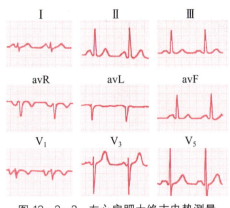

肥大时 $PtfV_1 \leqslant -0.04\,mms$(图 13-3-2)。

二、心室肥大

心室肥大多因左、右心室前负荷过重或后负荷过重引起，导致心肌代偿肥厚、扩大，导致心室除极电压加大、心电轴移位、心肌相对供血不足、时间延长，心电图产生相应变化。

图 13-3-2 左心房肥大终末电势测量

走进病房 病例 13-3-3

患者，男性，56 岁，心悸、气急 2 年，夜间不能平卧 2 个月，今天感到症状加重，头晕、乏力，到医务室就诊，曾患高血压病史 20 年，平时不正规用药。查体：BP 162/94 mmHg，HR 92 次/分，心律齐，给予心电图检查。

问题：
1. 患者可能发生了什么情况？
2. 心电图检查可能出现哪些异常？

心室肌肥厚时，心室除极向量加大，除极时间延长，综合心电向量也会偏向肥厚侧心肌，由于心肌肥厚劳损、相对供血不足，在心电图出现相应的 S-T 段和 T 波的改变（病例 13-3-3）。正常情况下，左心室壁比右心室壁厚 3~4 倍，因此左室除极向量占主导地位。左室肥厚时，左室除极向量加大，综合心电向量指向左后上方，但除极顺序不变，故 QRS 波群形态基本不变，主要表现为反映左室导联的 QRS 波电压较正常值增高，左室除极达到最大向量值时间向后延迟（图 13-3-3）。正常情况下，右室壁厚度只有左室壁的 1/3，右室轻微肥厚时，左室除极电势仍然占优势，心电综合向量改变不大，仅表现为反映右室导联的 QRS 波电压较正常值增高。只有当右室明显肥厚时，才会显著影响心电综合向量的方向（偏向右前方），表现有特征性的心电图改变，这也是心电图

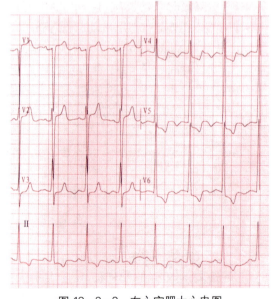

图 13-3-3 左心室肥大心电图

诊断早期右室肥厚不够敏感的原因(图 13-3-4)。

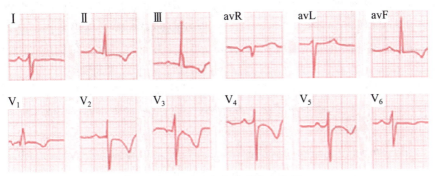

图 13-3-4 右心室肥大心电图

1. **左心室肥大的心电图特点**

(1) 左室电压增高：①$RV_5>2.5\ mV$；②$RV_5+SV_1>4.0\ mV$(男性)或$>3.5\ mV$(女性)；③$RavF>2.0\ mV$；④$RavL>1.2\ mV$；⑤$R_I>1.5\ mV$；⑥$R_I+S_{III}>2.5\ mV$。

(2) QRS 波时间延长：可达 0.10～0.11 秒，左室除极达到最大向量时间延长，$VATV_5>0.05$ 秒。

(3) 额面心电向量电轴左偏，一般不大于 -30°。

(4) 继发 S-T 改变,在以 R 波为主的导联 S-T 段下移大于 0.05 mV 或伴 T 波低平、双向、倒置。

2. **右心室肥大的心电图特点**

(1) 右室电压增高：①$RV_1>1.0\ mV$，$RV_1+SV_5>1.2\ mV$；②$RavR\geqslant 0.5\ mV$。

(2) 胸导联图形变化：QRS 波群在 V_1 导联上可呈 Rs、R、rSR 型，R/S>1；在 V_5 导联上可呈 rS 型，R/S<1，为诊断右室肥厚的可靠指标。

(3) V_1 导联上的室壁激动时间 $VATV_1>0.03$ 秒。

(4) 额面心电向量电轴右偏可达 +110°，对诊断右室肥厚有较大意义。

(5) 继发 S-T 改变，V_1、V_2 的 S-T 段下降，TV_1 倒置，有参考价值。有时在 II、III、avF 亦常见到 S-T 段下降，T 波倒置。

三、心肌供血不足的心电图特征

心肌供血不足通常由冠状动脉粥样硬化所致冠状动脉管腔变狭窄引起，当管腔变狭窄超过 50% 以上时，冠状动脉循环血流量贮备能力下降，在劳累、应激、激动等诱因存在时，可致心肌耗氧量超过冠状动脉供血能力，即诱发急性冠状动脉供血不足产生心绞痛；若无心绞痛发生或发作间歇期，可有慢性冠状动脉供血不足的表现，心电图上有相应的改变。但心电图表现缺乏特异性。

1. **慢性冠状动脉供血不足** 慢性冠状动脉供血不足时，首先影响心肌复极，心电图上可出现典型的心肌缺血型 T 波和 S-T 段的改变。

(1) T 波改变：①T 波高尖：若心内膜下心肌缺血时，缺血处心肌复极较正常心肌复极延迟,当其最后复极时,已缺乏与之相抗衡的心电向量存在,致使该部位心肌复极十分突出,导致 T 波复极向量振幅增大、方向不变,表现为与 QRS 波主波方向一致高尖直立的 T 波。②T 波倒置:若心外膜下心肌缺血时,心肌复极由缺血处自内向外缓慢复极,当其最后复极时,亦缺乏与之相抗衡的心电向量存在,致使 T 波复极方向与正常方向相反,缺血区的导联描记心电图表现为 T 波深尖、倒置、前后两肢对称,因常见于冠状动脉粥样硬化性心脏病,故称为冠状 T 波。③T 波低平或双向:若心脏双侧对应部位心内膜下心肌或心内膜、心外膜下心肌同时存在供血不足,心肌上述两种心电向量可综合出现或部分抵消,则心电图上可出 T 波低平、双向等。

(2) S-T 段改变:当心肌缺血持续存在时,心肌细胞除极速度会减慢,表现为心肌在除极进行的同时复极已经开始。心电图上可出现缺血型 S-T 段改变。①S-T 段移位:若心内膜下心肌缺血时,S-T 段多表现为下移≥0.05 mV;若心外膜下心肌缺血时,S-T 段多表现为上移≥0.1~0.3 mV。②S-T 段形态改变:S-T 段上移和下移常有多种形态,其中下移时呈水平型或下斜型下移,下移程度≥0.05 mV 较有诊断意义;而 S-T 段上移时以弓背向上型最有意义。

(3) 心律失常:慢性冠状动脉供血不足时亦有表现为多种心律失常,如束支传导阻滞、期前收缩、房室颤动、房室传导阻滞等。

2. 急性冠状动脉供血不足 常起病突然,发作时患者表现为心绞痛,临床可分为:①典型心绞痛发作:患者平时心电图正常,或有慢性冠状动脉供血不足表现,心绞痛发作时,缺血部位导联心电图上出现 S-T 段下移≥0.05 mV(呈水平型或下斜型下移)和(或)伴缺血型 T 波倒置改变,亦可伴一过性心律失常。②变异型心绞痛:发作时缺血部位导联心电图上表现为 S-T 段抬高,缺血心肌损伤程度越重,S-T 段抬高越明显,多伴心律失常。心绞痛缓解后心电图恢复正常。

> 病例 13-3-3 查房提问:
> 1. 左心室肥厚的心电图特征有哪些?
> 2. 右心室肥厚的心电图特征有哪些?
> 3. 急性冠状动脉供血不足的心电图特征有哪些?

四、心肌梗死

急性心肌梗死是冠心病患者常见的危重急症。心肌细胞发生缺血、损伤和坏死,心电图具有特征演变规律,对于心肌梗死的早期发现、早期诊断及病情判断具有重要临床意义。

> **走进病房** 病例 13-3-4
>
> 患者梁某,男性,68 岁,早晨农贸市场买菜买早点回家(4 楼、无电梯),突然感到胸骨后剧烈疼痛,伴胸闷、心悸,瘫坐在地上,家属急忙打 120 送医院,急诊查梁某大汗、皮肤湿冷、烦躁不安。

> 问题:
> 1. 患者可能发生了什么情况?
> 2. 此时做哪种检查最合适?

1. 基本图形变化

(1) 坏死型改变:心肌坏死后丧失了除极和复极的能力,不产生心电向量,而健康心肌照常除极,其综合心电向量背离坏死区心肌,因此在相对应的导联上,QRS 波群出现异常 Q 波或呈 QS 波。

(2) 损伤型改变:在坏死区心肌的周围呈损伤型改变,表现为 S-T 段呈弓背向上抬高,形成单向曲线。这是因为损伤的心肌细胞极化能力减弱,在静息状态下呈部分极化状态,与周围未受损伤心肌之间产生了电位差(损伤电流)所致。

(3) 缺血性改变:在损伤区心肌的周围呈缺血型改变,急性心肌梗死最早出现的变化是缺血型 T 波改变。通常缺血最早发生于心内膜下肌层,表现为 T 波高而直立。若缺血发生于心外膜下肌层,则 T 波表现为倒置。同时心肌复极时间延长,表现为 Q-T 间期延长。

2. 心肌梗死心电图的演变及分期　急性心肌梗死心电图具有特征演变规律(图 13-3-5),可分为超急性期、急性期、亚急性期、陈旧期。

(1) 超急性期(早期):在急性心肌梗死起病数分钟到数小时内发生心肌缺血和损伤的心电图改变,主要表现为 T 波直立高耸,S-T 段可斜型抬高,与 T 波相连。

(2) 急性期:从 S-T 段弓背向上抬高呈单向曲线起,出现坏死型 Q 波,至 S-T 段恢复到等电线,T 波倒置。一般历时数小时至数天,亦可数周。

(3) 亚急性期:到等电线起,倒置的 T 波逐渐变浅或表现慢性冠状动脉供血不足。一般历时数周至数月。

(4) 陈旧期(恢复期):从倒置的 T 波恢复直立起。一般出现于梗死数月后。心电图仅残留病理性 Q 波,如为小面积的心肌梗死,可不遗留病理性 Q 波。

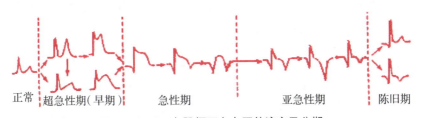

图 13-3-5　心肌梗死心电图的演变及分期

3. 心肌梗死心电图的定位诊断　心肌梗死定位的诊断由梗死型的基本图形出现的导联为依据来确定。心电图的定位诊断与病理诊断基本一致。前间壁心肌梗死时 V_1、V_2 以致 V_3 导联出现异常 Q 波;前壁心肌梗死时,异常 Q 波出现于 V_3、V_5 导联(图 13-3-6);下壁心肌梗死时,在 Ⅱ、Ⅲ、avF 导联出现异常 Q 波(图 13-3-7);侧壁心肌梗死时,在 Ⅰ、avL 导联出现异常 Q 波;后壁心肌梗死时,异常 Q 波出现于 $V_7 \sim V_9$ 导联。

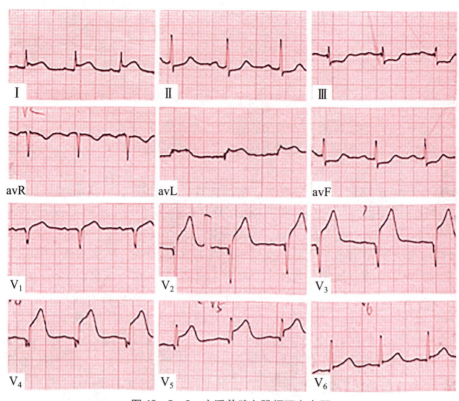

图13-3-6 广泛前壁心肌梗死心电图

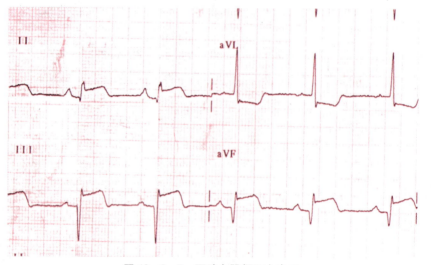

图13-3-7 下壁心肌梗死心电图

病例13-3-4 病房提问：心电图检查提示急性下壁心肌梗死，心电图图纸有哪些特征？

五、心律失常

正常人心脏起搏点为窦房结,窦房结发生的心电激动沿心脏传导系统依次下传到心房、房室结、心室。若心脏激动发生起源异常和(或)传导异常,则称为心律失常。心律失常心电图分类见表 13-3-1。

表 13-3-1 心律失常的心电图分类

激动起源异常	激动传导异常
(一) 窦性心律失常	(一) 传导阻滞
1. 窦性心动过速	1. 窦房传导阻滞
2. 窦性心动过缓	2. 房内传导阻滞
3. 窦性心律不齐	3. 房室传导阻滞
4. 窦性停搏	4. 室内传导阻滞
(二) 异位心律失常	(1) 左束支传导阻滞
1. 主动性异位心律	(2) 右束支传导阻滞
(1) 期前收缩(房性、交界性、室性)	(3) 双侧支传导阻滞
(2) 阵发性心动过速(房性、交界性、室性)	(二) 干扰与干扰性房室脱节
(3) 心房扑动与颤动	(三) 预激综合征
(4) 心室扑动与颤动	
2. 被动性异位心律	
(1) 房性逸搏与房性逸搏心律	
(2) 交界性逸搏与交界性逸搏心律	
(3) 室性逸搏与室性逸搏心律	

(一) 窦性心律失常

所谓窦性心律是指激动起源于窦房结的心律。正常窦性心律的心电图特征:①P 波规则出现,P 波在 Ⅰ、Ⅱ、avF、V_4~V_6 导联中直立,在 avR 导联中倒置,P 波形态圆钝,符合以上特征可以表明冲动来源于窦房结;②P-R 间期在 0.12~0.20 秒,而且恒定;③心率 60~100 次/分(成人);④任意 2 个 P-P 间期之差<0.12 秒。

1. 窦性心动过缓心电图特征 ①P 波具有窦性心律的特征;②P-R 间期在 0.12~0.20 秒;③P-P 间期>1.0 秒,即心房率<60 次/分(成人);④常伴有窦性心律失常(图 13-3-8)。

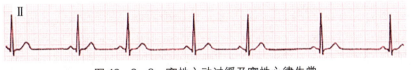

图 13-3-8 窦性心动过缓及窦性心律失常

2. 窦性心动过速心电图特征 ①P 波具有窦性心律的特征;②P-R 间期在 0.12~0.20 秒;③心率超过 100 次/分(儿童超过 120 次/分);④可伴有 P-R 间期或 Q-T 间期相应缩短或 T-P 波融合,造成 S-T 段假性下移(图 13-3-9)。

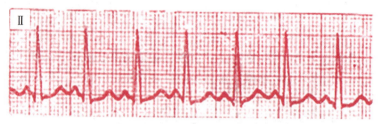

图 13-3-9 窦性心动过速

3. 窦性心律失常心电图特征 ①P波具有窦性心律的特征;②P-R间期0.12~0.20秒;③P-P间期之差>0.12秒。多见于儿童及青少年,为生理表现。心律失常与呼吸周期有关,吸气时心率加快,呼气时心率减慢,其快慢周期等于一个呼吸周期,屏气时心律转为规则(图13-3-8)。

4. 病态窦房结综合征心电图特征 ①窦性心律时呈持续的、严重的窦性心动过缓,心率一般低于50次/分。常伴有窦性停搏、窦房传导阻滞,在此基础上,常有逸搏心律出现;②出现异位心律时,常常是心房颤动,少数是心房扑动。未经治疗时,心率常较快速。如恢复窦性心律时,表现为显著的窦性心动过缓,故称为慢-快综合征;③可伴有其他心律失常,如房室传导阻滞等;④窦房结功能测定试验阳性反应。

(二)异位心律失常

走进病房 病例13-3-5

患者周某,女性,26岁,因胸闷、心悸1周来医院就诊,2周前曾经有上呼吸道感染病史。

问题:
1. 患者可能发生了什么情况?
2. 此时做哪种检查最合适?

1. 期前收缩 是指在正常的窦性心动周期冲动尚未到达之前,异位起搏点发出的冲动提前到达,并兴奋心肌引发机械搏动,亦称过早搏动。按激动起源发生部位不同,可分为房性、交界性及室性期前收缩。

(1) 房性期前收缩心电图特征:①房性P波提前出现,提前出现的P波与窦性P波不同;②P-R间期≥0.12秒;③QRS波群一般正常,时间<0.12秒;④代偿间歇一般不完全。房性期前收缩可伴室内差异性传导或房性期前收缩未下传(图13-3-10)。代偿间歇是指期前收缩前后相邻的两个窦性P波的间距。代偿间歇不完全是指期前收缩前后相邻的2个窦性P波的间距小于相邻的2个窦性P波间距的2倍。

(2) 房室交界性期前收缩心电图特征:①QRS波群提前出现,时间<0.12秒,形态无异常。②找逆行性P′波:逆行性P′波可出现于QRS波群之前,则P′-R间期<0.12秒;出现于QRS波群之后,则R-P′间期应小于0.20秒;出现于QRS波群之中,则逆行性P′波埋没

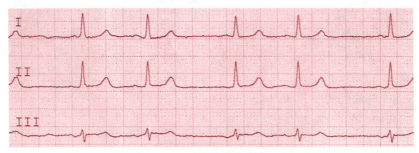

图 13-3-10 房性期前收缩心电图

于 QRS 波之中(无 P′波)。③代偿间歇多完全(图 13-3-11):代偿间歇完全是指期前收缩前后相邻的 2 个窦性 P 波的间距正好等于相邻的 2 个窦性 P 波间距的 2 倍。

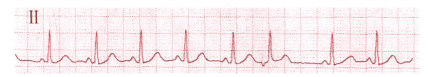

图 13-3-11 房室交界性期前收缩心电图

(3) 室性期前收缩心电图特征:①QRS 波群提前出现,时间≥0.12 秒,形态有宽大畸形;②QRS 波群之前无 P 波或相关的 P 波;③T 波方向多与 QRS 波群主波方向相反;④代偿间歇完全(图 13-3-12)。

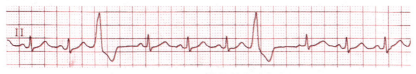

图 13-3-12 室性期前收缩心电图

期前收缩每分钟不足 5 次的称偶发期前收缩,每分钟多于 5 次的称频发期前收缩,期前收缩还可呈二联律、三联律、多形性等表现。

病例 13-3-5 病房提问:心电图检查提示室性期前收缩,心电图图纸有哪些特征?

2. 阵发性心动过速 是指期前收缩连续出现 3 次或 3 次以上,所形成的整齐而快速的异位心律。临床上具有突然发生、突然终止、室率较快(大于 150 次/分)、反复发作的特征,持续时间长短不等。按激动起源发生部位不同,可分为房性、房室交界性及室性 3 种阵发性心动过速。因房性、房室交界性阵发性心动过速发作时频率过快,P′波与前一心动周期的 T 波相融不易辨认,且房性、房室交界性阵发性心动过速临床治疗也相似,故一般可统称为室上性阵发性心动过速。

走进病房 病例13-3-6

张某,男性,27岁,在工厂车间劳动时突发胸闷、心悸3小时来医院就诊,查体:BP 132/84 mmHg,HR 192次/分,心律齐,平时体健,无特殊病史。

问题:
1. 患者可能发生了什么情况?
2. 此时做哪种检查最合适?

(1) 室上性阵发性心动过速心电图特征:①是连续出现3次或3次以上的快速室上性搏动,QRS波群无宽大畸形,时间<0.10秒;②心室率160~240次/分;③心室律绝对规则;④伴继发性S-T段及T波改变(图13-3-13)。

(2) 室性阵发性心动过速心电图特征:①是连续出现3次或3次以上的快速室性搏动,QRS波群呈宽大畸形,时间>0.12秒;②心室率140~200次/分;③心室律基本规则;④伴继发性S-T段及T波改变;⑤如见与QRS波群无固定关系的P波,其频率比心室率慢;⑥心室夺获或室性融合波的出现可明确诊断(图13-3-14)。

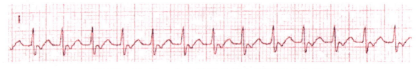

图13-3-13 室上性阵发性心动过速心电图

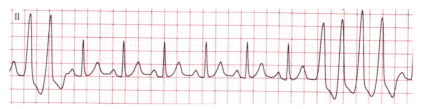

图13-3-14 室性阵发性心动过速心电图

病例13-3-6病房提问:心电图检查提示室上性阵发性心动过速,心电图有哪些特征?

3. **扑动与颤动** 是指激动起源于心房或心室,心肌兴奋性增高,心肌间多发微折返,形成较阵发性心动过速频率更快的异位心律失常。多发生于器质性心脏疾病,如冠心病、严重电解质紊乱等。

走进病房 病例13-3-7

患者徐某,男性,65岁,反复心悸、胸闷1年,因劳累症状加重2天,曾患高血压病史20年,平时不正规用药。查体:T 36.8℃,P 98次/分,BP 162/94 mmHg,HR 112次/分,心律不齐。

> 问题：
> 1. 患者可能发生了什么情况？
> 2. 心电图检查可能出现哪些异常？

(1) 心房扑动心电图特征：①正常的窦性 P 波消失，代之心房扑动波（F 波），频率为 250～350 次/分，形态呈锯齿状，间距及振幅均齐一致；②QRS 波群多呈室上型，时间＜0.12 秒，形态无异常；③房室传导比例多固定，房室传导呈 2∶1～4∶1；若房室传导比例固定，则 R-R 间期整齐；若房室传导比例不固定，则 R-R 间期不整齐（图 13-3-15）。

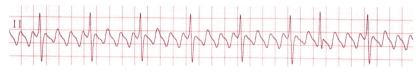

图 13-3-15　心房扑动心电图

(2) 心房颤动心电图特征：①正常的窦性 P 波消失，代之以心房颤动波（f 波），频率为 350～600 次/分，f 波大小不等，形态各异；②QRS 波群多呈室上型，时间＜0.12 秒，形态无异常；③房室传导比例绝对不等，R-R 间期绝对不齐（图 13-3-16）。

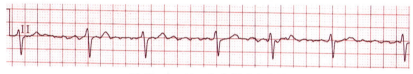

图 13-3-16　心房颤动心电图

(3) 心室扑动心电图特征：QRS 波群及 T 波不能辨认，代之以快速匀齐连续的大波动，频率＞250 次/分。

(4) 心室颤动心电图特征：QRS-T 波群完全消失，而代之以形状不同、大小各异、极不均匀的波群，频率为 250～500 次/分（图 13-3-17）。

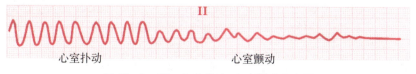

图 13-3-17　心室扑动、心室颤动心电图

> 病例 13-3-7 病房提问：心电图检查提示心房颤动，心电图有哪些特征？

（三）房室传导阻滞

房室传导阻滞（AVB）按阻滞程度可分为：一度房室传导阻滞、二度房室传导阻滞、三度房室传导阻滞。

走进病房 病例 13-3-8

患者王某,男性,86 岁,活动后心悸、胸闷、胸骨后压榨样疼痛反复发作 10 年,症状加重 1 周入院,本次胸骨后疼痛发作通常在夜间,舌下含服硝酸甘油片可缓解。曾患高血压病史 35 年,3 年前患冠心病急性心肌梗死,平时服用降血压药、保心药等。查体:BP 162/94 mmHg,HR 52 次/分,心律齐。

问题:
1. 患者可能发生了什么情况?
2. 心电图检查可能出现哪些异常?

1. **一度房室传导阻滞心电图特征** ①P-R 间期≥0.20 秒(成人)或 0.22 秒(老人);②P-R 间期大于相应年龄组心率的 P-R 间期最高值;③P-R 间期虽未超过 0.20 秒,在心率无变化情况下,与以往心电图对照 P-R 间期相差≥0.03 秒(图 13-3-18)。

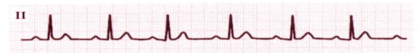

图 13-3-18 一度房室传导阻滞心电图

2. **二度房室传导阻滞心电图特征** ①二度Ⅰ型房室传导阻滞(亦称莫氏Ⅰ型):P-R 间期逐渐由短变长,而 R-P 间期则逐渐缩短,直到 QRS 波群脱漏,出现长 R-R 间歇,如此周而复始(图 13-3-19),这种现象称为文氏现象;②二度Ⅱ型房室传导阻滞(亦称莫氏Ⅱ型):P-R 间期规则、固定,部分 P 波后无 QRS 波群跟随,房室传导比例可呈 5∶4、4∶3、3∶2,但多呈 2∶1 或 3∶1,可固定或不固定(图 13-3-20),一般将半数以上的 P 波未向下传导的情况称为高度房室传导阻滞。

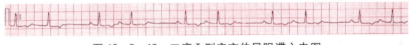

图 13-3-19 二度Ⅰ型房室传导阻滞心电图

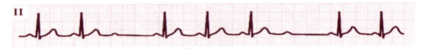

图 13-3-20 二度Ⅱ型房室传导阻滞心电图

3. **三度房室传导阻滞心电图特征** P 波及 QRS 波各自规律出现,P 波及 QRS 波彼此脱节;P-P 间期小于 R-R 间期;心室率快慢取决于异位激动点位置,若位于希氏束分叉以上,则 QRS 波群形态基本正常,心室频率 40～60 次/分;若位于希氏束分叉以下,则 QRS 波群宽大,心室频率在 40 次/分以下(图 13-3-21)。

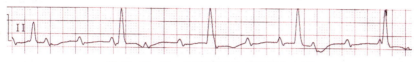

图 13-3-21　三度房室传导阻滞心电图

病例 13-3-8 病房提问:心电图检查提示三度房室传导阻滞,心电图有哪些特征?

 任务评价

一、单选题

请扫描二维码练习。

二、任务训练

1. 病例 13-3-1 查房提问:心电图检查提示右心房肥大,心电图有哪些特征?
2. 病例 13-3-2 查房提问:心电图检查提示左心房肥大,心电图有哪些特征?
3. 窦性心动过速心电图有哪些特征?
4. 根据走进病房(病例 13-3-7),结合病例,护士应该怎样做好人文关怀、心理护理?

(吕建中)

单选题

模块四　辅助检查

项目十四　影像检查评估

项目介绍

本项目的任务是借助一定的成像手段,使人体的器官结构显像,以此判断其解剖特点、生理与病理变化,用于协助临床诊断与治疗的特殊方法。临床护理人员了解影像学检查原理、方法、特点和临床应用范围,能更好地协助被检查者做好检查前准备、检查过程中的配合及做好检查后的护理工作。临床影像检查通常包括X线检查、CT检查、磁共振(MRI)、核医学检查及超声波检查等。这些检查机械电子仪器目前多能自主国产,部分属于世界领先地位。

学习导航

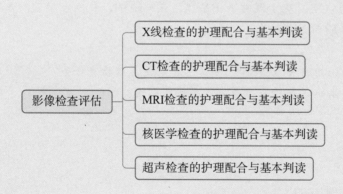

影像检查评估
- X线检查的护理配合与基本判读
- CT检查的护理配合与基本判读
- MRI检查的护理配合与基本判读
- 核医学检查的护理配合与基本判读
- 超声检查的护理配合与基本判读

项目十四　影像检查评估

任务一　X线检查的护理配合与基本判读

学习目标

1. 能正确指导患者做好相关影像检查术前准备、术中配合。
2. 能为相关检查的患者做好术后护理。
3. 能初步判断影像检查报告单结果的临床意义。
4. 掌握X线检查护理原则,操作要熟练,尽量减少患者不适或痛苦。

走进病房　病例14-1-1

患者吴某,男性,68岁,慢性咳嗽、咳痰15年,加重3天伴气急,坐轮椅入院。查体:神志清,精神差,端坐位,口唇发绀,桶状胸,双侧呼吸运动及语颤减弱,叩诊呈过清音,两肺可闻及干湿啰音。WBC $14\times10^9/L$,中性粒细胞0.84,淋巴细胞0.16。医嘱:胸部X线检查。

问题:
1. 护士小杨应该怎样指导、协助患者完成X线检查任务?
2. 吴先生的X线检查报告可能有哪些结论?

学习内容

一、X线成像原理

X线成像取决于2个方面:一方面取决于X线的特性;另一方面取决于人体组织器官之间存在密度及厚度的差别。

(一) X线特性

1. **穿透性**　这是X线成像的基础。X线是波长很短的射线,具有很强的穿透力,能穿透普通光所不能穿透的物质。

2. 荧光效应　这是X线透视检查的基础。X线本身是不可见光线,但X线照射到荧光物质上(如硫化锌镉及钨酸钙等)可激发产生肉眼可见的荧光,称为X线的荧光效应。

3. 感光效应　这是X线摄片的基础。X线照射到涂有溴化银的胶片上时,可使胶片中的溴化银感光,经显影、定影处理后,能显示出黑白影像,称为X线的感光效应。

4. 电离作用与生物效应　这是X线防护和放射治疗的基础。X线穿过任何物质都可使该物质发生电离作用,X线穿透人体发生电离作用,使组织细胞生长受到损害、甚至破坏,称为生物效应。

(二) 人体组织器官密度及厚度差别

人体组织器官之间是存在密度及厚度差别的。当X线穿透人体组织器官时,密度越高、厚度越大,则吸收的X线越多,透过的X线就越少;反之,透过的X线就越多。因此,照射于荧光屏或X线胶片上的X线量就有差异,导致形成黑白对比不同的影像。各类组织与X线影像的关系如表14-1-1所示。

表14-1-1　人体组织的密度与X线影像的关系

人体组织	密度	透视影像	摄片影像
骨骼和钙化组织	高密度	暗	白色
软组织、体液等	中等密度	灰	灰色
脂肪组织	较低密度	微亮	灰黑色
含气体组织	低密度	亮	黑色

二、X线检查临床分类

X线检查临床分3类:①X线普通检查;②X线特殊检查;③X线造影检查。

(一) X线普通检查

X线普通检查包括透视和摄片,这是目前临床应用最广泛的检查方法。在临床X线诊断工作中,透视、摄片各有优、缺点,有较强的互补性,在临床工作选择中应取长补短。

1. 透视　是利用X线的穿透性和荧光效应的特性,将检查部位置于X线管与荧光屏之间,依据人体组织器官的自然对比或人工对比,当X线穿透人体时,在荧光屏上显示出影像而直接观察组织结构的检查方法。

(1) 临床应用范围:肢体骨骼、胸部检查、高密度异物、胃肠钡餐造影检查、钡灌肠检查、心血管造影等。

(2) 透视的优点:设备简单、操作方便、费用较低、多方位可动态观察。

(3) 透视的缺点:荧光亮度较低、清晰度较差,对某些密度和厚度差别较小的器官及微细病变难以分辨;透视结果缺乏客观记录,不利于复查时对照;透视时间长时,被检查者接受X线照射量大,对身体有一定损害。

2. 摄片　是利用X线穿透性和感光效应的特性,将透过人体的X线使胶片感光摄取影像的检查方法(图14-1-1)。

(1) 临床应用范围:适用于身体各部位检查,是应用最广泛的 X 线检查方法,可用于如胸、腹、四肢、头颅、骨盆及脊柱等。

(2) 摄片的优点:图像清晰、对比度较好;可作为客观记录,长期保存,便于复查时对照等。

(3) 摄片的缺点:摄片费用高于透视;检查范围受胶片大小的限制;一张照片仅为该部位特定的方向、一瞬间的影像;接触 X 线时间短,被检查者接受 X 线照射量较透视小。

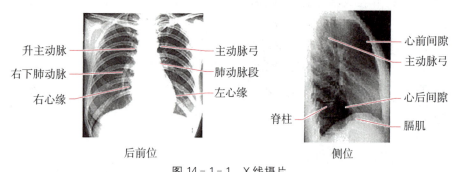

图 14-1-1 X 线摄片

(二) X 线特殊检查

X 线特殊检查包括体层摄影、软 X 线摄影、放大摄影、高千伏摄影,但目前因计算机体层成像(CT)、磁共振成像(MRI)的广泛应用,因此除软 X 线摄影检查外,这些特殊检查已基本不用。

(三) X 线造影检查

X 线造影检查就是将对比剂(造影剂)引入器官内或器官周围,形成人工对比后进行 X 线检查方法。造影剂的种类可以选择高密度造影剂(又称为阳性造影剂)、低密度造影剂(又称为负性造影剂);造影剂引入的方法有直接引入法、间接引入法。

三、X 线检查的防护要求

X 线检查的防护可采用:①距离防护;②屏蔽防护。所谓距离防护是指增加人体与 X 线源的距离以减少接受 X 线量;所谓屏蔽防护是指在人体与 X 线源间设置高密度的防 X 线板,如常用的铅或含铅的高密度物质以吸收 X 线。通常采用的方法有:X 线机房设置放射工作场所警示标识;加固 X 线机房防护墙和防护门,加强 X 线机房防护门的管理;X 线机房外走廊通道不设置座位,以免患者及家属在机房外长时间逗留而受到 X 线辐射影响。

四、肺部常见病变的 X 线表现

肺部常见病变的 X 线表现有以下几种。

1. 渗出 肺部渗出性病变是机体对急性炎症的反应,渗出性病变在病情发展的不同阶段,可有不同表现,常见的 X 线表现为中心较浓、边缘较淡或密度均匀的云絮状阴影,界限不清楚,多见于各类肺炎、浸润型肺结核等(图 14-1-2)。

2. 增殖 肺部增殖性病变是慢性炎症的表现。病理基础为肺泡内肉芽组织增生,X 线片呈密度较高、边界清楚的结节状阴影。多见于慢性间质性肺炎,肉芽组织增生和肺结核后期等。

3. 纤维化 肺部增殖性病灶在愈合时多为纤维组织所代替,纤维收缩,使原来的病灶变成瘢痕。X 线平片上可显示为高密度、僵直、条索状阴影。常见于慢性肺结核,慢性肺间质性纤维化,如上肺大量纤维化时,牵拉肺门上提,下行的肺纹理伸直呈垂柳状(图 14-1-3)。

4. 空洞 肺部的空洞为肺内病变组织发生坏死,坏死组织经引流支气管排出而形成。空洞壁可由坏死组织、肉芽组织、纤维组织、肿瘤组织或洞壁周围的薄层肺不张所形成。X 线表现为大小与形状不同的密度减低的透亮区。见于肺结核的干酪样坏死病变、肺脓肿、肺癌等(图 14-1-4)。

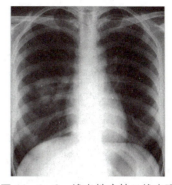

图 14-1-2 渗出性病灶 X 线表现

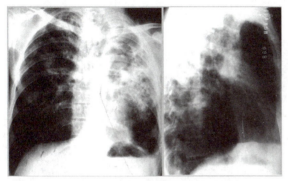

图 14-1-3 慢性纤维空洞型 X 线表现

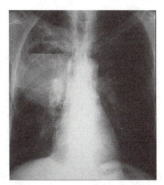

图 14-1-4 空洞 X 线表现

5. 肿块 肺良性肿瘤多有包膜,生长慢,一般不发生坏死,X 线表现呈边缘锐利光滑的球形阴影,常为单个存在。恶性肿瘤多无包膜,生长快,可发生中心坏死,故 X 线表现呈浸润性生长,边缘多不锐利,并可有短细毛刺伸出。肺转移癌肿则多呈多发、大小不等的棉球状阴影(图 14-1-5)。

6. 钙化 肺部钙化一般发生于退行性变或坏死组织愈合阶段,X 线表现为高密度影,边缘锐利,形状不一:可为斑点状、块状或球形,呈局限或弥散分布。常见于肺结核灶的愈合,某些肿瘤组织内或囊肿壁也可发生钙化(图 14-1-6)。

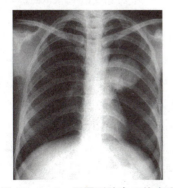

图 14-1-5 周围型肺癌 X 线表现

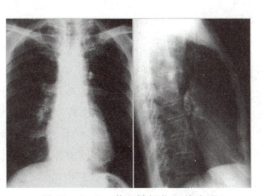

图 14-1-6 淋巴结钙化 X 线表现

六、病例讨论

根据病例 14-1-1 病情分析,临床初步诊断为:慢性支气管炎、阻塞性肺气肿、伴慢性支气管炎急性发作。为明确诊断医嘱:胸部 X 线检查。

床位责任护士小杨在床边开展胸部 X 线检查前准备工作,具体如下。

护士小杨:我是责任护士小杨,根据你的病情,医嘱胸部 X 线检查,在做 X 线摄片前请你摘掉影响 X 线穿透的物品,如金属饰物、敷料、膏药等,以防出现伪影,影响 X 线片的阅读。

吴先生:好的。(轮椅护理至放射科)

护士小杨:(到了放射科,放射科医生将患者摆放拍摄体位)请你脱去外套衣服,仅穿一件内衣。

吴先生:好的。

护士小杨:(放射科医生将拍摄体位摆放好了)你感觉一个人能坐稳吗?

吴先生:能。

护士小杨:那我在 X 线拍摄前离开一会儿摄片室(避免 X 线射线损伤),拍摄结束我会马上过来的。

吴先生:好的。

放射科医生:吴先生注意了,准备拍摄,不要动了,来——深吸一口气,屏住呼吸——好。

护士小杨:好了,我们回病房吧。

放射科医生:小杨护士,X 线片报告单明天下午送到病区,病区医生也可以在医生办公室的电脑终端阅读 X 线片。

护士小杨:好的,我送患者回病房了,再见。(送回病房后,小杨护士向床位主管王医生汇报了情况。)

病房王医生:小杨护士,请你将我们组的 3 名实习医生一起叫来,今天正好将病房的几张 X 线片一起阅读复习一下。

病房王医生:首先做个简短的提问,实习医生小张,请你回答一下 X 线有哪些特性?

实习医生小张:关于 X 线的特性有:①穿透性;②荧光效应;③感光效应;④电离作用与生物效应。

病房王医生:实习医生小李,请你回答一下 X 线的成像原理。

实习医生小李:X 线的成像原理主要是:①一方面是由于 X 线具有上述特性;②另一方面是人体组织器官之间存在密度及厚度差别。当 X 线穿透人体组织器官时,密度越高、厚度越大,则吸收 X 线越多,透过的 X 线就越少;反之,透过的 X 线就越多,因此,照射于荧光屏或 X 线胶片上的 X 线量就有差异,导致形成黑白对比不同的影像。

病房王医生:实习医生小王,请你回答一下 X 线透视、摄片各自的优点、缺点?

实习医生小王:X 线透视、摄片各有自己的优点、缺点,互补性很强(表 14-1-2)。

表 14-1-2　X 线透视、摄片的优、缺点

	透　视	摄　片
优点	1. 费用低 2. 多方位可动态观察	1. 图像清晰度较好 2. 客观记录,长期保存 3. 便于复查时对照 4. 检查时间短,接受 X 线照射量小
缺点	1. 图像清晰度较差 2. 缺乏客观记录,不利于保存 3. 不利于复查时对照 4. 检查时间长,接受 X 线照射量大	1. 费用高 2. 检查范围受限制

病房王医生:实习医生小王,请你回答一下:X 线检查除了最常用的普通检查即透视和摄片外,还有哪些检查?

实习医生小王:X 线检查临床分 3 类:①X 线普通检查;②X 线特殊检查;③X 线造影检查。

病房王医生:小杨护士,请你回答一下 X 线检查的防护要注意哪些问题?

小杨护士:X 线检查的防护可采用:①距离防护;②屏蔽防护。

病房王医生:小杨护士,再向你提个问题:X 线检查前准备及注意事项有哪些?

小杨护士:X 线检查前准备及注意事项包括:①普通透视和摄片前准备;②造影检查前准备。普通透视和摄片检查前应向被检查者说明透视的部位及要求;检查前脱去厚层衣物,仅穿一件内衣即可,摘掉影响 X 线穿透的物品,如金属饰物、敷料、膏药等,以防出现伪影;摄片时应注意胸部、腹部屏气;外伤患者应减少搬动,危重患者必须有临床医生和护理人员监护。造影检查前准备还应了解有无造影检查的禁忌证、过敏试验、抗过敏和对症治疗等抢救措施的准备、消化道造影检查还应提前做胃肠准备等。

病房王医生:大家讲得都很好,今天我们结合上述病例 14-1-1 开展讨论。吴先生,68 岁(老年人),胸部 X 线摄片检查提示(图 14-1-7):两肺透亮度增高,横膈下移,肺纹理增粗,两肺有散在片状云雾样阴影,符合慢性支气管炎、阻塞性肺气肿表现。

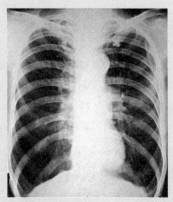

图 14-1-7　慢性支气管炎、急性发作 X 线表现

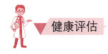

结合病史,患者有慢性咳嗽、咳痰 15 年,桶状胸,双侧呼吸运动及语颤减弱,叩诊呈过清音,病史体征符合慢性支气管炎、阻塞性肺气肿表现。近 3 天咳嗽、咳痰加重伴气急,坐轮椅入院,端坐位、口唇发绀,两肺可闻及干湿啰音。X 线摄片显示肺纹理增粗,两肺有散在片状云雾样阴影。实验室检查血 WBC $14×10^9/L$,中性粒细胞 0.84,提示慢性支气管炎急性发作。

任务评价

一、单选题

请扫描二维码练习。

二、任务训练

1. 简述肺部常见病变的 X 线表现有哪几类?
2. 结合病例 14-1-1 病情,在做 X 线检查时护士小杨应该注意哪些事项?

(吕建中)

任务二　CT 检查的护理配合与基本判读

学习目标

1. 能正确指导患者做好 CT 检查前准备、检查中配合。
2. 能初步判断 CT 检查报告单结果的临床意义。
3. 根据走进病房(病例 14-1-1),结合病例护士应该怎样做好人文关怀、心理护理。

走进病房　病例 14-2-1

2012 年江西省某医院在进行一次儿童头部 CT 检查后,患者家属质问放射科医师,为什么没有为她小孩做好防护,放射科医师不耐烦地说,没有什么好做的。患者将此次未做受检者防护的检查作为事故,并投诉到省政府以及省级卫生行政部门。随后卫生行政部门成立了处理该事件的专家小组,对该医疗单位进行调查取证,专家组给出的结论是医院承担未告知患者穿戴及提供防护用品的责任。由于患者家属拒绝接受该结果,最后医院不得不出具了保证患者成年后能够生育的证明,该事件才得以平息。

> 学习内容

计算机体层成像(computed tomography，CT)，系应用 X 线对人体选定的层面进行扫描，取得信息，经计算机处理而获得的重建图像，显示的是断面解剖图像。Hounsfield 于 1969 年首先设计了 CT 装置，经过不断改进，目前由于 CT 分辨率较普通 X 线明显高，并且检查灵敏度高、方便安全，还能用于增强造影，所以临床应用日趋普遍。

一、CT 设备及检查方法

(一) CT 设备

CT 设备主要包括扫描部分、计算机系统、图像显示与存贮系统。①扫描部分：由 X 线管、探测器和扫描架组成，扫描方式常采用旋转式和旋转/固定式；②计算机系统：将扫描收集的信息数据进行存储运算；③图像显示与存储系统：将经过计算机处理、重建的图像显示在显示器上或存储于计算机内。

(二) CT 成像原理

CT 检查是以 X 线穿透人体器官或组织的某一层面，由对侧的探测器接收透过该层面的 X 线，将其转换为可见光后，由光电转换器转变为电信号，再经模拟/数字转换器转变为数字，输入计算机。计算机按系统设计进行一系列处理，得出该层面上组织密度数值的分布。图像形成的处理好似将选定层面分成若干个体积相同的长方体，称为体素，扫描所得信息经过计算机处理而获得每个体素的 X 线衰减系数或吸收系数，将其排列成数字矩阵。经数字模拟转换器，数字矩阵中的每个数字转变为由黑到白的灰度小体，即像素，并按矩阵排列，即构成 CT 图像。

(三) CT 检查方法

CT 检查分为平扫、造影增强扫描和造影扫描等。

1. **平扫**　是指不用造影剂的普通扫描。一般 CT 检查均首先进行平扫，对颅脑损伤和急性脑卒中的患者多用平扫即可。扫描时被检查者卧于检查床上，摆好位置，选择好扫描范围、层面厚度、球管倾斜角度等，使扫描部伸入扫描架的孔内，即可进行扫描。一般多采用横断面扫描，但头颅器官可用冠状扫描。根据各个不同的检查部位选择层厚，常选择的厚度有 10 mm 或 5 mm，某些特殊部位或特殊需要可选用 1 mm 或 2 mm 的薄层。

2. **造影增强扫描**　是指通过静脉注入水溶性有机碘剂后再进行扫描。目的是提高血液供应丰富的器官或病变组织的密度，使其与血液供应相对较少的组织之间形成较为明显的密度差，有利于病变显影更为清晰。

3. **造影扫描**　是指先对检查的器官或组织结构进行造影，然后再进行扫描。此检查方法可更好地显示所检查的器官或组织结构，用于脑池造影 CT、脊髓造影 CT、胆囊造影 CT 等。

二、CT 的临床应用及检查前准备

虽然 CT 具有较高的诊断价值，应用范围较广，但是设备比较昂贵，检查费用偏高，对于人体的某些部位检查，尤其是定性检查仍存在一定不足，故不宜将 CT 检查作为常规检查手段,应合理选择应用,并做好检查前准备。

(一)临床应用范围

1. **中枢神经系统疾病检查** CT对中枢神经系统疾病诊断价值较高,应用较为普遍。可反映脑卒中和脑瘤病灶的部位、形态和大小,观察脑卒中病变演变过程。对颅内肿瘤、脓肿、肉芽肿、寄生虫病、外伤性血肿、脑损伤、脑梗死、脑出血、椎管内肿瘤、椎间盘突出等疾病诊断效果好,较为可靠。

2. **头颈部疾病检查** CT对眼眶内占位性病变、鼻窦癌、听骨破坏与脱位、内耳骨迷路破坏、耳先天性发育异常、鼻咽癌等疾病的早期发现和观察病变的细节很有帮助。

3. **胸部疾病检查** 由于高分辨力CT的应用,CT对胸部疾病诊断更加显示出其优越性。采用造影增强扫描,有利于明确纵隔、肺门有无肿块或淋巴结肿大;支气管有无狭窄或阻塞;有利于原发性和转移性纵隔肿瘤、淋巴结结核、中央型肺癌等疾病的诊断;对于肺内间质、胸膜、膈肌、胸壁的细微病变可清楚显示。

4. **心脏及大血管疾病检查** 对心腔及大血管用普通扫描CT诊断价值不大,需经血管注入造影剂进行心血管造影,利用螺旋扫描CT或电子束CT检查,对先天性心血管畸形、血液异常分流、大血管狭窄、瓣膜疾病可协助诊断;对于冠状动脉钙化、心瓣膜的钙化、大血管壁的钙化等,直接用螺旋扫描CT或电子束CT检查可较好地显示。

5. **腹部及盆腔脏器疾病检查** CT对腹部及盆腔内脏器检查在临床上已广泛应用,主要用于肝、胆、胰、脾、腹膜腔、腹膜后间隙、泌尿和生殖系统的疾病诊断,尤其是对占位性、炎症性和外伤性病变有很高的诊断价值。在胃肠道病变的检查中,一般在胃肠道造影发现病变后进行CT检查,可了解肿瘤有无向腔外侵犯、邻近和远处转移等,也可用于肿瘤治疗的随访观察。

6. **骨骼肌肉系统疾病检查** 骨骼肌肉系统疾病多可通过简便、经济的常规X线检查确诊,使用CT检查相对较少。但对脊柱和脊髓疾病用横断面CT可直接观察椎管狭窄变性,测量椎管大小,有助于明确椎管狭窄的原因;CT扫描可直接显示突出于椎管或椎间孔的软组织块影,有利于椎间盘病变的诊断。

(二)检查前准备及注意事项

1. **检查前准备**

(1)心理准备:向被检查者说明CT是一种简单、迅速、参考价值高,是一种无痛苦的检查方法,消除被检查者的紧张和恐惧心理。

(2)预约登记:按照CT检查申请单的要求,及时到CT检查室进行预约登记。并告知被检查者在CT检查前禁服含金属和含碘的药物,不宜做胃肠钡餐检查。如近期内曾做过钡餐检查应告诉登记处工作人员。

(3)携带相关资料:按预约时间到CT检查室,并携带CT预约单、相关X线片、B超检查结果等,以便扫描时准确定位。

2. **注意事项**

(1)需要进行造影检查时,按要求提前做造影剂过敏试验。

(2)凡需要做增强扫描时,检查前须禁食4小时以上。

(3)女性盆腔扫描前,应在阴道内置阴道塞或纱布填塞,以标记阴道位置。

(4) 做头颅 CT 者,扫描前一天洗净头发。

(5) 做胸、腹、盆腔 CT 者检查时,须穿无金属扣子的棉布内衣。

(6) 肺与纵隔扫描者,应训练被检查者吸气与屏气的控制,以免呼吸移动造成图像模糊。

(7) 增强扫描方法有 2 种:①快速静脉滴注法,要求 3 分钟内注完 60% 的造影剂 160～180 ml,注入 50 ml 时开始扫描,特点是造影剂用量大,增强效果差,现已少用;②团注法,用 60% 的造影剂 80～100 ml,以每秒 2 ml 的速度注射,全部造影剂注射完后开始扫描,特点是造影剂用量小,增强效果好,但消失也快。

一、单选题

请扫描二维码练习。

二、任务训练

病例 14-2-1 患者在做 CT 检查前应作哪些准备?

单选题

(顾志刚)

任务三　MRI 检查的护理配合与基本判读

1. 能正确指导患者做好 MRI 检查前准备、检查中配合。
2. 能初步判断 MRI 检查报告单结果的临床意义。

走进病房　病例 14-3-1

患者,男性,35 岁,在劳动时因用力不当,发生急性腰痛,活动不能,医生考虑急性腰扭伤、腰椎间盘突出,嘱 MRI 检查。

学习内容

磁共振成像(magnetic resonance imaging,MRI)是利用原子核在强磁场内发生共振所产生的信号,经计算机处理进行图像重建的一种无辐射、非创伤性成像技术。MRI 作为医学影像学的一部分,发展十分迅速,MRI 检查范围基本上覆盖了全身各系统,对疾病的诊断有很大的应用潜力。

一、MRI 成像原理

所有含奇数质子的原子核均在其自旋过程中产生自旋磁动量,也称核磁矩,核磁矩的大小是原子核的固有特性,它决定 MRI 信号的敏感性。氢的原子核最简单,只有单一的质子,故具有最强的磁矩,最易受外来磁场的影响,并且氢质子在人体内广泛分布,含量最高,因此医用 MRI 均选用氢为靶原子核。人体内的每一个氢质子均可被视作一个小磁体,正常情况下,这些小磁体自旋轴的分布和排列是杂乱无章的,若将人体置入一个强大磁场中,这些小磁体的自旋轴必须按磁场磁力线的方向重新排列。

如用特殊频率的射频脉冲进行激发,被激发后的氢质子则吸收一定能量而产生磁共振;当停止激发时,氢质子将吸收的能量逐渐释放出来,重新恢复到被激发前状态,这一恢复过程称为弛豫。这些被释放出的,并进行了三维空间编码的射频信号被体外线圈接收,经计算机处理后重建成图像。

弛豫是指磁化矢量恢复到平衡态的过程,恢复到原来平衡状态所需用的时间,称为弛豫时间。磁化矢量越大,MRI 探测到的信号就越强。弛豫时间可分为:纵向弛豫(T_1)和横向弛豫(T_2),人体组织器官的 T_1、T_2 值有很大差别,MRI 就是利用人体组织器官 T_1、T_2 值的差别来判断识别人体组织器官及诊断疾病。

MRI 基本设备包括:磁共振信号产生、数据采集与处理、图像显示系统等。

MRI 图像特征:①正常人体组织器官或病理改变组织器官的 T_1、T_2 值有很大差别,特别是对软组织分辨率高;②MRI 可获得人体冠状面、横断面、矢状面等多方位的断层面图像,可以做到三维或多维定位;③MRI 对于心腔或血管中流动的液体测不到信号呈黑影,即所谓流空效应,使 MRI 对心血管组织分辨率高。

二、MRI 的临床应用及检查前准备

(一) MRI 的临床应用

1. **中枢神经系统疾病检查** MRI 在神经系统的应用最早,也较为成熟。三维成像技术使病变定位诊断更准确,并可观察病变与血管的关系。对脑干、幕下区、枕骨大孔区、脊髓与椎间盘的显示明显优于 CT。对脑脱髓鞘疾病、多发性硬化、脑梗死、脑与脊髓肿瘤、血肿、脊髓先天性异常与脊髓空洞症的诊断价值较高。

2. **头颈部检查** MRI 对软组织分辨率高及血管流空效应,可清晰显示咽、喉、甲状腺、颈部淋巴结、血管及颈部肌肉。

3. **胸部检查** 在 MRI 图像上,能清楚地显示心、大血管的层面形态,对心血管疾病有较高的诊断价值。能清楚地显示脂肪与血管对比,易于观察纵隔肿瘤与大血管间的解剖关系。对胸膜肿瘤、肺门淋巴结及中央型肺癌的诊断有较大帮助。

4. **腹部疾病检查** 对肝、肾、膀胱、前列腺和子宫的检查,MRI 图像在显示病变的内部结构,以及显示恶性肿瘤浸润、淋巴结转移、分期及治疗后随访与评价等方面均优于 CT 检查。

(二) MRI 检查前准备

1. **心理准备** 向被检查者解释检查的目的、意义,检查过程和时间,以利配合。

2. 注意事项 ①检查时应保持全身放松,平静呼吸,不可随意改变体位,以免影响图像质量;②安装心脏起搏器、胰岛素泵或金属假肢者禁忌 MRI 检查;③妊娠 3 个月以内者禁忌做 MRI 检查;④被检查者戴有义齿、发卡、戒指、耳环、钥匙、手表等金属或磁性物品,一律不带入检查室;⑤过度紧张或小儿可使用镇静剂。

 任务评价

一、单选题

请扫描二维码练习。

二、任务训练

病例 14 - 3 - 1 患者 MRI 检查前应作哪些准备?

单选题

(顾志刚)

任务四 核医学检查的护理配合与基本判读

 学习目标

1. 能正确指导患者做好核医学影像检查术前准备、术中配合。
2. 能为相关检查的患者做好术后护理。
3. 注意做好患者及个人放射性防护。

走进病房 病例 14 - 4 - 1

患者,女性,30 岁,"反复颈部疼痛 1 个月,加重伴发热 1 周"入院。1 个月前受凉后出现左侧颈部疼痛,心悸明显,逐渐消瘦,近 1 个月体重下降约 4 kg,乏力明显,夜间睡眠差,症状持续无好转。近 1 周出现双侧颈部疼痛,伴发热,热峰 40 ℃。查体:双侧甲状腺 Ⅱ 度肿大,质地硬,有触痛,双侧甲状腺未触及结节,无震颤,无血管杂音,患者无怕热、多汗,无突眼征。甲状腺彩超显示甲状腺对称增大,实质弥漫性低回声。血清 T_3、T_4、血沉升高,TSH 降低。医生嘱 ECT 检查。

问题:
1. 护士应如何指导患者做好 ECT 检查的术前准备、术中配合、术后护理?
2. 该患者影像检查报告单结果及其临床意义。

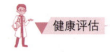

学习内容

临床核医学(clinical nuclear medicine)是利用放射性核素及其标记物对疾病进行诊断和治疗的一门学科。通过核医学检查可定量分析体内某些微量生物活性物质和获得脏器形态和功能变化的信息。具有检查简便、安全、灵敏度高和特异性强等优点。

核素是指原子核内的质子数、中子数以及能量状态。在原子核之间,质子数、中子数和能量状态完全相同的原子集合称为一种核素(或称为同种核素);如果原子核之间质子数相同,而中子数不相同的2种核素,则互相称为同位素,如 ^{131}碘、^{132}碘、^{125}碘、^{123}碘、^{127}碘等,可互称为同位素。因不稳定性核素能自发性地核转化并释放出某种射线,故又称为放射性核素或放射性同位素。核转化过程称为放射性核衰变,例如,^{99m}锝转化为 ^{99}锝,即核衰变过程。放射性核素已广泛应用于发电、农业杀虫与灭草、医学诊断与治疗、军事等领域。

> **病例 14-4-1 病例分析 1**
>
> 根据病例 14-4-1 病情分析,患者为青年女性,急性起病,发病前有受凉感染史,临床表现为发热、颈部疼痛,伴有心悸、消瘦等症状。体格检查发现甲状腺二度肿大,质地硬,触痛明显,甲状腺功能示甲状腺功能亢进,初步需考虑可能是亚急性甲状腺炎。该病的特征性改变是血清 T_3、T_4 升高,TSH 降低,甲状腺 ^{131}碘摄取率降低。甲状腺毒症期还可出现血沉增快、血白细胞轻中度增高等表现。为明确诊断,需进一步完善甲状腺核素扫描,同时与可引起类似症状的急性化脓性甲状腺炎、甲状腺囊肿、甲状腺癌急性出血等疾病相鉴别。

一、核医学检查的方法及原理

(一)检查的方法

依据放射性核素及其标记物是否引入被检者体内,可分为体外放射分析检查法和体内放射分析检查法。

1. **体外放射分析检查法**　常用的检测技术包括放射免疫分析法(RIA)、竞争性蛋白结合分析法(CPBA)、放射受体分析法(RRA)、放射酶学分析法(REA)等,用于测定体内某些微量生物活性物质如激素、肿瘤标记物、蛋白质、抗原、抗体、维生素、药物等。是利用放射性标记的配体作为示踪剂,以竞争结合反应为基础,在试管内完成的微量生物活性物质检测技术。

2. **体内放射分析检查法**　临床常用于甲状腺、肾脏、心脏、骨骼等疾病的诊断,是将放射性核素及其标记物引入体内,利用放射性核素进行脏器和病变显影,显示脏器的形态结构,而且能检测某些器官的功能和代谢变化。

(二)检查的原理

1. **体外放射分析检查法的原理**　其基本原理是利用放射性核素标记抗原为示踪剂,以限量的特异性抗体为结合剂,以标本(血、尿、粪等)中非标记抗原(被测抗原)为检测对象,由于标记抗原和非标记抗原可共同与限量的特异性抗体进行竞争性结合,用放射性探测器测得标记抗原与抗体相结合的量,根据结合量与被测抗原的函数关系,从而计算出标本内被测抗原的量。最具有代表性的是放射免疫分析法,此分析技术具有灵敏度高、特异性强、准确度高、临床应用广泛等特点。

2. **体内放射分析检查法的原理**　常用放射性核素 ECT 是将微量的放射性核素标记药物引入人体,用探测器追踪该放射性标记药物在某一脏器摄取、聚集、排出以及代谢过程,通过计算机处理,用于间接判断脏器的形态结构和功能变化。

二、放射性药物及核医学仪器

（一）放射性药物

凡能安全用于诊断和治疗疾病的放射性核素和放射性标记化合物,均称为放射性药物。放射性药物能发射的核射线主要包括 α 射线、β 射线、γ 射线,其中 γ 射线穿透力最强,引入体内后能在体表探测,而对人体的电离辐射损伤较小。因此,多用释放 γ 射线的放射性核素进行脏器显像检查。

（二）核医学仪器

核医学仪器最基本部件多为 γ 闪烁探头,其探头可将射入闪烁晶体的 γ 光子转化为荧光光子,再通过光电倍增管把荧光光子转化为电信号,记录分析电信号可得到 γ 光子的发射数量,即放射性强度。由闪烁探头组成的常用仪器有放射免疫计数仪、γ 照相机、单光子发射计算机断层显像仪(SPECT,简称 ECT)、核多功能仪、局部脑血流(rCBF)测定仪、正电子发射计算机断层显像设备(PET)等。临床最常用的是 ECT。

三、核医学的临床应用及检查前准备

（一）核医学的临床应用

1. **体外放射分析检查的临床应用**　体外放射分析检查只需采集极少量的血液或者其他体液标本,即可获得高质量的检查结果,而被检查者不接触射线,而且检查费用较低,临床应用广泛。常用的体外放射分析检查的项目、标本、正常参考值及临床意义如表 14-4-1 所示。

表 14-4-1　常用的体外放射分析检查项目

项目	标本	正常参考值	临床意义
甲胎蛋白(AFP)	血清	<20 μg/L(放免法)	升高见于原发性肝癌、急慢性肝炎、肝硬化、胚胎瘤等
癌胚抗原(CEA)	血清	<15 ng/ml	升高见于大肠癌、胰腺癌、胃癌、小细胞肺癌、乳腺癌、甲状腺髓样癌等
胃泌素	血清	20~200 pg/ml(空腹时<100 pg/ml)	升高见于胃泌素瘤、A 型萎缩性胃炎、甲亢、慢性肾衰;降低见于胃食管反流、B 型萎缩性胃炎
胰岛素	血浆	5~20 mU/L	降低见于糖尿病
游离三碘甲状腺原氨酸(FT$_3$)	血清	3~8 pmol/L	升高见于甲亢,降低见于甲减及严重全身性疾病
游离甲状腺素(FT$_4$)	血清	15~30 pmol/L	同上

(续表)

项目	标本	正常参考值	临床意义
总三碘甲状腺原氨酸(TT_3)	血清	1~3 nmol/L	同上
总甲状腺素(TT_4)	血清	50~150 nmol/L	同上
促甲状腺素(TSH)	血清	2~10 mU/L	升高见于原发性甲减,降低见于继发性甲减
甲状旁腺素(PTH)	血清	10~40 ng/L	升高见于原发性甲状旁腺亢进,降低见于类癌或维生素 D 中毒
生长激素(GH)	血清	成人 5 μg/L,儿童 20 μg/L	升高见于腺垂体功能亢进,降低见于腺垂体功能减退
肌红蛋白(Mb)	血浆	20~40 ng/ml	升高见于急性心肌梗死、骨骼肌受损、严重肾功能受损、剧烈运动
地高辛	血清	<2 ng/ml	升高者见于地高辛过量及中毒
肾素活性(AT~I)	血清	166.5±80 ng/ml	升高见于肾血管性高血压、继发性醛固酮增多症;降低见于原发性醛固酮增多症
$β_2$-微球蛋白($β_2$-MG)	血清 尿	1731±287 ng/ml 80±72 ng/ml	升高见于痛风肾病、流行性出血热、糖尿病肾病、重金属镉或汞中毒、某些恶性肿瘤、庆大霉素对肾脏的损害等

2. 体内放射分析检查的临床应用 体内放射分析检查主要进行脏器平面或断层显影或根据放射性核素在脏器内分布的多少,了解脏器的形态结构、功能、代谢或血流灌注等情况,常用的体内放射分析检查项目及临床应用范围如表 14-4-2 所示。

表 14-4-2 常用的体内放射分析检查项目及临床应用范围

项目	临床应用
脑代谢显像	用于癫痫、阿尔茨海默(Alzheimer)症(脑萎缩)、脑肿瘤的诊断
脑血流灌注显像	用于脑缺血、脑供血不足、脑梗死、癫痫等检查
心肌显像	观察病变心脏的形态和放射性分布情况。检测心肌梗死、心肌缺血的部位和范围,并判断预后
心脏血池显像	用于心瓣膜病、室壁瘤、心包积液等检查
肝脏显像	观察肝脏大小、位置、形态、功能和放射性分布情况。主要用于原发性肝癌、肝转移癌、肝脓肿、肝血管瘤等病变的检查
骨显像	能提示早期骨质病变,寻找早期骨转移灶。比 X 线检查能更早发现骨与关节的病变
肾图显像	可了解两肾的血流情况,了解肾小管分泌功能和肾盂、输尿管的通畅程度和肾移植的存活情况
肺显像	用于肺栓塞、肺癌、慢性阻塞性肺疾病、肺内感染性疾病的诊断

(续表)

项目	临床应用
甲状腺显像	可准确估计甲状腺的大小和重量,了解其形态和位置,以区分甲状腺结节的性质
甲状腺吸碘功能测定	可判断甲状腺的功能,吸碘功能增高提示甲亢或单纯甲状腺肿等;吸碘功能降低提示甲减等

3. **放射性核素治疗及科学研究** 放射性核素治疗是利用放射性药物在人体内所发射出来的射线,有选择性地破坏某些细胞及组织,以达到治疗疾病的目的,如用于甲状腺功能亢进、甲状腺癌转移灶、类风湿、恶性肿瘤骨转移等。科学研究是核医学与原子能技术相结合的高新技术,在 DNA 研究和基因研究及治疗等方面起重要的作用。

(二)核医学体内检查前准备及注意事项

1. **常规准备及注意事项** ①向被检查者解释检查目的、意义,以消除其恐惧心理;②必须认真核对受检者姓名,放射性药物名称、化学形式和活性等;③儿童、孕妇应慎做同位素检查或治疗;④在检查或治疗中,患者可能会发生病情变化,检查前应准备好抢救药物及用物。

2. **甲状腺吸碘试验和甲状腺显像** ①检查前禁食含碘食物 2 周以上,如海带、紫菜、海鱼、海虾等;②停用含碘药物 4 周以上,如碘化物、复方碘溶液、含碘片、昆布、海藻等;③甲状腺片、抗甲状腺药物及激素类药物,需停服 2 周以上;④如果需同时做甲状腺^{131}碘扫描,先做甲状腺摄^{131}碘率检查,然后再做扫描。如果先做了扫描,需等 3 个月以后才能再做摄^{131}碘率检查。

病例 14-4-1 病例分析 2

按上述学习内容指导患者进行 ECT 检查前的术前准备及注意事项。

床位责任护士小杨在床边开展 ECT 检查前准备工作。

护士:您好,我是您的床位护士小杨,根据您的病情,要为您做 2 个检查:甲状腺摄^{131}碘率检查和甲状腺^{131}碘扫描。这 2 个检查都是有放射性的,但是为了明确您的病情和决定下一步治疗方案,希望您能配合检查。

患者:好的,我知道了。

护士:谢谢您的配合,接下来我要确认一些注意事项,请您如实作答。

患者:好的。

护士:请问您是孕妇或处于哺乳期吗?或者近期有备孕要求吗?

患者:目前没有。

护士:您最近 2 周有大量食用含碘的食物吗?如海带、紫菜、海鱼、海虾、昆布、海藻等。

患者:没有。

护士:您最近 1 个月有服用含碘药物吗?如碘化物、复方碘溶液、含碘片这些有碘字的药物。

患者：没有，我没有吃药。

护士：那这2周有没有吃甲状腺片、抗甲状腺药物或者激素这些药物？

患者：没有。

护士：好的。您最近有做过放射性检查吗？比如您现在要做的这2种检查或者PET、SPECT这种检查。

患者：我最近只抽了血，做了B超。

护士：您从昨晚10点以后有吃东西吗？

患者：没有。

护士：好的，女士，那么，我们现在准备去做检查了。我先和您说一下注意事项，希望您听得仔细点，有什么不明白的您可以问我。

患者：好的，谢谢你。

护士：不客气的。您等会进入检查室以后会口服^{131}碘，然后听里面医生的指令就可以了，不要紧张，注意不要去揉或者按压您的颈部。

患者：好的。

（轮椅护送至核医学科，核医学科医生将患者摆放拍摄体位）

护士：请您等会儿把这个^{131}碘喝了，我在检查室外等您，不要紧张，听医生的话。

患者：好的。

核医学科医生：女士，注意了，您现在把手里的药喝了，听我的口令。

（完善检查）

护士：好了，现在我们回病房吧。您有什么不舒服吗？

患者：好像没有。

护士：好的，那您听我说一下检查后的注意事项。

患者：好的。

护士：您现在回去后不要吃饭，喝下^{131}碘后2小时才能进食，可以稍微喝点水，但不能吃东西，接下来24小时您还要去测几次摄碘率，希望您配合。目前饮食上仍然低碘，不要吃海带、紫菜或者海产品。注意多喝水，促进机体代谢，可以多吃点山楂片、口香糖，让口腔中的^{131}碘更快代谢掉。一般来说检查完以后不会有什么不舒服，但有的人也会乏力、恶心、皮肤瘙痒、甲状腺肿胀、疼痛，即时告诉我们。这些症状一般只需要观察、按时服药就都会好的，不用太过担心。

患者：我知道了。这个检查有反射性，接触别人可以吗？

护士：检查后需要居家隔离7天。1个月内最好不要和10岁以下儿童、婴幼儿接触，距离保持在2米以上。因为您是口服的^{131}碘，所以您在这1周内尿液、汗液和唾液中都会有放射性物质，所以不要随地吐痰，不要和别人共用被褥、碗筷。使用过的物品需放置1个月后再给别人使用，大小便入池后需要反复冲洗，避免污染环境。

患者：好的，如果我要怀孕呢？

护士：半年到1年内我们建议您不要怀孕，采取避孕措施。

患者：好的，还有什么注意事项吗？

护士：希望您注意休息，避免惊吓、受刺激。3个月内不干重体力活，6个月内不做剧烈运动。

患者：好的，我知道了，谢谢。

护士：不客气，那我们回病房了，有什么不明白您可以问我。报告单会送到病房，有结果了会及时告知您。

患者：好的。

病房王医生：小杨护士，患者ECT报告回来了。请你将我们组的3名实习医生一起叫来，今天正好将病房的ECT片一起阅读复习一下。

病房王医生：首先做个简短的提问，实习医生小张，请你回答一下这个患者的ECT报告结果和这个患者的诊断。

实习医生小张：这个患者报告显示甲状腺摄碘率明显下降。甲状腺机能亢进而摄碘率下降是亚急性甲状腺炎的典型表现，出现"分离现象"，属于亚急性甲状腺炎的甲状腺毒症期。

病房王医生：好的，你说得很好。甲状腺摄碘试验属于核医学检查的一种，对甲状腺疾病的诊断有一定的价值。那么，实习医生小李，请你回答一下，甲状腺检查属于哪一类核医学检查的方法？

实习医生小李：依据放射性核素及其标记物是否引入被检者体内，可分为体外检查法和体内检查法。甲状腺检查口服 ^{131}碘，属于体内检查法。

病房王医生：那么，^{131}碘是如何发挥作用的？

实习医生小曹：^{131}碘能发射核射线，主要包括β射线、γ射线，其中以γ射线穿透力最强，引入体内后能在体表探测，而对人体的电离辐射损伤较小。

病房王医生：小杨护士，听得懂吗？我查房时看你对甲状腺核素检查后的注意事项嘱咐得很好，那你说一下，核医学体内检查前常规准备及注意事项呢？

小杨护士：好的。检查前应向被检查者解释检查目的、意义，以消除其恐惧心理；必须认真核对受检者姓名，放射性药物名称、化学形式和活性等；儿童、孕妇应慎作同位素检查或治疗；在检查或治疗中，患者可能会发生病情变化，检查前应准备好抢救药物及备用物。

病房王医生：大家讲得都很好，核医学检查具有广泛的临床应用，但核医学检查一般都具有放射性，检查完后要注意隔离，等待放射性物质代谢后再与人员接触。

任务评价

一、**单选题**

请扫描二维码学习。

二、**任务训练**

1. 病例14-4-1中患者完善检查前后注意事项有哪些？
2. **病例14-4-2** 患者，女性，30岁，体检发现颈部右侧甲状腺肿块1枚，边缘光滑，质

单选题

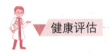

中,无触痛,无震颤,无血管杂音,患者无怕热、多汗,无心悸,无突眼征,超声波检查甲状腺有 1.5 cm×2.0 cm 肿块,医生嘱 ECT 检查。

问题:
(1) 该患者做 ECT 检查术前应准备哪些?
(2) 甲状腺疾病中哪些疾病有需要做 ECT 检查?其临床意义是什么?

(陈仪婷)

任务五　超声检查的护理配合与基本判读

学习目标

1. 能正确指导超声检查前的患者做好准备工作及检查中配合。
2. 能初步判断超声影像检查报告单结果的临床意义。
3. 深植职业素养,遵守职业道德。

走进病房　病例 14-5-1

患者贾某,女性,45 岁,右上腹痛 6 小时余入院,患者 6 个多小时前因高脂餐后突发右上腹痛,疼痛呈持续性,阵发加重,呈绞痛样,伴右肩部及背部疼痛、恶心呕吐,T 37.9℃,心肺(-),腹软平坦,右上腹压痛,Murphy 征(+)。医生嘱行腹部超声波检查。

问题:
1. 护士应如何指导该患者做好超声检查前的准备工作与检查中的配合?
2. 如果患者超声检查提示:胆囊体积增大,约 11.9 cm×4.4 cm,胆囊壁毛糙,厚约 0.6 cm,呈"双边征",腔内透声不良,可见点状悬浮物,其中胆囊颈部可见单个强回声团,直径约为 1.0 cm,后伴声影,随体位移动。那么结合体征综合分析,该患者超声诊断可以有哪些?

超声的基本原理与临床应用

学习内容

一、人体脏器的回声性质

超声波在人体内可以传播,但人体是由多种组织构成的复合有机体,各种组织具有不同的声学特性,根据各组织和病变的回声强度,可分为以下几种回声类型。

1. **无回声型** 体内液体性物质为最均匀的超声波传播介质,内部不存在声阻抗差别,不形成声学界面,超声波通过时无回声反射,称为无回声型。如血液、胆汁、尿、脑脊液、胸腹水、囊肿液、心包积液、羊水等,在超声检查中显示为无回声区,在A型超声图像上表现为液性平段,在B型超声图像上表现为液性暗区。

2. **低回声型** 人体中结构较为均匀的实质性脏器或组织,由于内部声阻抗差较小,超声波通过时回声反射较弱,称为低回声型。如肝、脾、胰、肾实质、子宫、卵巢、肌肉、淋巴结、脂肪等,在A型超声图像上表现液为低而小的回声波形,在B型超声图像上表现为均匀细小的弱回声光点。

3. **强回声型** 结构复杂、排列不规则的非均匀性实质脏器或脏器发生病变时,在内部构成许多声阻抗差较大的声学界面,超声波通过时产生强回声反射,称为强回声型。如乳腺、心内膜、心外膜、大血管壁、器官包膜及某些肿瘤等,在A型超声图像上表现为高而多的回声波形,在B型超声图像上表现为粗大而不均匀的强回声光点或光斑、小光团、光带等。

4. **全反射型** 某些含气软组织或坚实致密结构,所形成的声学界面声阻抗很大,超声波遇到此界面时几乎全部被反射,不能或很少进入下一组织,称为全反射型。如肺、胃肠、骨骼、结石等,在超声图像上表现为明亮的强反射,其后方形成为无回声或很弱的回声区域,以致后方的组织结构不能被显示。

二、常见疾病的声像图表现

1. **脂肪肝** 肝脏弥漫性增大,形态饱满,表面平整,边缘圆钝;实质回声细小密集增强,呈雾状,称"亮晶"肝;肝内管状结构显示不清。当脂肪肝呈局限性分布时,可表现为肝内局限性低回声或回声区,易误诊为肝癌,需注意观察鉴别,也可表现为沿叶段分部的不均匀性脂肪肝。

2. **急性胆囊炎** 胆囊增大,轮廓模糊;胆囊壁弥漫性增厚,其间出现弱回声暗带,呈双边征;胆囊内透声不良,可出现细小或粗大的斑点状或黏稠沉积物,此为蓄脓表现;急性胆囊炎穿孔时,可出现胆囊壁局部膨出或缺损,胆囊周围可见局限性积液。

3. **胆结石** 胆囊腔内可见一个或数个强回声团,后方伴有声影;一般改变体位时结石位置可发生变化,但出现胆石嵌顿时,其不随体位变化而变化。

4. **肾结石** 肾集管区可见一个或多个点状或团状强回声,直径大于1.5 cm者可伴声影;多数结石位于肾下盏。

5. **子宫肌瘤** 子宫增大或局限性隆起,子宫切面形态异常;肌瘤结节常为圆形或椭圆形低回声或等回声,内部回声呈多结节状或旋涡状杂乱回声;较大肌瘤可见其内部有不规则液性暗区,出现钙化时可见强回声伴声影;肿瘤与正常肌层组织界限清晰;黏膜下或肌壁间肌瘤可推挤宫腔,见宫腔内膜线移位或变形;浆膜下肌瘤可使膀胱受压产生压迹或变形。

三、超声诊断设备及成像原理

1. **超声诊断设备** 超声诊断仪的基本结构由探头(换能器)、主机、显示器和记录装置组成。探头是具有压电效应的晶体材料制成,具备发射超声和接收超声(回声)的双重功能。在诊断过程中,探头可直接或间接接触被检查脏器或组织,将接收的回声信息输送到主机,经过放大、处理后在显示器上显示声像图。

2. 超声诊断成像的基本原理　超声波的物理特性和人体组织的声学特性是诊断成像的基本原理。如超声波在传播介质分界面上的反射特性为超声诊断的物理基础,入射超声遇到某个脏器或病变组织时,由于其声学特性不同,反应类型也不同,从而显示不同的回声图像;当入射超声遇到活动的界面时,回声的频率则发生改变,依据频移大小与活动速度成正比的多普勒效应原理,可测算出被测界面的活动方向和速度等,根据上述回声信息并结合其他临床资料可对某些疾病做出明确诊断。

四、超声检查准备与注意事项

1. 腹部检查　包括肝脏、胆囊、胆道、脾脏、胰腺、肾脏及胃等,检查前准备及注意事项如下。

（1）避免肠腔积气:检查前2天不食豆制品、牛奶、糖类等易于产气食品,必要时采取肠道排气措施。

病例14-5-1的超声诊断

（2）禁食:要求受检者在检查的前一天晚餐进清淡饮食,晚餐后即禁食,次日晨排便后进行检查。必要时检查前需饮水400～500 ml,使胃充盈作为声窗,以使胃后方的胰腺及腹部血管等结构充分显示。

（3）注意事项:检查前2天内应避免进行胃肠钡剂造影和胆道造影,因造影剂可干扰超声检查结果;对便秘或肠胀气者,前一天晚上服缓泻剂,第二天必须排便后进行检查。

2. 盆腔检查　包括子宫、卵巢、膀胱、前列腺等检查,在检查前2小时需饮水400～500 ml,保持膀胱充盈,将肠管抬高,便于显示盆腔内部结构。

3. 心脏及大血管检查　受检者在检查前需适当休息10～15分钟;婴幼儿对检查不合作者,可用水合氯醛灌肠,待安静入睡后再行检查。

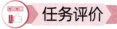

单选题

一、单选题
请扫描二维码练习。

二、任务训练
请您对以下进行彩超检查的患者进行宣教。

1. 需行经腹子宫、附件彩超检查的患者。
2. 需行经阴道子宫、附件彩超检查的患者。
3. 指导患者做好超声检查前的相关准备工作与检查中的配合,过程中如何践行医者仁心的职业道德?

（史润益　韩永丽）

参考文献

[1] 吕探云,孙玉梅. 健康评估[M]. 第3版. 北京:人民卫生出版社,2012.
[2] 陈文彬,潘祥林. 诊断学[M]. 第7版. 北京:人民卫生出版社,2008.
[3] 葛均波,徐永健. 内科学[M]. 第8版. 北京:人民卫生出版社,2013.
[4] 马成荣. 职业教育课程开发及项目课程设计[M]. 南京:江苏科学技术出版社,2006.
[5] 钟志贤. 信息化教学模式——理论建构与实践例说[M]. 北京:北京师范大学出版社,2006.
[6] 巴克教育研究所. 项目学习教师指南[M]. 任伟,译. 北京:教育科学出版社,2008.
[7] 吕建中. 健康评估[M]. 上海:复旦大学出版社,2012.
[8] 王诗文. 澳大利亚高等职业教育培养模式的学习与借鉴[J]. 教育与职业,2009(9):50-52.
[9] 吕建中,顾志刚,史润益. 护理技术操作"四环式"项目教学法实践研究[J]. 卫生职业教育,2016,34(3):82-84.
[10] 吕建中,顾志刚,史润益. "嵌入式微课群"健康评估课程的开发研究[J]. 卫生职业教育,2018,36(20):45-46.
[11] 黄芳. 团队项目教学法在《护理管理学》教学中的应用[J]. 护理研究,2011,25(19):1769-1770.
[12] 万学红,卢雪峰. 诊断学[M]. 第9版. 北京:人民卫生出版社,2018.
[13] 孙玉梅,张立力. 健康评估[M]. 第4版. 北京:人民卫生出版社,2017.
[14] 伏梦瑶,李政,徐国庆. 我国职业教育教材研究的进展与展望[J]. 教育与职业,2019,(17):97-102.

课程标准

一、课程名称

健康评估。

二、适用专业及面向岗位

适用于中、高职护理、助产、老年保健与管理等专业。面向各级医院的临床护理、社区护理及老年护理岗位。

三、课程性质

《健康评估》是中、高职护理专业必修的主干课程,也是重要的临床专业技术技能课程,是研究评估个体、家庭或社区对现存或潜在的健康问题或生命过程的反应的基本方法、基本技能的学科,是护理评估的方法学。健康评估是护理程序中的首要环节。健康评估能力是护理人员的关键技术能力,是实施整体护理的基础。通过本课程的学习,培养护生以人的健康为中心,从人的生理、心理、精神、社会、文化等方面收集资料,结合实验室及其他检查的结果,对评估对象的健康问题的反应作出护理诊断。

四、课程设计

(一)设计思路

《健康评估》不仅是医学基础课程与护理临床课程间的桥梁,也是所有临床护理的基础。培养护生的健康评估能力,对提高我国护理人员的职业素质极为重要。本教材课程内容设置强调紧贴临床护理工作的实际需要,以临床护理工作岗位任务为主线,主要采用项目教学法、案例教学法等方式开展课程教学,内容以"必需、够用"为度,突出"精简、新颖、科学、合理、可操作性强"的特点,着重培养学生的理解、观察、分析、归纳及解决问题的能力,强调学生自主学习能力、实践操作能力、互助协作能力的培养。

(二)内容组织

本教材内容组织根据行业、岗位实际需求,并遵循学生认知规律,将卫生行业、职业标准和岗位规范中与健康评估相关的内容进行重构,采用模块化项目任务式教材体例。教材内容由4个模块组成,每个模块下有若干学习项目及学习任务。每一模块均突出学生岗位能力培养,体现了做中学、学中做,基于工作的学习。为学生提供了护理临床工作中涉及的健康评估的完整工作流程及问诊、体格检查等基本技能。

五、课程教学目标

（一）知识目标
1. 了解临床症状的主要特点，掌握问诊的方法与技巧。
2. 熟悉各系统检查的临床意义，掌握各系统体格检查方法。
3. 了解实验室检查及辅助检查的临床意义，掌握标本采集的方法、辅助检查的护理配合及注意事项。
4. 了解护理诊断的类型与构成，掌握整理、归纳和评价护理资料的方法。
5. 掌握护理病历的构成及书写要求。

（二）能力目标
1. 能运用健康评估的方法和技巧，对服务对象开展正确的护理问诊和体格检查。
2. 能对评估对象进行检查前指导，正确收集常用实验室检查的标本，阅读常见实验室检查及其他器械检查的报告，初步判断是否正常及病情的严重性。
3. 能归纳、分析收集到的各种资料，提出护理诊断。
4. 能根据收集的评估资料按要求正确记录为护理病史。

（三）素质目标
1. 具备主动学习、勤学苦练、团结协作的学习态度。
2. 具备实事求是、认真细致的科学作风。
3. 具备尊重、关爱患者的良好品德，热爱护理专业，具有稳定的职业情感和态度。
4. 具备良好的护患沟通能力。

六、参考学时与学分

参考学时：72/40 学时（高职/中职），参考学分：4/2 学分（高职/中职）。

七、课程内容与结构

学习任务	对接典型工作任务及职业能力要求	知识、技能、态度要求	教学活动设计	学时（高职/中职）
模块一 健康评估基本方法与记录				
健康评估方法	问诊 体格检查 常用实验室检查标本采集处理 护理诊断	1. 掌握问诊的方法与技巧，并能正确开展问诊 2. 掌握体格检查基本方法，能正确进行体格检查操作 3. 掌握标本采集方法及注意事项，能正确采集及处理标本，并做好宣教 4. 能正确分类、评价护理资料，并提出护理诊断	1. 讲授 2. 案例教学 3. 情景教学	5/3
护理病历书写规范	护理病历书写要求 护理病历文件书写	1. 掌握护理病历书写要求 2. 能够正确书写护理病历	1. 讲授 2. 技能训练	2/1

(续表)

学习任务	对接典型工作任务及职业能力要求	知识、技能、态度要求	教学活动设计	学时(高职/中职)
模块二　健康史评估					
临床常见症状观察与分析	发热分析与评估	1. 掌握各临床症状的主要特点 2. 熟悉各临床症状相关护理问题 3. 能围绕主要症状开展问诊 4. 能围绕问诊收集的护理资料,正确提出护理诊断	1. 讲授 2. 案例教学 3. 技能训练	10/8
	疼痛分析与评估			
	水肿分析与评估			
	呼吸困难分析与评估			
	咳嗽与咳痰分析与评估			
	咯血分析与评估			
	发绀分析与评估			
	呕血与便血分析与评估			
	黄疸分析与评估			
	意识障碍分析与评估			
心理评估与社会评估	心理评估	1. 了解心理、社会评估的概念 2. 掌握心理、社会评估的方法 3. 能判断患者的心理、社会状态 4. 能正确开展心理、社会评估	1. 讲授 2. 案例教学	2/1
	社会评估			
功能性健康型态评估	健康感知与健康管理型态评估	1. 掌握各功能性健康型态的问诊要点 2. 学会判断营养与体液的平衡 3. 具备对日常排便排尿型态的改变的警觉 4. 具备判断患者排泄的自理水平和知识储备的能力 5. 能够判断机体的生理功能是否满足生活活动的需要 6. 能判断睡眠需求及其影响因素 7. 掌握自我概念型态存在的危险因素 8. 能够判断个体在家庭、工作和社会生活中所承担的不同角色及其影响 9. 能够问诊患者压力与应对状况,并合理使用量表 10. 对患者价值与信念型态评估是能注意患者外表、服饰宗教信仰的改变等 11. 具备正确开展功能性健康型态评估方法的能力及正确判断评估价值的能力	1. 讲授 2. 案例教学 3. 情景教学	2/1
	营养与代谢型态评估			
	排泄型态评估			
	活动与运动型态评估			
	睡眠与休息型态评估			
	认知与感知型态评估			
	自我概念型态评估			
	角色与关系型态评估			
	性与生殖型态评估			
	压力与应对型态评估			
	价值与信念型态评估			

(续表)

学习任务	对接典型工作任务及职业能力要求	知识、技能、态度要求	教学活动设计	学时(高职/中职)
模块三　身体评估				
一般状态与皮肤、浅表淋巴结评估	一般状态评估 皮肤评估 全身浅表淋巴结评估	1. 熟悉发育与体型、营养状态、意识状态、面容、体位、步态、皮肤、淋巴结评估的临床意义 2. 掌握一般状态、皮肤及浅表淋巴结的评估方法，并能正确地对患者开展评估 3. 具备良好的护患沟通能力	1. 讲授 2. 案例教学 3. 情景教学 4. 技能训练	3/2
头面部、颈部评估	头颅及头部器官评估 颈部评估	1. 掌握头颅、面部器官、颈部血管、气管、甲状腺等的评估方法 2. 熟悉头颅、面部器官、颈部血管、气管、甲状腺等评估的临床意义 3. 能正确地对患者头颅、头部器官、颈部开展体格检查 4. 具备良好的护患沟通能力	1. 讲授 2. 案例教学 3. 情景教学 4. 技能训练	4/2
胸廓与胸膜肺评估	胸廓评估 肺与胸膜评估	1. 掌握胸壁、胸廓、胸膜及肺健康状况评估的方法 2. 熟悉胸壁、胸廓、胸膜及肺等评估的临床意义 3. 能正确地对患者胸壁、胸廓、胸膜及肺开展体格检查 4. 具备良好的护患沟通能力	1. 讲授 2. 案例教学 3. 情景教学 4. 技能训练	8/5
心脏与血管评估	心脏评估 血管评估	1. 掌握心脏与血管的评估方法，重视心脏瓣膜听诊区的听诊顺序，正常心音、异常心音、心脏杂音的听诊 2. 熟悉心脏与血管评估的临床意义 3. 能正确地对患者心脏与血管开展体格检查 4. 具备良好的护患沟通能力	1. 讲授 2. 案例教学 3. 情景教学 4. 技能训练	8/5
腹部评估	腹部视诊 腹部听诊 腹部触诊 腹部叩诊	1. 掌握腹部视、触、叩、听诊的评估方法，重视腹部及腹部脏器的触诊方法及注意事项 2. 熟悉腹部健康评估的临床意义 3. 能对患者正确开展腹部体格检查 4. 具备良好的护患沟通能力	1. 讲授 2. 案例教学 3. 情景教学 4. 技能训练	6/3
脊柱、四肢与神经系统评估	脊柱与四肢评估 神经系统评估	1. 掌握脊柱、四肢及神经系统的具体评估方法 2. 熟悉脊柱与四肢、神经系统健康状况评估的临床意义 3. 能对患者正确开展脊柱、四肢与神经系统体格检查 4. 具备良好的护患沟通能力	1. 讲授 2. 案例教学 3. 情景教学 4. 技能训练	4/2

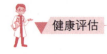

(续表)

学习任务	对接典型工作任务及职业能力要求	知识、技能、态度要求	教学活动设计	学时(高职/中职)
模块四　辅助检查				
常用实验室检查评估	血液检验指标分析 尿液检验指标分析 粪便检验指标分析 肝功能检验指标分析 肾功能检验指标分析 临床常用血生化检验指标分析	1. 掌握血、尿、粪标本的采集方法、注意事项 2. 能正确采集血、尿、粪标本并及时送检与处理 3. 能判断血、尿、粪等相关实验室检查结果的临床意义 4. 采集标本时能与患者开展有效的护患沟通	1. 讲授 2. 案例教学	8/3
心电图检查方法与评估	心电图机的使用 正常心电图的判读 异常心电图的判读与分析	1. 掌握心电图机的基本操作方法 2. 掌握心电图图纸测量的能力 3. 具备正确识别正常心电图的能力 4. 熟悉常见异常心电图波形的特点与临床意义	1. 讲授 2. 技能操作 3. 案例教学	8/3
影像检查评估	X线检查的护理配合与基本判读 CT检查的护理配合与基本判读 MRI检查的护理配合与基本判读 核医学检查的护理配合与基本判读 超声检查的护理配合与基本判读	1. 能正确对患者开展X线、CT、MRI、核医学、超声等辅助检查的护理配合 2. 掌握相关辅助检查的防护方法 3. 能简单判读相关辅助检查结果的临床意义 4. 能正确地对患者进行检查前后的健康宣教	1. 讲授 2. 案例教学	2/1

八、资源开发与利用

（一）教材编写与使用

教材编写以岗位工作能力需求为基础,坚持理论知识够用、适用,能力培养为核心的原则;教材体例突破传统学科系统的结构,教材以临床病例、问题导入,任务驱动,以学习目标、"走进病房"、学习内容、任务实施、任务评价、知识链接、图文素材、操作视频等形式多样、内容丰富的方式呈现,增加了教材的趣味性,既满足学生学习需求又符合教师教学使用要求。

（二）数字化资源开发与利用

运用现代多媒体技术,将任务中重点涉及的岗位技能通过制作微视频以二维码的形式展示,便于学生手机移动端,可以利用碎片化时间随时在线学习,帮助学生更好地掌握临床健康评估技能,提升人才培养质量。

(三) 企业岗位培养资源的开发与利用

以医院的典型案例、图片、护理文书等为素材,用于课程教学与任务实施,体现课程学习与岗位实际紧密结合的特点,以丰富课程教学的趣味性,提高学生学习的积极性,提升教学效果,从根本上解决临床与实际脱节的问题,进一步提升学生未来岗位胜任能力。

九、教学建议

本课程教学手段主要采用任务驱动教学法、情景教学法、模拟训练等形式,紧密联系岗位需求,重点突出学生岗位能力与职业素质的培养,任务评价有的放矢,技能操作能以实际情景为基础,依托模拟人系统、临床实习等,进一步强化岗位能力的提升。

十、课程实施条件

本课程是临床基础课与临床专业课的桥梁课程,作为操作性极强的一门课程,教学过程中以理论-实践一体化的教学模式为指导,充分应用多媒体教学技术,通过情景模拟、角色扮演、临床见习等方法强化护生实践操作技能的培养,使学生进入临床就能对服务对象进行评估。

十一、教学评价

评价既要关注学生知识的积累,又要注重学习过程和实践技能,更要注重情感态度与价值观的形成与发展。不仅关注学习的结果,更要关注其过程中的努力。注意评价手段的多样化,过程性评价与终结性评价相结合,评价标准和内容体现能力本位,突出岗位职业能力与人文素质的养成。通过《健康评估》课程中各模块的学习,达到该课程对应的国家护士职业资格考试的要求并能胜任临床护理评估工作的开展。

(史润益 吕建中)

健康评估

"健康评估"课程内容结构图

总目标：能够将健康评估知识和技能应用于临床护理实践中

问诊（病史采集）

掌握健康评估的方法

1. 会用正确的方法开展问诊，并规范记录
2. 问诊表述清晰、易理解，能获得问诊对象的配合
3. 能把握好问诊的时间和重点，获取信息真可信

1. 掌握问诊的基本方法与技巧
2. 掌握护理病历书写要求、护理记录单填写规范
3. 掌握临床常见症状的主要特点

体格检查

1. 能与患者进行有效沟通，取得患者配合完成体格检查相关操作
2. 正确运用基本的体格检查方法，进行头面部、颈部、胸腹部、脊柱、四肢神经系统等全身检查
3. 能够关心体贴患者，避免操作不当给患者造成不适感

1. 掌握体格检查的基本方法（视诊、触诊、叩诊、听诊）及注意事项
2. 掌握触诊、叩诊、听诊的操作要求及操作技巧
3. 掌握体格检查前的沟通方法及技巧，了解患者的心理

身体评估

1. 能够根据体格检查结果，对患者的一般状态进行评估
2. 能够根据全身体格检查结果对身体健康状况及相关脏器的功能状况进行评估
3. 能够判断患者的心理、社会状态，开展心理和社会评估

1. 掌握一般状态、皮肤及身体评估与社会评估的内容、方法、步骤
2. 掌握心理评估与社会评估的概念、方法
3. 掌握常见症状（发热、疼痛、水肿、咳嗽、咯血、黄疸、意识障碍）的观察与分析
4. 掌握功能性健康型态（活动与运动、睡眠与休息、认知与感知等）的评估要点

辅助检查

1. 能判断血、尿、粪等相关实验室检查结果的临床意义
2. 能正确采集血、尿、粪标本并及时送检患者的护理配合
3. 能正确对患者开展X线、CT、MRI、核医学、超声等辅助检查的护理配合
4. 能够简单判读相关辅助检查结果的临床意义

1. 掌握实验室检查、心电图检查及影像检查的临床意义
2. 掌握各辅助检查的注意事项及沟通、宣教
3. 掌握X线、CT、MRI、核医学、超声检查的护理配合
4. 掌握血、尿、粪标本采集的基本方法及注意事项

图书在版编目(CIP)数据

健康评估/史润益,罗丹,吕建中主编. —上海:复旦大学出版社,2021.7(2024.11 重印)
ISBN 978-7-309-15694-2

Ⅰ.①健… Ⅱ.①史… ②罗… ③吕… Ⅲ.①健康-评估-职业教育-教材 Ⅳ.①R471

中国版本图书馆 CIP 数据核字(2021)第 094994 号

健康评估
史润益 罗 丹 吕建中 主编
责任编辑/高 辉

复旦大学出版社有限公司出版发行
上海市国权路 579 号 邮编:200433
网址:fupnet@fudanpress.com http://www.fudanpress.com
门市零售:86-21-65102580   团体订购:86-21-65104505
出版部电话:86-21-65642845
上海四维数字图文有限公司

开本 787 毫米×1092 毫米 1/16 印张 21.25 字数 498 千字
2024 年 11 月第 1 版第 4 次印刷

ISBN 978-7-309-15694-2/R·1883
定价:52.00 元

如有印装质量问题,请向复旦大学出版社有限公司出版部调换。
版权所有 侵权必究

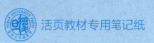

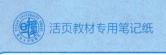

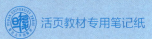

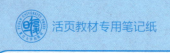

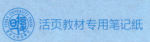

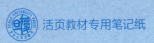

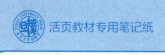